AF336683

COEUR, VAISSEAUX

PATHOGENIE — PATHOLOGIE

THÉRAPEUTIQUE HYDROMINÉRALE

Ouvrage couronné par l'Académie de médecine
(Prix Capuron 1897)

PAR

LE DR E. CENSIER

Médecin consultant à Bagnoles-de-l'Orne
Membre titulaire de la Société d'Hydrologie médicale,
de la Société de Médecine de la Société médico-chirurgicale de Paris
Membre correspondant de la Société de thérapeutique de Paris, des Sociétés
de médecine de Rouen et de Caen,
Membre fondateur de la Ligue nationale contre l'Alcoolisme.
de la Société scientifique de l'Ouest,
Lauréat de l'Académie de médecine

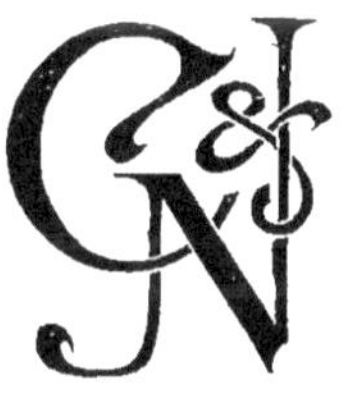

PARIS

GEORGES CARRÉ ET C. NAUD, ÉDITEURS
3, RUE RACINE, 3

1898

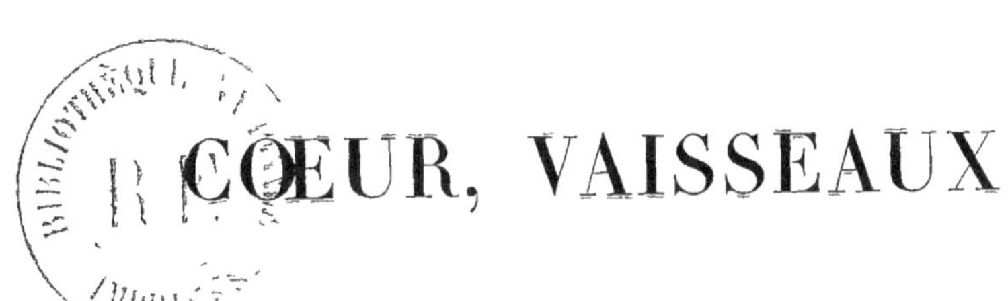
COEUR, VAISSEAUX

COEUR, VAISSEAUX

PATHOGÉNIE — PATHOLOGIE

THÉRAPEUTIQUE HYDROMINÉRALE

Ouvrage couronné par l'Académie de médecine
(Prix Capuron 1897)

PAR

Le Dʳ E. CENSIER

Médecin consultant à Bagnoles-de-l'Orne.
Membre titulaire de la Societe d'Hydrologie médicale,
de la Société de Médecine, de la Societé médico-chirurgicale de Paris
Membre correspondant de la Société de thérapeutique de Paris, des Sociétés
de médecine de Rouen et de Caen ;
Membre fondateur de la Ligue nationale contre l'Alcoolisme,
de la Sociéte scientifique de l'Ouest ;
Lauréat de l'Académie de médecine.

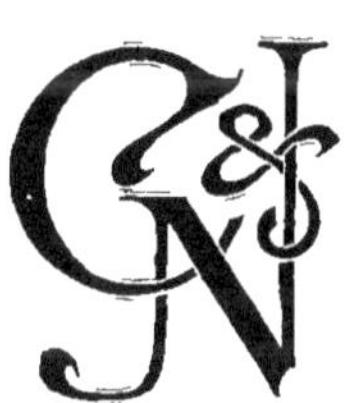

PARIS

Georges CARRÉ et C. NAUD, Éditeurs
3, rue racine, 3

1898

AVANT-PROPOS

A la question posée par l'Académie de Médecine pour le prix Capuron de l'année 1897 :

« *De l'action des eaux minérales dans le traitement des* MALADIES DU SYSTÈME ARTÉRIEL ET VEINEUX »,

Nous répondons en élargissant un peu le cadre, tout au moins en apparence, et traitant dans notre travail :

« *De l'action des eaux minérales dans le traitement des* MALADIES DU SYSTÈME CIRCULATOIRE SANGUIN ».

Quelques explications à ce sujet nous paraissent ici nécessaires.

En cherchant, en effet, à nous rendre compte de la préoccupation qui a guidé la Commission des eaux minérales dans le choix de cette question, il nous a semblé qu'elle devait répondre à plusieurs mobiles :

En premier lieu, montrer qu'elle n'a pas perdu de vue l'intérêt que lui ont causé des travaux récents qu'elle a récompensés sur le traitement hydrominéral des phlébites, et les résultats favorables, de plus en plus nombreux, venus en sa connaissance. Ces résultats, en effet, semblent ouvrir à cette affection, dans le domaine de la médecine thermale, la possibilité d'une thérapeutique plus active et plus efficace que celle, si restreinte en ses éléments, si lente et si imparfaite en ses résultats, qui avait pu être suivie jusque-là dans la pratique journalière.

En second lieu, attirer avec plus de force l'attention des spécialistes, et cette fois dans le sens précis de la thérapeutique hydrominérale, sur la question, toujours à l'ordre du jour, des affections vasculaires, qui a été, sous l'un de ses points de vue spéciaux, posée et traitée dans le dernier Congrès de médecine : *les coagulations intravasculaires*.

En troisième lieu, en réclamant encore l'attention des spécialistes sur cette question, encourager des efforts capables d'étendre dans un sens bien spécifié, mais peut-être plus large qu'on n'est habitué à le comprendre, les bénéfices de la médication hydrominérale, et par suite travailler à la prospérité de nos stations thermales françaises, qui possèdent pour cela tous les éléments de succès dont il n'y a qu'à tirer parti.

Mais si le Congrès de médecine a pu, dans le cadre si vaste des affections cardio-vasculaires, restreindre son étude à la simple recherche de ce point, si longtemps controversé, de la pathogénie des coagulations intra-vasculaires, la commission de l'Académie de Médecine a vu le besoin d'étendre à toutes les affections vasculaires l'étude de la thérapeutique thermale. La thérapeutique thermale est une médication à larges effets, agissant sur l'organisme d'une façon lente mais profonde ; et dans les cas où elle paraît le mieux se spécialiser, où, par une action simple ou des moyens plus condensés elle s'attaque à une région limitée, à un organe spécial, à une manifestation morbide localisée, elle ne parvient

le plus souvent à modifier la région, à ramener l'organe
à ses fonctions normales, à atténuer et faire disparaître
la manifestation morbide, que par son action sur l'ensemble d'un organisme altéré dans sa nutrition, troublé
dans sa circulation, vicié dans son état général, sur des
manifestations d'infections, d'intoxications, d'auto-intoxications prolongées, souvent héréditaires, diathésiques.

Si donc une eau minérale, un traitement thermal, manifeste une action particulière sur une portion limitée
du système vasculaire, sur une affection spéciale de ce
système, la phlébite par exemple, il est facile de comprendre, et nous le démontrerons, que cette action ne
peut se spécialiser que dans de certaines limites, et
qu'ainsi, dans ce traitement des phlébites, il y aura à
distinguer celui qui doit remonter à la cause, celui qui
pourra s'adresser à l'affection locale, celui qui n'aura
qu'à porter remède aux suites de l'affection. D'un autre
côté, il n'est pas admissible que l'on puisse, par un
traitement thermal, agir sur une partie de la circulation
sans que le reste soit influencé, ni agir sur un état diathésique d'une portion de ces tissus sans que cette même
action se manifeste dans une mesure variable sans
doute, mais réelle, sur toute la contiguïté de ces tissus
de nature semblable, sinon identique ; le sang lui-même,
qui parcourt toute l'étendue du système vasculaire, peut
subir quelques transformations, bénéficier du traitement
au point de vue de son retour à des qualités normales
qui auraient été viciées, et à son tour contribuer à
agir favorablement sur les organes qui le contiennent et
le font progresser ; enfin, la circulation elle-même peut
être modifiée par l'effet de l'eau minérale et son mode

d'application, et il y a toujours à compter avec ces effets
pour la direction du traitement.

A tous ces points de vue, il nous a donc paru que des
recherches sur *l'action des eaux minérales dans le traitement des maladies du système circulatoire sanguin*
devaient répondre aux désirs de l'Académie de Médecine,
et que la question devait être étudiée sous ce point de
vue complet, étant donné surtout l'état d'incertitude où,
malgré quelques travaux anciens et récents, est resté
encore le traitement thermal des maladies du cœur.

Nous ne prétendons pas apporter ici la solution de
toutes ces questions très difficiles ; mais si nous réussis-
sons à en placer quelques-unes sous leur véritable jour,
à indiquer le sens de nouvelles recherches, nous croirons
déjà avoir fait œuvre utile, en attendant que nous puis-
sions apporter de nouvelles contributions.

PREMIÈRE PARTIE

PATHOGÉNIE — PATHOLOGIE

INTRODUCTION

LES CAUSES PRÉDISPOSANTES

Dans une remarquable leçon sur *les causes prédisposantes*, M. le Pr Bouchard s'exprimait ainsi :

« Si j'ai réussi à faire pénétrer dans votre esprit la conviction que j'éprouve, à savoir : que nous devons avant tout, en médecine, rechercher les causes des maladies, mes efforts seront fructueux.

Nous devons chercher des causes, c'est entendu, mais ce n'est pas tant la cause directe d'une maladie qu'il faut connaître, que ses causes indirectes, qui rendent possible son développement ; ce sont ces causes indirectes qui rendent les familles particulièrement débiles en face de certaines affections.

Si on attache son attention à la recherche des *causes indirectes*, des causes prédisposantes, on constate qu'elles sont *persistantes*, tandis que la *cause efficiente* est soudaine, imprévue, passagère. Or, quand une cause est passagère et inopinée, il est bien difficile d'avoir sur elle une action quelconque ; je vous citerai, comme exemple, le *froid*, occasionnant une certaine maladie ; nous ne pourrons rien contre cette cause efficiente qu'est ici le froid ; mais il y a quelque chose qui fait que tel organisme, sous l'action du froid, contractera une maladie, tandis que tel autre en sera exempt ; contre ce *quelque chose*, on pourra combattre.

. . . .

Comme forme clinique, comme évolution, la cause prédisposante sera *unique*, mais les maladies qu'elle produira seront multiples, et chacune d'elles a son caractère propre. Eh bien ! nous sommes capables de lutter contre les causes durables, nous pouvons atténuer cette disposition morbide ; en soumettant l'individu atteint de cette tare à un régime particulier, nous pouvons l'atténuer sur lui et sur sa descendance. C'est là que le médecin est puissant, et c'est en sachant discerner la menace de l'avenir, qu'il arrive à se montrer le ministre de l'art médical. »

Ceci indique bien le rôle que l'éminent professeur accorde, à bon droit, à la connaissance des lois de pathogénie et à la nécessité incontestable qu'elles ont à être bien connues du praticien. Il n'importe pas moins de les rappeler lorsqu'il s'agit d'expliquer le mode d'action d'une médication, et surtout d'une médication telle que le traitement hydro-minéral, qui s'adresse lui-même avant tout à ces causes prédisposantes.

Aussi n'est-il pas possible d'étudier d'une façon complète le traitement hydro-minéral des maladies de l'appareil cardio-vasculaire, sans commencer par rechercher leur pathogénie, tout au moins pour celles d'entre elles qui sont tributaires d'une semblable médication.

De plus, la thérapeutique hydro-minérale étant avant-tout celle des états généraux, héréditaires, des diathèses, et par suite des accidents morbides auxquels ceux-ci prédisposent, une semblable étude doit s'annoncer par un chapitre de pathologie générale, car la révolution énorme accomplie sous l'influence des découvertes de Pasteur dans les connaissances de cet ordre, nécessite une mise à l'ordre du jour de tout ce qui est de pratique déjà quelque peu ancienne. Or la thérapeutique hydro-minérale étant précisément une des plus anciennement pratiquées, nous devons nous attacher à en modifier utilement les applications, cherchant à expliquer ses effets, et, par leur connaissance plus exacte, les étendre à tous les cas pouvant en tirer un réel bénéfice.

On voit d'ici les liens qu'il peut et doit y avoir entre la pathogénie de tout un ordre d'affections, et le traitement qui peut s'adresser à cette pathogénie elle-même, et par suite à ses résultats morbides. Plusieurs grands processus président à la déviation morbide du système cardio-vasculaire : les infections, les intoxications, les auto-intoxications, l'hérédité ; les diathèses se confondent trop souvent avec elles, ou du moins subissent ou provoquent leur influence nuisible.

Nous nous guiderons, dans notre étude, sur les grands traités auxquels président les noms de Bouchard, Brouardel, Charcot, Debove, Potain, Albert Robin, et qui, sous leur impulsion, ont réuni les travaux de collaborateurs si nombreux et si autorisés, dont nous ne pouvons citer ici tous les noms, mais parmi lesquels, d'après le sujet qui nous occupe, nous devons faire une large part à Brault, Henri Huchard, Letulle et Vaquez, soit pour la partie clinique et thérapeutique, soit pour la question anatomo-pathologique. C'est en leur faisant de fréquents emprunts que nous appuierons notre argumentation sur ces travaux remarquables et tout à l'ordre du jour des connaissances actuelles ; les résultats thérapeutiques viendront ensuite apporter leurs preuves.

CHAPITRE PREMIER

ÉTIOLOGIE ET PATHOGÉNIE DES AFFECTIONS CARDIO-VASCULAIRES

Définitions (maladie ; pathologie ; étiologie ; pathogénie ; équilibre morbide ; affection ; cause efficiente ; chronicité ; diathèse) — Médication d'expectation des états aigus ; thérapeutique active des maladies chroniques. — Causes prédisposantes et causes de renforcement. — Virulences diathésiques et infectieuses. — Les causes prédisposantes deviennent efficientes. — Hérédité psychologique et physiologique. — Prédisposition héréditaire aux maladies de l'appareil circulatoire (hémophilie ; purpura, chlorose, affections rénales ; artério-sclérose et athérome ; aortisme héréditaire [Huchard] ; phlébectasie et phlébosclérose ; atonie vasculaire et organique ; instabilité vaso-motrice). — Communauté d'hérédité cardiaque et vasculaire. — Procréation morbide. — Amelioration des reproducteurs. — Amélioration du terrain individuel dans un milieu hygiénique. — Les trois périodes de la diathèse, ses liens avec l'heredité. — Hérédité physiologique et morbide. — Hérédité des intoxications microbiennes et chimiques. — Progression héréditaire. — Diathèse ≡ prédisposition morbide, tempérament morbide. — L'arthritisme procréateur des affections cardio-vasculaires et des types morbides, goutte et rhumatisme. — Étiologie rhumatismale. — Prédisposition du terrain arthritique à l'infection. — Parallèle de l'infection directe et de la virulence diathésique. — Générateurs divers de l'artério-sclerose — Localisation et diffusion de l'infection. — Hyper et hypotension vasculaires, leurs causes et leurs conséquences pathologiques. — Action du transport des virulences par le sang — Goutte, maladie générale constitutionnelle. — Adultération sanguine et altérations endothéliales. — Persistance de la déviation cellulaire d'origine infectieuse. — Genèse autochtone : atténuations et reviviscences. — Surmenages. — Troubles de l'appareil cardio-vasculaire. — Loi de Féré. — Part des fonctions circulatoires dans l'attention. — Evolution du cœur dans la croissance. — Influence sur le cœur et les fonctions circulatoires de la puberté, la grossesse, la puerpéralité, la ménopause. — La sénilité dans l'appareil circulatoire.

Nous introduirons d'abord ici quelques définitions et distinctions, afin de bien préciser et délimiter le sujet de notre étude.

« La maladie, a écrit M. Bouchard, est l'ensemble des actes et des lésions provoqués par l'application de la cause et des perturbations fonctionnelles ou organiques engendrées par les premiers désordres. La maladie est donc la manière d'être et d'agir de l'organisme à l'occasion de l'application de la cause morbifique. De ces deux termes : être et agir, l'un est contingent, l'autre nécessaire. Je puis concevoir une maladie sans lésions anatomiques, je n'imagine pas une maladie sans trouble fonctionnel ; je ne consentirai pas à appeler maladie, une altération d'organe, une cicatrice, par exemple, qui ne s'accompagnerait d'aucun trouble dynamique ; je ne me représente même pas une altération de structure qui n'ait pour condition préalable une perturbation fonctionnelle. La maladie est donc *l'ensemble des actes fonctionnels, et secondairement des lésions anatomiques qui se produisent dans l'économie, subissant à la fois les causes morbifiques et réagissant contre elles* (1). »

L'étude de la maladie est la pathologie. « L'étiologie est la branche de la pathologie qui recherche et étudie les causes morbifiques ; la pathogénie essaye de déterminer le mode d'action des causes morbifiques que l'étiologie a fait connaître. Autrement dit, l'étiologie montre pourquoi l'on devient malade, la pathogénie établit comment on devient malade (2). »

C'est ce pourquoi l'on devient malade, ce pourquoi aussi l'on reste un malade, qui forme l'étude de l'étiologie et de la pathogénie, des maladies aiguës d'abord, puis de leur tendance et de leur passage à la chronicité.

La maladie chronique d'emblée ne doit pas exister, l'organisme lui-même cherche à lutter contre cette tendance. « L'évolution naturelle des maladies est de ramener l'organisme vers l'équilibre primitif, c'est-à-dire vers l'état normal (3). » Tel est le résultat que la nature tend à obtenir par ses propres forces, par un mode de réaction toujours identique. C'est cette connaissance qui a permis la médication dite de l'expectation, dans laquelle le médecin, sur-

---

(1) Notnaagel et Rossbach. Introduction aux éléments de thérapeutique, p. xx, Paris, 1880.

(2) Roger. Traité de path. gén., t. I, p. 155

(3) Roger Traité de path. gén., t. I, p. 16.

veillant attentivement les troubles fonctionnels et les efforts
de réaction de la nature, n'a qu'à chercher tout au plus à
atténuer ceux-ci, à favoriser ceux-là : c'est la thérapeutique
des états aigus. « Mais quand la cause pathogène continue
à agir, la santé ne peut se rétablir que s'il se produit un
équilibre nouveau ; il faut une adaptation et, par conséquent,
une modification profonde du système primitif, et le nouveau mode d'existence ne paraîtra normal que si la force
morbide continue à agir (1). » Mais alors cet équilibre pourra
être persistant, du moins pendant un certain temps, sans
aggravation nouvelle, comme dans une altération valvulaire ;
et si la maladie peut alors n'être plus considérée que
comme une lésion sans troubles fonctionnels, à un moment
donné il n'y aura plus de maladie ; il y aura cependant *affection*, si l'on accepte la distinction de M. Hallopeau : « Les
affections représentent les troubles de la santé considérés
dans leurs rapports avec les processus morbides ; les maladies sont des troubles de la santé considérés dans l'ensemble de leur évolution, et par conséquent dans leur
rapport avec la cause qui détermine cette maladie (2). »

Tenant compte avant toute chose de la cause efficiente,
nous accorderons, avec M. Roger, au terme maladie le fait
de « représenter toute une évolution morbide, depuis son
origine jusqu'à ses dernières manifestations », réservant au
mot affection de désigner « les lésions ou les troubles
actuels et leurs conséquences, abstraction faite de leur origine ».

Nous avons donc donné pour titre à ce chapitre : Étiologie
et pathogénie des *affections* cardio-vasculaires, car en effet
la thérapeutique thermale s'adresse à un état défini, bien
que sur l'évolution antérieure, actuelle et future de la maladie dont il est un stade, puisse peser une cause efficiente à
laquelle pourra aussi s'adresser une telle thérapeutique.

---

(1) Roger. Loco citato, p. 17.
(2) Hallopeau. Traité élém. de path. gén., p. 2, 4ᵉ édit , Paris, 1893.

Nous avons ainsi considéré un stade auquel se serait arrêté la maladie ; mais tel n'est point souvent, et pour des causes diverses, l'ordre des choses ; tout au contraire, la cause efficiente continue d'agir, se répète, l'équilibre ne peut être obtenu, ou il est de nouveau rompu ; les troubles fonctionnels se renouvelant, augmentant, la maladie marche vers l'aggravation continue, vers la chronicité. « Il est bien certain que les changements vitaux survenus sous l'influence d'une cause morbifique persistante ne sont pas en général favorables à l'organisme atteint. L'adaptation aux conditions nouvelles est une concordance de nécessité, aboutissant à la production de troubles fonctionnels, ou de lésions anatomiques, qui pourront survivre à la cause morbide et devenir le point de départ de nouveaux accidents (1) » ; et ceci nous conduit tout droit à envisager la *diathèse*, « ce trouble permanent des mutations nutritives qui prépare, provoque et entretient des maladies différentes comme formes symptomatiques, comme siège anatomique, comme processus pathogénique (2) ».

Voilà, dans un résumé très rapide, avec quels éléments nous avons à compter pour la genèse des affections cardio-vasculaires, qui, quelquefois à début franchement aigu, mais toujours sous une influence morbide générale, souvent une diathèse, ont une tendance très manifeste vers la chronicité. Si la médication d'expectation a dû être souvent celle des maladies aiguës, où la nature était armée pour réagir, ici au contraire, en présence de l'affaiblissement de ces forces de réaction organiques, de la marche progressive des troubles fonctionnels, elle devient une thérapeutique active, et doit user de tous les moyens qui sont en son pouvoir.

Quels sont donc ces modes d'étiologie, processus de pathogénie cardio vasculaire, qui doivent présider à notre étude ?

---

(1) Roger. Loco cit., p. 17

(2) Bouchard. Maladies par ralentissement de la nutrition, p. 376, Paris, 1882.

Nous l'avons dit, ceux de la majeure partie des maladies
aiguës à tendance vers la chronicité, ceux de la majeure par
tie des maladies chroniques ; les unes agiront simplement
comme cause prédisposante de terrain ; les autres viendront
renforcer les premières par l'apport d'un mode morbifique
nouveau, la virulence, soit de nature encore diathésique, soit
de nature étrangère à la diathèse ; d'autres encore seront
des causes occasionnelles indépendantes de toute virulence,
du moins dans leur mode d'action. Le tableau suivant expose
cette distinction :

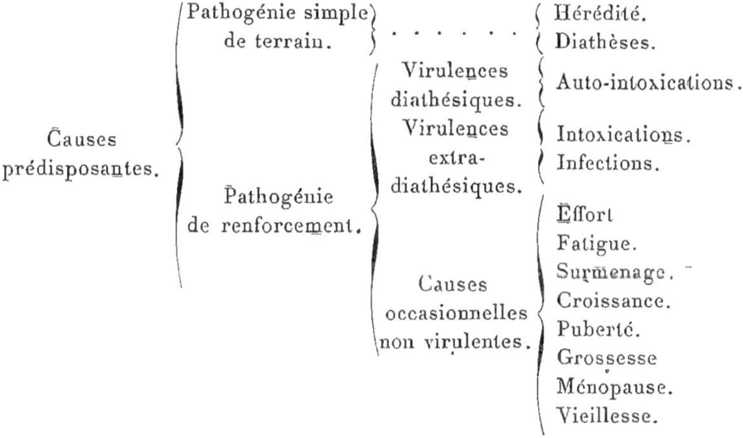

Si on retranche l'hérédité et les diathèses, ces causes prédisposantes se retrouvent comme causes efficientes, soit par
leur continuité d'action, soit par la répétition de leur influence ; nous aurons à les étudier suivant ce double mode.
L'hérédité, que nous avons placée, comme elle le doit être, en
tête de notre tableau, nous occupera d'abord, et nous pourrons dire que l'hérédité pathologique ne diffère pas, en principe, de l'hérédité psychologique. Celle-ci a été bien définie
par Th. Ribot : « L'hérédité est la loi biologique en vertu de
laquelle tous les êtres doués de vie tendent à se répéter dans
leurs descendants ; elle est pour l'espèce ce que l'identité
personnelle est pour l'individu. Par elle, au milieu des
variations incessantes, il y a un fond qui demeure ; par elle,

la nature se copie et s'imite incessamment. Considérée sous
sa forme idéale, l'hérédité serait la reproduction pure et
simple du semblable par le semblable. Mais cette conception
est purement théorique, car les phénomènes de la vie ne se
plient pas à cette régularité mathématique, leurs conditions
d'existence se compliquant de plus en plus à mesure qu'on
s'élève du végétal aux animaux supérieurs et de ceux-ci à
l'homme (1). »

Aussi l'hérédité en physiologie exige-t-elle une acception
plus simple et M. Legendre nous propose celle-ci : « L'hérédité est la transmission à l'être procréé des caractères,
attributs et propriétés de l'être ou des êtres procréateurs (2); »
définition qui convient aussi bien aux modes d'hérédité
pathologique. C'est dans l'étude de ceux-ci que nous allons
nous engager avec M. Legendre, en le suivant dans le complet exposé qu'il a tracé des prédispositions héréditaires aux
maladies de l'appareil circulatoire.

Dans certaines familles, on constate une hérédité remarquable de l'*hémophilie;* ce serait la plus héréditaire des maladies. Grandidier, qui en avait réuni 657 cas fournis par
200 familles, en trouvait 12 cas dans la même famille. L'hémophilie est plus commune chez les individus du sexe mas-
culin, et cependant elle se transmet par la ligne maternelle.
Elle peut dépendre d'une fragilité native, générale ou partielle des parois des vaisseaux, ou d'une disproportion entre
la résistance des parois et la pression exercée par la masse
sanguine.

Le *purpura*, du moins dans certaines formes cliniques,
« semble résulter d'une prédisposition originelle, puisqu'il
arrive que plusieurs individus d'une même famille en soient
atteints. D'après Dubois, il se trouve, en Allemagne, des
familles dans lesquelles cette maladie règne depuis plusieurs
générations, et où il est rare qu'un garçon arrive à l'âge de

____

(1) Th. Ribot. L'hérédité psychologique, Paris, 1889 2e édition.
(2) Legendre. Traité de path. gén., t. I, p. 270.

la puberté. Il est curieux de voir aussi la maladie se transmettre par les femmes, qui jouissent elles-mêmes du privilège d'y échapper (1). » On peut aussi bien faire rentrer le purpura dans les affections auxquelles prédispose l'hérédité nerveuse ; car souvent l'instabilité du système vaso-moteur en est la cause fondamentale.

La tendance aux *anévrismes* a paru manifeste chez plusieurs individus d'une même famille, et, s'il en est ainsi pour les anévrismes miliaires des artères cérébrales, on comprend l'hérédité de l'hémorragie cérébrale.

C'est l'étroitesse congénitale des artères qui expliquerait encore l'hérédité de la *chlorose* si l'on accepte, pour une part au moins, la pathogénie de Virchow pour cette maladie, et l'hérédité de certaines maladies du rein (néphrite par aplasie artérielle de Lancereaux).

L'artério-sclérose et l'*athérome* s'observent avec une extrême fréquence chez les arthritiques (herpétiques de Lancereaux) ; sa coïncidence avec le rhumatisme chronique, la goutte, le diabète, est avérée ; or, ces maladies athéromigènes ou sclérogènes sont des manifestations de l'arthritisme. L'hérédité de l'arthritisme explique que les lésions artérielles puissent quelquefois présenter les apparences d'une maladie héréditaire. « En réalité, ce n'est pas de l'athérome qu'hérite le fils d'un athéromateux, mais bien de l'arthritisme de son père (2). »

On peut admettre cependant qu'on hérite d'un tissu artériel moins résistant, et que la localisation des maladies diathésiques se fasse plutôt sur ce point que sur d'autres. Aussi M. Huchard (3) invoque-t-il une vraie hérédité artérielle ; ayant constaté que l'on voit de bonne heure, chez les enfants d'artério-scléreux, apparaître des lésions aortiques,

(1) BARTHEZ et SANNIÉ, t. III, 1891, p. 797.

(2) A. PETIT. Traité de médecine, t. V, p. 406.

(3) Soc. méd. des hôp., 2 mai 1890.

il propose de désigner cette variété de lésions vasculaires sous le nom d'*aortisme héréditaire.*

L'hérédité d'une malformation du système veineux doit être comprise comme celle du système artériel ; ce sont encore les arthritiques qui ont, avec une fréquence très grande, de la *phlébectasie* ; suivant les régions, cette dilatation des veines donne les varices, les hémorroïdes, le varicocèle. Cette phlébectasie généralisée est la conséquence d'un défaut de résistance des parois veineuses, mais elle peut être rapportée d'une façon plus générale à « la *faiblesse congénitale et héréditaire du tissu musculaire lisse* dans les familles arthritiques ; la gastrectasie et l'atonie intestinale, la flaccidité du scrotum, la facilité avec laquelle apparaissent les vergetures, sont des traits communs aux membres de certaines familles (1) ».

L'hérédité des états de faiblesse vasculaire est donc chose bien démontrée, et par là même que faiblesse indique défaut de résistance, il s'ensuit tout naturellement la tendance héréditaire à l'établissement de certaines lésions, à la facilité d'invasion de certaines maladies aiguës, de l'établissement par elles de certaines lésions, du passage à l'état chronique qui peut même être presque inaperçu, lorsque, dès l'abord, elles semblent revêtir les caractères absolus de chronicité.

De plus, nous voyons apparaître ici l'artério-sclérose, la phlébo-sclérose, parties intégrantes de l'athérome généralisé, état héréditaire s'il en fut, et si répandu puisqu'il est fonction de l'arthritisme, et enfin, comme cause possible de certains de ces états morbides, l'instabilité du système vasomoteur par hérédité nerveuse, et l'on sait bien les liens du nervosisme et de l'arthritisme. Or toutes ces causes d'hérédité que M. Legendre invoque pour les maladies de l'appareil circulatoire, nous les voyons communes aux cardiopathies et aux maladies du système vasculaire, les unes et les

---

1) Legendre Loco citato, p. 321.

autres, d'ailleurs, sont solidaires ; et, de même que les cardio-pathies créent des troubles circulatoires et se manifestent souvent par ceux-ci, les troubles circulatoires, dus aux maladies des vaisseaux, peuvent réagir jusque sur l'organe central qui aura à lutter contre eux, toute cause pathogénique commune étant d'ailleurs écartée.

Mais, cette hérédité des manifestations morbides de l'appareil cardio-vasculaire réside, avant tout, dans le fait de la diathèse familiale, et c'est à sa connaissance que conduit immédiatement la recherche de l'hérédité ; qu'il nous soit donc permis d'insister un moment encore sur cette hérédité, sa connaissance est déjà utile aux familles, autant pour que les parents puissent comprendre qu'ils doivent se mettre eux-mêmes dans les meilleures conditions de réaction personnelle et de correction des tendances morbides ainsi acquises, que pour agir de même pour la bonne direction d'élevage et d'éducation des enfants ; sa juste appréciation est nécessaire au médecin dont l'action, comme guide et conseil dans les questions de modification et de thérapeutique préventives hygiéniques de chaque jour, est au moins aussi évidente et profitable que son intervention dans l'évolution des maladies établies.

En effet, « avant même que des naissances d'enfants malformés ou débiles soient survenues ou que des maladies héréditaires se soient déclarées chez les enfants issus des unions mauvaises contractées malgré ses conseils, le médecin aura pu quelquefois intervenir utilement, en donnant certains avis aux parents récemment mariés, pour qu'ils se mettent dans les conditions physiologiques les plus favorables à la procréation d'enfants sains. Et cette vue n'est pas purement spéculative. Nous savons par les éleveurs, qu'un même reproducteur donne des produits de valeur inégale suivant son état de santé au moment précis de la saillie fécondante. Il n'est pas douteux qu'il en soit ainsi dans l'espèce humaine. Il est certain que le taux de la nutrition est variable, que c'est une fonction élastique, que l'activité des échanges est plus ou moins ralentie, et que l'être engendré doit être conforme à son générateur dans les modalités de la nutrition. Un individu qui est soumis à une intoxication habituelle, soit par auto-intoxication d'origine digestive s'il est dyspeptique, ou d'origine interstitielle s'il est soumis au surmenage, n'est pas toujours intoxiqué au même degré à tous les moments de la vie. Une hygiène bien comprise peut modifier avec avantage des états semblables, ne fût-ce que temporairement. Un père momentanément alcoolisé ou morphinisé, ou surmené, peut, après quelques mois de repos ou d'abstention des poisons, devenir un reproducteur meilleur, comme un syphilitique ancien et traité est meilleur générateur qu'un homme encore sous le coup d'accidents secondaires. Un tuberculeux dans une période d'enkystement de sa lésion, ayant engraissé, vivant à la campagne, sera moins dangereux pour sa progéniture. Ces exemples pourraient être multipliés à volonté, et prouvent qu'une prophylaxie bien comprise peut écarter quelques-uns des dangers de l'hérédité aphtologique pour les enfants à naître (1). »

Ces notions ont leur preuve dans l'observation des faits, et M. Springer, au Congrès de médecine de Lyon, 1894, leur a apporté son contingent, en portant ses recherches sur ce que deviennent, par le fait seul de l'observance de lois hygiéniques bien comprises, des enfants nés dans les plus mauvaises conditions.

« L'hérédité est considérée à juste titre comme le facteur le plus important de la prédisposition morbide. Ce fait est bien démontré pour un grand nombre d'affections, parmi lesquelles on doit citer les troubles nerveux, les affections syphilitiques et parasyphilitiques, la tuberculose, les gastropathies, etc.

L'apparition des symptômes spécifiques est fréquemment actionnée par les poussées de croissance qui accompagnent

---

(1) LEGENDRE. *Loco citato*, p. 384.

et suivent la puberté ; mais, d'autre part, ces maladies, par leurs conséquences dystrophiques, ralentissent la croissance et entravent le développement, d'où résulte un amoindrissement physique des individus, des familles et des races. Toutefois cet effet est évitable, et le clinicien pénétré de la valeur de la notion de l'hérédité peut, dans une certaine mesure, neutraliser son action. C'est là un fait qui ressort de l'examen des enfants que l'Assistance publique réunit à Montévrain, près de Lagny=Thorigny, et qui sont catalogués sous l'étiquette administrative d' « enfants moralement abandonnés ». Les garçons de treize à dix-neuf ans sont, pour la plupart, des Parisiens ; ils sont puisés parmi les enfants assistés ou dans le même milieu social.

Par leur origine, ces enfants réunissent toutes les tares héréditaires et acquises, satellites de la misère ; aussi est-on quelque peu surpris de constater chez eux, après quelques années de séjour à Montévrain, tous les caractères objectifs de la santé la plus florissante. Un grand nombre d'entre eux présentent bien les empreintes indélébiles de leurs maladies du premier âge, mais on ne rencontre aucun trouble fonctionnel, et ils sont surtout intéressants par leur parfait développement général.

Comment ces résultats sont-ils obtenus ? A l'aide d'un traitement méthodique et judicieusement appliqué. L'alimentation est l'objet d'une surveillance attentive, et les substances considérées comme aliments de croissance y occupent une large part. La ventilation des logements est bien assurée. Sans négliger l'instruction générale, la plus grande partie du temps est employée à l'enseignement professionnel. Les exercices physiques en plein air jouent un rôle important. Grâce à l'entraînement progressif et modéré, on ne constate jamais les effets de l'intoxication et de l'auto-infection résultant du surmenage. Il faut tenir compte, en outre, de l'action de l'hydrothérapie sous forme de bains de rivière pendant l'été.

Cet exemple peut servir de guide pour la thérapeutique

des manifestations héréditaires de la croissance anormale. Il montre comment des enfants destinés aux accidents pathologiques des plus graves, peuvent jusqu'à un certain point éluder cet avenir et présenter les attributs de la force, de la vigueur et de la résistance. Cette modification du terrain par le milieu, résultant de l'ensemble des moyens mis en œuvre et concourant au même but, s'obtient surtout grâce à l'utilisation de la dynamique de la nutrition, mise en œuvre par la puberté, et, en effet, la croissance bien dirigée est une force dont on doit profiter pour la thérapeutique (1). »

De semblables résultats, obtenus chez des sujets tels que ceux qui ont servi d'étude à M. Springer, sont bien de nature à montrer la puissance de l'hygiène, comme réformatrice des causes prédisposantes héréditaires ; son action ne doit pas être considérée comme moins importante, dans les diathèses acquises, contre les accidents morbides déjà manifestés. L'hygiène, c'est la mise en œuvre des forces physiologiques pour lutter contre les causes prédisposantes héréditaires, contre les tendances morbifiques d'états diathésiques individuels, contre les manifestations déjà commençantes de ces prédispositions et causes morbifiques. Trop de raisons ont réuni, au sein même de l'Académie de médecine, l'hygiène et les eaux minérales, pour que nos recherches sur une branche de cette thérapeutique ne nous aient pas conduit, en envisageant tout d'abord les causes qui se réclament d'elle, à nous rendre compte des résultats que l'hygiène peut obtenir ; le séjour même de certains malades dans une station thermale n'est souvent que de l'hygiène ; le traitement hydrothérapique ou thermal, en rétablissant des fonctions amoindries, n'est souvent lui-même que de l'hygiène ; tous deux ne seront que de l'hygiène, lorsqu'ils n'auront qu'à réveiller les forces physiologiques menacées, à redonner à l'organisme plus de vitalité pour la lutte contre les

---

(1) Springer. Congrès de médecine de Lyon, 1894.

causes prédisposantes héréditaires, individuelles, diathésiques.

La diathèse, qui est « le trouble permanent des mutations
nutritives, qui prépare, provoque et entretient des maladies
différentes comme forme symptomatique, comme siège anatomique, comme processus pathogénique », selon la définition si complète de M. Bouchard, est donc divisible en trois
périodes : celle où elle *prépare*, celle où elle *provoque*, celle
où elle *entretient* la morbidité ; dans sa première période,
nous venons de l'invoquer comme cause prédisposante ;
nous la verrons bientôt cause provocatrice, puis cause permanente d'entretien de chronicité. « Un tel trouble nutritif, s'il est passager, peut n'être pas nuisible ; s'il est prolongé, il provoque la maladie, qui peut être plus ou moins
durable ; s'il est permanent, il crée la maladie chronique, ou
la succession de maladies aiguës paroxystiques, survenant
par accès. Ce trouble nutritif établit ainsi un lien entre les
divers accès d'une même maladie, entre des maladies successives différentes, entre des maladies différentes simultanées. Il est la disposition morbide qui engendre ou qui
maintient des maladies en apparence disparates (1). »

D'autre part, la diathèse a avec l'hérédité des liens tels
qu'il est impossible de les séparer entièrement, et l'on peut
dire d'une manière générale que toute diathèse est héréditaire, bien qu'elle ait pu se renforcer, se compliquer en
avançant dans la descendance, soit par des unions de
sujets de même tempérament, de même diathèse, soit par
des causes occasionnelles, bien qu'elle puisse aussi en suivre
mal l'ascendance pour ces mêmes causes, ou parce qu'elle
a paru sauter une ou deux générations, comme le démontre
l'étude de l'atavisme. Quoi qu'il en soit, son action est continue et tend vers des effets toujours semblables, par viciation des phénomènes de la nutrition normale.

-----

(1) BOUCHARD. Loco citato, p. 375.

« Tout fonctionnement vicieux de la nutrition a pour effet d'encombrer l'organisme de substances chimiques anormales, dont la présence, chez les enfants comme chez les parents, provoque des altérations de tissus ou des modalités réactionnelles vicieuses qui, à la longue, engendrent des maladies. Ce qui se transmet par l'hérédité, c'est surtout la prédisposition morbide ; mais cette prédisposition peut affecter plus spécialement tel ou tel tissu, tel ou tel système, tel ou tel organe (dystrophies héréditaires) (1). »

Là est bien indiqué ce lien dont nous venons de parler entre la diathèse et l'hérédité ; mais M. Legendre en fait encore ressortir l'importance lorsqu'il prend l'hérédité à son point de départ, pour établir du même coup le mode d'action de notre pathogénie de renforcement par virulences : les auto-intoxications, les intoxications, les infections, et en affirmant que, tout d'abord, « il faut dissocier l'hérédité physiologique et l'hérédité morbide (2) », comme l'ont fait F. Besnier et A. Doyon, en disant que la première ne comporte qu'un procédé unique et représente simplement la transmission exceptionnelle de variétés ou de degrés dans les qualités normales des éléments du tissu, qu'il s'agisse de la trame ou des éléments différenciés.

« On peut concevoir qu'une infection soit héréditaire *ab ovo,* sans que le parasite lui-même ait pénétré le spermatozoïde ou l'ovule ; la maladie n'est pas seulement le microbe. Celui-ci en traversant l'organisme le lèse de diverses façons ; il l'inonde de poisons qui y causent des altérations de structure ; il provoque par sa présence des modifications dans la vie des cellules. Cette modalité vitale peut être transmise héréditairement (hérédité du terrain) et constituer aux rejetons des organismes infectés une aptitude à se laisser plus facilement infecter eux-mêmes, s'ils viennent à rencontrer les agents infectieux.

---

(1) LEGENDRE. Loco citato, p. 267.
(2) LEGENDRE. Loco citato, p. 268.

On peut rapprocher très légitimement, à ce point de vue, les infections des intoxications. L'alcool, le plomb, comme d'autres poisons, peuvent passer, exceptionnellement peut-être en nature, du corps des parents, de la mère du moins, dans celui de l'enfant ; mais plus habituellement ces poisons, qui ont causé dans l'organisme des parents certaines altérations matérielles, y ont aussi provoqué une perturbation dynamique, modification de la nutrition, qui peut être reproduite chez les descendants. Cette modification de la nutrition de toutes les cellules et de leurs réactions peut avoir pour effet de rendre les descendants aptes à s'intoxiquer, plus facilement encore que leurs parents, par les poisons qui avaient intoxiqué ceux-ci. Elle a pour conséquence aussi d'amoindrir leur résistance vitale à toutes les causes morbifiques (1). »

Les diathèses ainsi perpétuées par l'hérédité se sont singulièrement simplifiées aujourd'hui, comme interprétation, et par suite comme nombre, en perdant leur ancienne signification d'*état morbide*, pour garder celle de *prédisposition* générale à contracter certaines maladies ; des vingt-deux diathèses admises par Baumès dans le *Dictionnaire encyclopédique des sciences médicales*, la formule si simple de M. Bouchard : « La diathèse est un tempérament morbide, un terrain favorable à l'apparition et au développement de certaines maladies, » réduit leur nombre à deux : *scrofule* et *arthritisme*, avec l'*herpétisme* de M. Lancereaux, si on accepte la légère distinction qu'il a voulu maintenir. Mais au fond de tout cela nous retrouvons une influence unique, profonde, un état particulier caractérisé par sa modalité, la *nutrition retardante*, le retard dans la production des actes nutritifs de la cellule, retard diminuant la vitalité de cette cellule, base, nature intime de tout notre organisme, la faisant dévier de son type physiologique, qui serait un état de complet équilibre, de

---

(1) Legendre. Loco citato, p. 268.

parfaite activité. « La vie d'une cellule, c'est l'instabilité et la mobilité de la matière qui la compose ; c'est un incessant mouvement de pénétration et d'expulsion de matière, de métamorphose assimilatrice et de transformation désassimilatrice ; c'est un tourbillon dont la rapidité peut osciller, à l'état normal, dans des limites déterminées, mais dont l'intensité ne peut être exagérée ou réduite sans qu'il en résulte un trouble physiologique... Le trouble nutritif peut être moins accusé, et ne pas provoquer pendant longtemps de manifestations morbides ; mais, s'il ne constitue pas la maladie, il n'est déjà plus la santé ; il est la phase préparatoire, la prédisposition, la diathèse qui va quelque jour provoquer un éclat soudain, et se révéler par ce qu'on appelle la maladie spontanée. Un tel trouble nutritif s'empare de l'homme pour son existence ; et, quand il produit la maladie, il impose à la maladie la chronicité, à la façon de toutes les causes permanentes (1). »

A l'arthritisme revient un grand rôle dans la genèse des troubles circulatoires, et, ne lui dût-on que l'athérome, que déjà sa part serait considérable ; elle s'étend encore au delà, ou du moins cette diathèse trouve dans les divers processus morbifiques qu'elle engendre d'autres éléments de procréation des affections cardio-vasculaires. Son hérédité n'est plus mise en doute, et depuis le temps où, proclamée par Basin, elle avait besoin d'être défendue par Guéneau de Mussy, l'œuvre de M. Bouchard est venue, par la statistique, établir les preuves indiscutables de l'hérédité de ce trouble nutritif que M. Landouzy a proposé d'appeler diathèse bradytrophique. Elle engendre un ordre de maladies vraiment familiales, et M. Bouchard a pu dire : « Ce qui est héréditaire ce n'est pas la maladie, c'est la disposition morbide, c'est la diathèse, c'est, en d'autres termes, le trouble général de la nutrition, qui est le même chez les ascendants et chez les descendants,

---

(1) BOUCHARD. *Loco citato,* p. 12

et qui, chez les uns et chez les autres, peut aboutir au rhumatisme, au diabète, à l'obésité, à la goutte, à la lithiase biliaire, à l'une ou à plusieurs de ces maladies que relie la même altération nutritive, qui dérivent d'un tronc commun et qui constituent une même famille morbide (1). »

Et pourtant, si dans l'énumération que vient de faire M. Bouchard nous trouvons les maladies types, tout au moins jusqu'à ce jour, des effets des troubles de la nutrition, certaine — nous avons nommé le rhumatisme — paraît vouloir s'en écarter pour chercher une cause efficiente plus directe dans l'infection. C'est que, si difficiles que soient déjà dans certains cas la mise en lumière, la preuve de l'infection vraie, la découverte de l'agent infectieux microbien, il semble y avoir encore certaines maladies dont la virulence peut tenir à de simples effets chimiques des déviations nutritives, et il est encore difficile de dire si les progrès incessants de la science du laboratoire viendront définitivement séparer ce que l'on continue encore d'appeler les formes diverses d'un même élément morbide, ou si la clinique conservera ses droits à les réunir dans une même famille.

« On trouve avec une remarquable fréquence, dans les antécédents héréditaires des maladies par ralentissement de la nutrition, un certain nombre d'affections qui, dans le langage médical habituel, sont qualifiées *rhumatismales :* rhumatisme musculaire, rhumatisme articulaire aigu et rhumatisme articulaire chronique, qu'il faut distinguer du rhumatisme noueux, sorte de tropho-névrose. Or sur 100 malades atteints de lithiase biliaire, on trouve 39 fois le rhumatisme dans la famille ; sur 100 obèses, 32 fois ; sur 100 diabétiques, 54 fois ; sur 100 goutteux, 25 fois.

La *polyarthrite aiguë fébrile* semble bien se comporter comme une maladie infectieuse, mais pourtant, dans l'étiologie du rhumatisme articulaire aigu, l'hérédité paraît en

---

(1) BOUCHARD. Loco citato, p. 89.

cause 32 fois sur 100 cas, d'après Pye-Smith, et 34 fois sur 100 d'après Bencke. Il ne répugne pas d'admettre que cette infection n'a prise que sur certains terrains, le terrain bradytrophique du professeur Landouzy étant le terrain de choix.

D'autre part, le *rhumatisme chronique partiel*, oligo ou mono-articulaire des grandes jointures, et les *nodosités d'Heberden*, ont des relations nécessaires avec d'autres maladies qui sont de la famille des maladies rhumatismales, les migraines, la névralgie faciale, la sciatique, le lumbago, et des relations fréquentes avec la goûtte, le diabète, l'obésité, la lithiase biliaire, l'asthme, l'eczéma. Pour ces diverses raisons, M. Bouchard a rattaché les rhumatismes au groupe des maladies qui résultent d'un retard de la nutrition, tout en établissant que les maladies rhumatismales forment comme une famille morbide dans la tribu des maladies par nutrition retardante (1). »

La question est encore en suspens, et si l'infection franche semble réclamer, à beaucoup de titres, dans son domaine la polyarthrite aiguë fébrile, les recherches faites jusqu'à ce jour n'ont apporté aucune preuve formelle, l'agent infectieux spécifique est encore à isoler, s'il doit jamais l'être, et si les insuccès dans cette voie ne contraignent pas à rattacher une telle virulence à de simples actes de déviation, de viciation nutritive d'ordre diathésique (2).

Or l'infection franche elle-même trouve dans les troubles, dans le ralentissement diathésiques des échanges nutritifs, un terrain favorable et de résistance amoindrie, d'ensemencement plus facile. « L'anatomie pathologique générale de l'infection, considérée dans son ensemble, comporte une foule de variétés.

Tout d'abord, les localisations des processus sont elles-

---

(1) Legendre Loco citato, p. 348.

(2) Les recherches actuelles de MM Achalme Thiroloix et Triboulet semblent faire faire un pas à la question.

mêmes des plus nombreuses ; elles dépendent de la nature
du virus, de sa quantité, de sa qualité, de sa porte d'entrée,
de l'état, des réactions du terrain, etc. Le pneumocoque,
par exemple, évolue habituellement dans le poumon ; toutefois, si sa virulence est excessive, si ce poumon est déjà
détérioré, si ce pneumocoque, comme la chose se passe
pour les fœtus, s'introduit par les vaisseaux, l'affection va
se généraliser. La syphilis débute par la peau, puis passe
dans les ganglions lymphatiques ; mais, injectez ce virus
dans le sang : plus de chancre, plus d'adénite, plus de
période primaire, secondaire, tertiaire ; on ne rencontre
que des altérations viscérales ou systématiques ; tout est con-
fondu. Tel microphyte, transporté par le courant sanguin,
se rendait au rein, qui s'arrête sur l'endocarde, parce que
cet endocarde offre des végétations. Or, ces lésions qui
guident la greffe des agents vivants, guident également en
partie la fixation des poisons solubles des toxines ; Charrin
et Carnot l'ont établi (1). »

Ce qui rapproche singulièrement l'infection de ce que l'on
pourrait appeler une virulence diathésique, c'est son mode
d'action de généralisation, où l'agent infectieux disparaît
pour ne laisser la place qu'à ses produits solubles, aux poisons vitaux qu'il a engendrés et qui, eux, se diffusent dans
l'organisme sans y ménager les organes de la circulation ;
mais il y a aussi dans ces maladies une part quelquefois
assez grande à la localisation infectieuse pour fixer uniquement l'attention.

« L'organe central est atteint dans un nombre considérable
de fièvres ; le péricarde, le myocarde, l'endocarde, subissent les influences de l'infection. et pendant, et après la
période active. Ici, tout est d'accord, la clinique, l'anatomie
pathologique, l'expérimentation, pour nous convaincre que
la plupart des inflammations de la membrane interne sont

---

(1) CHARRIN. Traité de path. gén., t. II, p. 145.

des lésions microbiennes. Ces lésions ulcéreuses, villeuses, verruqueuses, etc., évoluent durant la phase aiguë ; quelquefois elles amènent la mort du patient ; cela se voit dans les endocardites infectieuses proprement dites, accompagnées d'embolie ; assez habituellement elles laissent une cicatrice qui, surtout si la compensation fait défaut, conduira à la vraie maladie du cœur. Le péricarde est plus rarement touché ; le liquide épanché, citrin, rouge, purulent, renferme des micro-organismes de divers ordres, le plus ordinairement venus secondairement ; des adhérences peuvent s'ensuivre. Quant au myocarde, il est le siège des altérations les plus variées, depuis les myocardites aiguës, segmentaires, depuis les suppurations, les dégénérescences rapides avec atrophie, anévrisme, dilatation, jusqu'aux transformations fibreuses, pigmentaires, graisseuses, suivies ou non d'hypertrophie (1). »

Le modus faciendi de cette pathogénie microbienne des lésions cardiaques n'est-il pas identique en ses résultats avec celui par lequel opère la polyarthrite aiguë fébrile, et n'autorise-t-il pas à lui seul, à défaut de la présence dans cette maladie d'un agent spécifique microbien, à reconnaître l'action toxique d'une virulence ? Elle se localise ici, il est vrai, mais elle n'en pourra pas moins se diffuser aussi à la manière des produits solubles, en s'atténuant peut-être dans les autres formes rhumatismales (si tant est qu'il faille conserver l'union de ces types divers), et produire ces lésions de sclérose que Charrin est parvenu à reproduire, réalisant « l'artério-sclérose typique, avec rein atrophié, granuleux, scléreux, avec hypertrophie du ventricule gauche, chez un lapin partiellement immunisé au préalable, lapin qui, plusieurs fois inoculé à l'aide du germe du pus bleu, résista durant de longs mois (2) ».

En faveur de l'action microbienne directe viennent encore

---

(1) CHARRIN. Loco citato, p. 167.
(2) *Académie des sciences,* 4 juin 1888.

plaider certains faits, tels que la présence en pleine activité, dans les plus fins capillaires, de microbes tels que le bacille d'Eberth décelé par Rattoire. Dans le même ordre de faits, Gilbert et Lion ont, de leur côté, produit des épaississements des tuniques des vaisseaux, par inoculation de cultures vivantes de microbes.

La localisation, tel est souvent un des modes propres à l'infection microbienne directe, bien que la métastase puisse aussi s'expliquer par le transport des mêmes agents, mais il semble que tel n'est pas leur procédé habituel.

« Ordinairement les maladies virulentes sont locales, si l'on ne considère que l'agent pathogène. Ces agents se répandent exceptionnellement dans la circulation ; ils ne séjournent que passagèrement dans les artères. Ce qui est généralisé, ce qui diffuse nn peu partout, ce sont habituellement les produits solubles de nature bactérienne. Toutefois, dans quelques circonstances, dans les atteintes profondes, aux approches de l'agonie, les ferments figurés pullulent dans le torrent sanguin dont la puissance germinicide, comme Szekely, Szann, etc., l'ont reconnu, a, dans ces périodes, sensiblement fléchi.

Si tantôt ces agents demeurent cantonnés dans une zone plus ou moins vaste, si tantôt ils quittent cette zone pour se disséminer, tantôt aussi on les voit, après s'être montrés dans les différentes régions, se grouper dans un territoire d'étendue variable. La fièvre puerpérale débute parfois par une vraie septicémie ; les streptocoques circulent au milieu des hématies ; puis les accidents s'amendent ; le contenu des capillaires devient stérile ; un abcès, un phlegmon se révèlent. Ainsi les lésions sont ou généralisées ou localisées ; les localisées peuvent se généraliser ; les généralisées peuvent se localiser.

Le tissu conjonctif est fréquemment le siège de l'infection. L'introduction, dans ce tissu, de certaines bactéries suffisamment virulentes provoque le développement d'une foule de modifications ; la vaso-dilatation par voie réflexe

est une des premières ; elle facilite l'œdème, la diapédèse (1). »

Voici donc expliqué ici, par le fait de l'infection, de l'action
de ses produits solubles sur le système nerveux, un mode
possible de production de la diapédèse, d'établissement de
l'œdème. Les effets de la virulence sur le système nerveux,
nous les retrouverons souvent dans l'histoire des phlébites et
dans l'interprétation de divers phénomènes qui les accompagnent, en sont même parties intégrantes, et nous avons déjà
dit que le nervosisme était proche parent de l'arthritisme,
que les sujets sous sa dépendance avaient un système nerveux particulièrement impressionnable, facilement amené à
l'excitation, à la dépression.

Dans les effets sur le système nerveux, l'agent pathogène
semble déjà devoir être plutôt de nature toxique que de
virulence vitale, le muscle se prête mal à sa culture.

« Dans le muscle on rencontre assurément des bactéries
en activité, on découvre parfois des abcès non stériles ; ils
peuvent être dus à des levures. Néanmoins, les recherches
poursuivies avec Duclert sur les affinités des germes
pour les différents tissus, recherches conformes d'ailleurs
aux enseignements de l'observation, apprennent que les
fibres contractiles offrent à ces germes de médiocres conditions de développement, sans doute à cause de l'acidité
du milieu. Aussi est-ce grâce à leurs sécrétions, plutôt que
par eux-mêmes, sauf peut-être pour des trichines, pour
certains champignons, l'oïdium albicans entre autres, que les
agents pathogènes atteignent ces fibres dans leur structure.

Le bacille de la tuberculose se développe rarement, d'une
façon primitive surtout, dans ces organes ; mais en injectant
de la lymphe de Koch, Kostiurine, Krainsky (2) ont amené
des dégénérescences de myocarde. Ces dégénérescences

---

(1) Charrin. Path. gén., t. II, p. 146.
(2) Kostiurine et Krainsky. Vratch., t. II et III, 1891.

étaient aussi manifestes que variées sur une série de pièces présentées au Congrès de Berlin, au cours de la discussion ouverte par Ziegler, Recklinghausen, etc., sur l'anatomie pathologique de ce myocarde. Ces modifications de structure étaient le résultat de l'action prolongée des sécrétions du bacille pyocyanique, car ce bacille lui-même évolue dans un pareil système.

Ces sécrétions déterminent quelquefois des changements subits, des diminutions ou des augmentations de capacité des cavités cardiaques. C'est ainsi qu'injectant ces produits du microbe du pus bleu, nous avons vu avec Gley le cœur se dilater, après avoir présenté dans son volume une série d'oscillations (dilatations cardiaques expérimentales) (1). »

« Il est possible actuellement de formuler une pathogénie de ces oscillations. En premier lieu, il est permis d'invoquer les ascensions et les chutes de la pression ; pour Toma, pour Huchard, l'obligation où se trouvent les parois plus ou moins élastiques de s'adapter aux nécessités du moment, de varier à tout instant leur tonus, conduit ces parois à une fatigue considérable ; or, nul n'ignore qu'avec le surmenage apparaissent des modifications plus ou moins marquées.

Il est en second lieu établi, de par la lecture des tracés, que telle toxine agit sur l'élément musculaire, tandis que telle autre, parfois la même, impressionne les conducteurs nerveux, les centres, points de départ des filets centrifuges, points d'aboutissement des centripètes ; dans ces conditions on voit survenir de véritables paralysies (2). »

Ainsi donc, la part que le système nerveux reçoit dans les effets de l'infection semblerait plutôt d'ordre toxique que microbien direct ; les produits solubles paraîtraient en être l'agent réel, et il serait dès lors possible d'admettre que dans les rhumatismes à marche subaiguë et chronique, il y aurait

---

(1) CHARRIN et GLEY. Société de biologie. 3 juin 1893.
(2) CHARRIN. Loco citato, p. 168.

encore virulence, virulence de même nature que celle de la polyarthrite aiguë fébrile, avec atténuations diverses, et par suite mode d'action différent, et que le terrain diathésique, en se prêtant à ces manifestations morbides, serait le lien qui les unirait entre elles et ne permettrait pas d'en faire des maladies de natures absolument distinctes.

Quoi qu'il en soit, l'observation clinique, la statistique qu'il est parfois possible d'établir de certaines manifestations cardio-vasculaires à allures infectieuses et de leur rapprochement étiologique avec des manifestations chroniques de même localisation, nous font considérer le terrain comme ayant, en cette pathogénie, une incontestable valeur, comme il doit aussi être incriminé dans la genèse par les causes physiques.

Or, cette genèse par les causes physiques, qui rentre dans ce que nous avons classé : pathogénie de renforcement, aurait, suivant certaines opinions, une valeur parfaitement démontrée dans la pathogénie, tout au moins, de l'artériosclérose, et tandis que nous voyions tout à l'heure M. Charrin produire ce processus et ces lésions typiques par l'expérimentation des virulences, M. Huchard a aussi, par son enquête clinique sur les effets pathogéniques de l'hypotension et de l'hypertension artérielles, inspiré des expériences réalisées par Roy et Adamy (de Cambridge), qui ont pu réaliser également des lésions scléreuses des vaisseaux et du cœur sur des animaux chez lesquels ils avaient progressivement augmenté la tension vasculaire, soit par compression de l'aorte ascendante, soit par l'excitation des nerfs vasoconstricteurs. « Par la compression de l'aorte ascendante chez les chiens, ils ont pu élever la pression intra-cardiaque au double environ, et déterminer une dilatation aiguë du cœur. Dans six cas sur sept, ils ont constaté, chez les chiens en expérience, une sorte d'œdème localisé aux faces valvulaires, avec un état congestif et hémorrhagies punctiformes, la dilatation des vaisseaux et la chute de leur épithélium. Or, il est à remarquer que cet œdème siège exactement aux mêmes endroits où l'on remarque l'épaississement fibreux des valvules et des artères, dans les maladies caractérisées par une augmentation permanente de la tension artérielle. Chez les animaux, cette hypertension n'avait pu être que temporaire et n'avait déterminé qu'un simple œdème, lequel est vraisemblablement le début des épaississements scléro-fibreux des valvules et des vaisseaux. » Et M. Huchard est en droit de dire : « Ces auteurs ont ainsi donné la preuve expérimentale de faits cliniques que j'ai avancés depuis plusieurs années, et ils ont pu produire sur des animaux, au moyen de l'hypertension artérielle, des lésions vasculaires et des dilatations aiguës du cœur, que j'ai décrites dans le cours de l'artério-sclérose (1). »

_ C'est en effet sur l'étude des phénomènes d'hypotension et d'hypertension artérielles, que M. Huchard a basé tout le système qu'il a si lumineusement exposé dans ses leçons de clinique et de thérapeutique des cardiopathies artérielles dont nous donnons et dont il importe de reproduire ici un passage qui répond à la question que nous cherchons à exposer sous toutes ses faces.

« La pathogénie de l'hypertension artérielle dans les maladies doit être recherchée dans l'état du cœur, du sang ou des vaisseaux. Au *cœur*, on a pris l'effet pour la cause, et si l'augmentation de l'énergie et de la musculature cardiaques peut, dans une certaine mesure, produire l'élévation de la tension artérielle, elle lui est le plus souvent consécutive. On n'oserait jamais prétendre que l'hypertrophie du cœur puisse et doive précéder un rétrécissement d'orifice. De même cette hypertrophie doit être consécutive à l'obstacle ou au rétrécissement créé à l'extrémité de l'arbre circulatoire par le spasme artériel.

La *quantité* et la *qualité* du sang ont une influence restreinte mais réelle. Si l'élément aqueux du liquide nourricier

---

(1) Huchard. Traité clin. des mal. du cœur et des vaisseaux, Paris, 1893, p. 37.

est augmenté (pléthore séreuse), il doit en résulter de l'hy=
pertension artérielle. Aussi est-il permis de constater souvent un désaccord entre l'ingestion des liquides et l'excrétion
urinaire ; ce désaccord existe quand un individu boit, par
exemple, deux litres de liquide par jour et qu'il rend seulement un litre d'urine. Donc l'indication thérapeutique consiste à prévenir la rétention aqueuse et à rétablir l'équilibre,
tout en tenant compte des pertes de liquides subies par
l'organisme au moyen des divers émonctoires (sécrétion
sudorale, exhalation pulmonaire).

La *qualité* du sang joue aussi un certain rôle. Par
exemple, le saturnisme détermine, comme on le sait, une
hypertension artérielle ; si cette dernière résulte d'abord de
l'état spasmodique du système vasculaire, elle est due également à l'état des globules rouges, devenus plus volumineux, plus adhérents aux parois des vaisseaux, ce qui détermine ainsi un obstacle au courant circulatoire. Enfin, le sang
peut encore renfermer des produits toxiques dus à la rétention des matériaux de déchet, que les divers émonctoires ne
peuvent plus qu'insuffisamment éliminer. C'est là encore
une cause de spasme vasculaire et d'hypertension artérielle.

Mais c'est surtout à l'*état du système artériel périphérique*, au spasme des artérioles et des capillaires, que l'on
doit attribuer la cause réelle de cette hypertension. Cet état
spasmodique — passager ou permanent — et l'hypertension
artérielle qui en est la conséquence, ont été attribués, bien
à tort, par tous les auteurs seulement à la néphrite interstitielle. Or il faut rattacher, non à cette dernière maladie,
mais au spasme artériel tous les symptômes qu'on a mis sur
le compte des lésions rénales : les algidités locales, les
accès de pâleur et de refroidissement, les syncopes et
asphyxies locales des extrémités, certaines attaques de dyspnée et d'angor pectoris, certaines dilatations aiguës du
cœur, etc.

Les causes pathologiques de l'hypertension artérielle
seront maintenant mieux comprises. Parmi les plus impor-

tantes il faut citer la *goutte*, qui est aux artères ce que le rhumatisme est au cœur, la *diathèse arthritique*, l'*alcoolisme* (produisant surtout l'hypertension par vaso-constriction), l'*abus des boissons*, qu'il ne faut pas confondre avec l'alcoolisme, et qui produit l'hypertension par suite d'une véritable pléthore vasculaire. L'*hérédité* peut être invoquée, et c'est ainsi que certains individus, tels que les enfants de goutteux, présentent à l'état normal, et même d'une façon congénitale, une hypertension vasculaire plus ou moins accusée. Vous comprenez alors pourquoi les cardiopathies artérielles peuvent être directement héréditaires, tandis que les cardiopathies valvulaires le sont indirectement par l'intermédiaire du rhumatisme. La *chlorose*, mais seulement celle qui est due, d'après Virchow, à l'étroitesse congénitale du système artériel (chlorosis aortica), peut et doit même s'accompagner d'hypertension artérielle. L'*artério-sclérose*, effet de l'hypertension, peut en être aussi la cause, et c'est la raison pour laquelle les *cardiopathies artérielles*, certaines *néphrites interstitielles*, sont caractérisées par une élévation souvent considérable de la pression vasculaire. Il faut encore ajouter les époques de la *puberté* et de la *ménopause*, la *grossesse*, l'*état sénile*. Enfin, les *impressions émotionnelles*, déterminant souvent des accès de spasme vasculaire, peuvent contribuer à produire l'hypertension artérielle.

Du reste, l'existence du spasme artériel sous l'influence de la moindre émotion est démontrée par les expériences de Mosso, à l'aide de son appareil, le pléthysmographe. C'est un vase long dont le col est fermé au moyen d'un bouchon traversé par un tube rempli d'eau. Quand, après avoir plongé la main et l'avant-bras dans ce vase, on provoque une émotion, même légère, on voit immédiatement l'eau descendre dans le tube, ce qui ne peut s'expliquer que par la diminution de l'irrigation sanguine, due au spasme artériel. Supposons des émotions répétées ou prolongées, et nous assistons alors à un état presque permanent de spasme vasculaire et d'hypertension artérielle. C'est ainsi que naît le

goitre exophtalmique, — la maladie émotionnelle par excel=
lence, — et caractérisé souvent par l'élévation de la pression vasculaire, contrairement à l'opinion généralement
admise.

Donc, les émotions fortes et répétées ne sont pas incapables de déterminer des affections artérielles et cardiaques
par leur action incessante sur le système circulatoire périphérique. C'est là une des raisons pour lesquelles l'artério-
sclérose est, d'après mes observations, si fréquente dans la
profession médicale. Elle est la maladie des médecins,
comme elle est celle des hommes politiques, des finan-
ciers, etc., en raison des émotions si nombreuses auxquelles
ils sont sujets, et du surmenage continuel auquel ils se
livrent.

Enfin, j'ai démontré depuis deux ans que l'hypertension
artérielle, passagère ou permanente, peut avoir une *origine
alimentaire.* Je suis convaincu que les excès et surtout les
erreurs d'alimentation, en jetant dans l'organisme un grand
nombre de substances toxiques, telles que des ptomaïnes non
éliminées par le filtre rénal, sont une cause fréquente d'arté=
rio-sclérose ; en un mot, certains toxiques alimentaires possèdent des propriétés convulsionnantes agissant, les unes
sur les muscles des membres, comme dans le cas de,con-
tracture des extrémités d'origine gastrique, les autres sur la
musculature vasculaire. Il en résulte, dans tout le système
artériel, un état de spasme plus ou moins permanent, lequel
produit rapidement de l'hypertension, et consécutivement
l'artério-sclérose.

Ainsi donc, la filiation des accidents aboutissant à l'artério-sclérose peut être ainsi résumée : le premier anneau
de la chaîne pathologique commence à l'adultération sanguine ; puis survient le second stade, d'une importance
prépondérante, l'hypertension artérielle, provoquée le plus
souvent par un état de vaso-constriction et parfois de dilatation
active ; enfin, dans le troisième et dernier stade, à la faveur
de l'irritation vasculaire produite par cette hypertension

artérielle, se développent les lésions scléreuses des vaisseaux (1). »

On voit que M. Huchard, en réclamant pour le processus
de l'artério-sclérose, et même de certains états aigus du cœur,
le rôle des variations de tension, et en attribuant aux émotions une part dans la genèse de ces variations, rappelle aussi
que certaines toxicités d'origine alimentaire ne lui ont pas
échappé, et la goutte, qu'il cite au nombre des causes pathologiques de l'hypertension artérielle, est elle-même sous la
dépendance indéniable des virulences diathésiques par toxicité d'origine alimentaire. Or, la goutte produit, comme le
rhumatisme chronique, des accidents articulaires avec déformation des phalanges ; comme le rhumatisme aigu, des
manifestations viscérales multiples.

« Le rhumatisme aigu, disait Lasègue, lèche les jointures,
la plèvre, les méninges même, mais il mord le cœur; » le rhumatisme chronique conduit à la sclérose généralisée ; chez
les artério-scléreux d'origine goutteuse « la lésion fondamentale se traduit par de l'artérite chronique, avec les lésions
irritatives et destructives qui en sont la conséquence. De là
tendance aux troubles circulatoires, à l'hypertrophie du
cœur, aux scléroses viscérales, et tout particulièrement à la
sclérose rénale (2). »

D'autres virulences ont prouvé leur action sur le système
circulatoire. Charrin en cite quelques-unes et montre que
cette action en atteint tous les éléments, produisant les alter-
nances de tension, modifiant l'état du sang, s'attaquant au
tissu même de l'organisme cardio-vasculaire.

Les substances toxiques issues de la vie de nos cellules,
en particulier chez les brightiques, en imprégnant les centres
bulbaires, amènent des arythmies dans la respiration, dans
la circulation.

Au point de vue expérimental, Ferré a réussi à dépister

(1) HUCHARD. Loco citato, p. 34.
(2) RENDU. Traité de thérap., fasc. I, p. 72.

le virus rabique, à un moment où le mal est encore absolument latent, en enregistrant avec soin les oscillations les plus délicates survenues dans le jeu normal des deux grands appareils qui concourent à l'hématose.

Ces arythmies régulières ou irrégulières sont moins rares quand on borne son observation au cœur et aux vaisseaux... Qu'on envisage les centres chargés de régler les mouvements de la circulation, qu'on ait en vue l'organe principal ou bien les petits vaisseaux, qu'on considère le contenu ou le contenant, qu'on examine la composition du sang, dont les microbes ou leurs sécrétions modifient les éléments figurés ou solubles, les globules rouges, les leucocytes, l'eau, l'albumine, les sels, les gaz, etc., ou qu'on s'occupe de ce que devient l'état anatomique des parois vasculaires, de toutes parts on découvre des motifs propres à faire saisir le mécanisme des perturbations qui, au cours des infections, atteignent l'appareil circulatoire.

Ces études de mécanisme, de pathogénie, appliquées aux artères, aux veines, apprennent que la fatigue conséquence des oscillations de pression, que le passage répété des produits solubles sur l'endothélium des gros canaux et plus encore sur celui des vasa-vasorum, que les greffes des ferments figurés en un point dépoli ou au niveau d'une bifurcation, que les altérations du sang, que la présence de principes coagulants, etc., détériorent la structure de ces artères ou de ces veines. De là ces nodosités, ces œdèmes, ces gangrènes, résultats de l'ischémie ou des propriétés de fermentation des agents causes des thromboses ou des infarctus.

Le contenant n'est pas seul atteint dans l'infection ; le sang offre une série d'altérations. Les globules blancs transportent les germes, généralisent le mal, donnant la clef des métastases ; la diminution du sucre, de l'oxygène, des sels, de l'albumine ; l'augmentation de l'eau, les lésions des hématies, etc., constituent, pour ce liquide, des tares fréquemment signalées. On a, dans ces modifications apportées à la crase sanguine, une des conditions propres à faciliter les hémorrhagies.

Les brusques changements survenus dans la pression, changements qu'occasionne quelquefois la mise en jeu des toxines vaso-constrictives surprenant les capillaires en état de dilatation, les altérations des parois de ces capillaires, altérations engendrées en partie par ces toxines, tous ces facteurs concourent à expliquer les extravasations, les épanchements en dehors des vaisseaux (1).

Dans tous ces cas, à côté des effets directs de l'infection, il est noté des phénomènes du brusque changement de pression intra-vasculaire; et si à elles seules elles ne paraissent pas produire la lésion cardio-vasculaire, on peut leur attribuer une part dans le mécanisme, part représentée par l'abus du travail, la fatigue de l'organe, les altérations ainsi produites dans la nature même du tissu peut-être déjà atteint par un vice nutritif.

D'autre part nous voyons, il est vrai, des évolutions pathologiques de localisations articulaires ou viscérales se produire sous l'influence des infections microbiennes.

« Si les microbes ou leurs toxines touchent les synoviales, on enregistrera du gonflement, une gêne marquée dans les mouvements ; l'affection, dans ces conditions, lorsque ces localisations se multiplient, revêt la forme articulaire. Le tableau symptomatique change également si d'autres, si le péritoine, la plèvre, le péricarde, les méninges, etc., sont intéressés, tant primitivement que secondairement; ils sont la conséquence des altérations que les agents pathogènes ou leurs produits ont engendrées au niveau de ces membranes (2). »

Là encore les produits des agents pathogènes peuvent aussi bien être incriminés que ces agents eux-mêmes.

Quelle que soit d'ailleurs, dans la goutte, la théorie de

---

(1) CHARRIN. Loco citato, p. 136.
(2) CHARRIN. Loco citato, p. 143.

production des phénomènes interstitiels des tissus et des conditions génératrices de ces oxydations insuffisantes ; que l'on accuse, avec M. Lecorché, la suractivité du travail cellulaire jetant dans la circulation une série de déchets nuisibles, ou que l'on y voie, avec M. Bouchard, la preuve d'un ralen=tissement de la nutrition, le fait de la toxicité reste le même.

« Aujourd'hui, tout le monde s'entend sur quelques points fondamentaux qui paraissent hors de discussion. La goutte est évidemment une maladie générale constitutionnelle dans le vrai sens du mot, dont les caractères principaux se transmettent souvent à travers les générations. Elle est liée à un vice fondamental de la nutrition, amenant une élaboration imparfaite des éléments, et une oxydation incomplète des matériaux azotés introduits dans l'économie. Pour créer la goutte, il faut d'abord une disposition originelle, un vice de nutrition primordial, en vertu duquel des déchets destinés à être éliminés s'accumulent dans l'économie. Cette accumulation se fait silencieusement jusqu'au jour où, par le fait soit d'une production exagérée d'acide urique, soit d'une insuffisance partielle de l'élimination rénale, la crise éclate. Voilà pour la goutte franche. Les conditions sont autrement complexes dans les variétés, bien plus nombreuses, de goutte sans accès, qui constituent la grande majorité de celles qu'on observe cliniquement en France. La participation du système nerveux dans le processus morbide est indéniable, et Dyce Duckworth, dans son remarquable *Traité de la Goutte*, a bien mis en lumière les arguments qui démontrent que la goutte est, par certains côtés, une trophonévrose (1). » Ici encore nous retrouvons ce trait de nervosisme commun aux maladies arthritiques.

Mais, ce que nous cherchons à faire ressortir est le rôle possible des toxicités d'origines multiples, infectieuses ou constitutionnelles, dans la production des processus des car-

---

(1) Rendu Loco citato, p. 72

diopathies vasculaires, et la similitude de leurs procédés morbifiques.

Pour Hanot, à chaque virus correspond un état anatomique défini, donnée pleinement en accord avec la doctrine de Bard (1) qui, fidèle à la spécificité cellulaire, soutient qu'un microbe déterminé provoque dans un tissu électif une fermentation qui lui appartient en propre. Mais ce qui est le fait de spécialisations de lésions interstitielles peut même offrir des manifestations cliniques communes à des causes infectieuses et autres ; une congestion chronique de la rate est de règle, soit dans les maladies du foie avec gêne de la circulation veineuse porte, soit dans les affections parfois causées par des virus ; la pression dans la veine splénique est alors augmentée ; il en résulte une stase et de l'hypertrophie ; des substances autres que les toxines font augmenter la rate ; tel sérum, par exemple celui de l'ascite, amène parfois cette congestion, tandis que tel autre ne fait rien ; faut-il accorder au liquide de l'ascite une virulence variable ? D'autres liquides de l'économie, l'urée par exemple, ont une influence réelle sur la tension vasculaire, et la présence de cette urée, ou plutôt l'augmentation de cette urée, est souvent sous l'influence d'affections parasitaires.

« La pathogénie qui accuse les incessants efforts physiques d'engendrer les déterminations anatomiques cardiaques, est celle que l'on met en avant pour expliquer la genèse des artérites, des phlébites chroniques, de l'athérome ; Lewachef voit dans ces efforts physiques variés la cause intime de la production des anévrismes. Dans cet ordre d'idées, il n'est pas défendu de remarquer, sans avoir besoin d'incriminer les toxines, que des corps vulgaires, l'urée par exemple dont Chiarustini a précisé les attributs vaso-moteurs, exercent sur la tension une indéniable influence ; or, nul n'ignore combien cette urée augmente au cours d'une série d'affections parasitaires.

---

(1) Bard. Précis d'anat. pathologique

Ces mécanismes purement physiologiques ne doivent cependant pas faire oublier que telle substance incorporée au sang altère l'endothélium. N'est-on pas allé jusqu'à dire que le défaut d'alcalinité du liquide hématique, chez la jeune fille, causait l'endocardite génératrice du rétrécissement mitral pur ? Loin de nous la pensée de nous porter garant d'une semblable pathogénie ; mais ce que l'on sait, ce qu'apprend, en particulier, la lecture du travail de Thérèse, c'est que des sécrétions bacillaires introduites dans l'organisme déterminent des inflammations vasculaires qui assez souvent débutent par les *vasa-vasorum* ; c'est aussi que cette alcalinité fléchit (1). »

En définitive, que convient-il de retenir de cette revue des divers processus généraux de pathogénie cardio-vasculaire ? Si nous accordons une part directe indéniable à certaines affections franchement infectieuses, où il est facile de trouver les agents pathogènes, d'en reconnaître la quantité considérable que la circulation peut transporter dans les divers points de l'économie suivant le mode des métastases, il restera encore logique d'admettre que les métastases se produiront dans les points de l'organisme offrant une faiblesse particulière, un *locus minoris resistentiæ*, qui sera sous la dépendance d'un état général, d'une diathèse. Telle resterait sans doute la théorie des localisations cardiaques dans la poliarthrite aiguë fébrile, par exemple, si sa nature purement infectieuse venait à être reconnue ; mais dans le cas où cette maladie devrait rester attachée à la classe des maladies virulentes par toxicité constitutionnelle diathésique, le mode de production de ces localisations ne serait modifié que par la nature du poison transporté vers le point faible, ou par la diffusion de ce poison.

Pour Charrin « le processus toxique est, en définitive, celui qui préside à la réalisation de la majorité des lésions

______

(1) Charrin. Loco citato, p. 168.

infectieuses ; les interventions personnelles des germes, les désordres circulatoires ou trophiques, la concurrence vitale, l'hyperthermie, etc., entrent parfois en ligne de compte.

A un moment donné, la vie des tissus est troublée au point de livrer au sang des principes irritants ; aux poisons bactériens s'ajoutent des poisons nés de l'économie lésée ou influencée par les germes ou leurs sécrétions, il suffit d'interroger les émonctoires pour déceler une série de perturbations organiques ; depuis qu'on pratique des analyses d'urine, depuis qu'on étudie la fièvre, on sait que, dans les pyrexies, il y a des corps nouveaux ou des corps normaux en proportions anormales qui dérivent de la vie des cellules perturbées ; on sait qu'il faut compter sur ces corps comme sur les toxines, qui d'ailleurs sont en partie cause de leur apparition, pour expliquer certains symptômes, certaines lésions.

Plus tard, quand les microphytes ont disparu, quand leurs produits se sont éliminés, la pathologie cellulaire demeure en scène ; la déviation du type normal se poursuit ; elle donne la clef de la genèse des altérations sans nombre, suite des conséquences éloignées de l'infection. Ces suites, ces conséquences, ces artério-scléroses, ces endocardites, ces myocardites, ces néphrites, ces arthrites, ces névrites forment le contingent de maladies d'observation courante (1). »

Tel est, bien délimité, le rôle possible de l'infection microbienne directe et de ses suites. Ce mode pathogénique a beaucoup absorbé, et tendrait à absorber plus encore si la démonstration expérimentale ne se refusait parfois à entrer dans ses vues. Mais on a été conduit par là à étudier et à élargir le rôle des toxines de nature microbienne ; nous croyons que, jusqu'à nouvel ordre, tel nous semble l'état de la science, il y aurait à côté de celles-ci à conserver une place

---

(1) Charrin. Loco citato, p 175.

aux virulences d'ordre diathésique, produisant des effets souvent très similaires par un procédé interstitiel de déviation nutritive ; qu'à côté de ces intoxications il y aura encore à faire une large part aux causes prédisposantes de terrain, de diathèse, et qu'enfin il n'y a pas lieu d'éliminer les influences physiques de fatigue organique ou générale dont il nous reste encore un mot à dire.

Enfin, avant d'aller plus loin, il faut encore envisager le mode de production des rechutes et récidives. A côté de l'établissement de la chronicité et de la tendance à l'aggravation de tels états par le fait de cette perturbation acquise, et aussi de la permanence d'une certaine étiologie constitutionnelle et toxique, se pose cette question : devrions-nous admettre ici la théorie de la genèse autochtone des maladies infectieuses sur laquelle M. Kelsch a fait, le 1er décembre 1896, une longue communication à l'Académie de médecine ?

Cet auteur rappelle que les théories de Pasteur ont ouvert une ère nouvelle à l'étiologie des maladies infectieuses. Depuis, on a voulu faire jouer à la contagion un rôle exclusif. Il existe cependant de nombreux faits dans lesquels on a vu la maladie se développer là où elle n'existait pas auparavant. M. Kelsch cite plusieurs exemples : c'est une épidémie de fièvre typhoïde apparaissant dans une colonne en marche, en plein désert, alors qu'il n'en existait aucun cas auparavant parmi les soldats ; c'est la même observation pour le choléra. Pour ce dernier, la théorie de la contagion extrinsèque régnait en maîtresse jusque dans ces derniers temps. Or, des recherches bactériologiques récentes ont permis d'expliquer beaucoup de faits cliniques prouvant qu'il faut accorder une large part à la genèse du choléra en dehors de toute contagion. C'est aux élèves mêmes de Pasteur qu'est due cette conception de la genèse autochtone du choléra. Ils ont trouvé en effet, dans les eaux, des vibrions ayant tous les caractères du bacille de Koch. Ces vibrions, non dangereux pendant longtemps, prennent tout à coup une virulence très grande et deviennent ainsi cause d'épidémie.

De même pour la diphtérie. C'est évidemment la contagion qui constitue toujours le mode de propagation principal. Mais il y a là aussi des cas dans lesquels on observe une vraie genèse autochtone de la diphtérie.

Ce serait donc aux atténuations de virulence avec reviviscences se produisant tout à coup que l'on devrait attribuer l'éclosion de bien des maladies infectieuses, paraissant se produire spontanément ou tout au moins se manifestant en dehors de toute contagion.

Y aurait-il, dans cette théorie des atténuations et reviviscences des germes pathogènes, de quoi tenter de faire rentrer l'explication de toutes rechutes et récidives des maladies à allures infectieuses, et en particulier de toutes les affections cardiaques et vasculaires offrant ce caractère ? Pour celles-ci, qui retiennent notre attention, nous devons nous demander si l'observation clinique ne fournira aucune objection, et entre autres pour celles d'entre elles qu'une prédisposition particulière aux récidives, aux rechutes, une tendance à la chronicité et des résultats thérapeutiques suivis ont placées dans le domaine de la médication hydro-minérale.

Dans un mémoire adressé à l'Académie de médecine (1), en 1895, nous avons étudié précisément la question des phlébites au point de vue de leur étiologie, de leurs rechutes et récidives, et des résultats de la cure suivie à Bagnoles de l'Orne. Or, en nous appuyant sur des recherches étiologiques faites pendant plusieurs années, nous nous exprimions ainsi : l'étude de l'étiologie des phlébites, dans laquelle nous nous sommes engagé, reposant sur l'examen d'un grand nombre d'observations dont nous ne donnons encore aujourd'hui que quelques nouveaux échantillons pour faire suite

---

(1) Nouvelle contribution à l'étude des phlébites et de leur étiologie. (Acad. de méd., méd. argent, 1895.)

à un premier mémoire à l'Académie de médecine (1894) (1), cette étude nous place en face d'un problème que, nous devons le dire tout de suite, nous n'avons pas la prétention de résoudre à nous seul. Ce problème, un des plus intéressants de la pathologie moderne, réside dans la nature elle-même de ce que l'on est convenu d'appeler la diathèse arthritique, et dans la question même de ce qu'il faut entendre aujourd'hui par diathèse, enfin du rôle de cette diathèse dans l'éclosion et la marche d'une maladie intercurrente.

Nous avons dit (page 100 de notre premier travail sur Bagnoles) ce à quoi était réduite de nos jours la diathèse, et nous en avons rappelé la définition d'après le Pr Bouchard, définition qu'il résume lui-même en cette formule si simple : diathèse, — tempérament morbide, — terrain favorable à l'apparition et au développement de certaines maladies.

Nous restons donc en présence de cette vague unité : *terrain favorable;* mais que faut-il donc comprendre quant à la genèse de la maladie que ce terrain favorise ?

Or, en envisageant cette question générale au seul point de vue auquel nous voulions nous placer, et que nous croyons même être en mesure de prouver, à savoir les conditions favorisant chez l'arthritique l'éclosion de la phlébite, sa tendance à la longue durée, aux rechutes, aux récidives, à certaines formes spéciales de son évolution, il nous reste maintenant à nous demander quel rôle doit en tout ceci jouer l'infection. En d'autres termes, la phlébite, qui est, dans certains cas, de nature infectieuse très évidente, peut-elle, dans d'autres cas, être de nature non infectieuse, purement traumatique par exemple ? peut-elle aussi être purement constitutionnelle, soit à évolution congestive simple, spécifiée cependant dans son allure par un terrain rhumatismal ou goutteux, diathésique, sans intervention

____

(1) Études sur Bagnoles de l'Orne (Acad. de méd., méd. de bronze, 1894)

d'aucune autre cause infectieuse ? Faut-il au contraire reconnaître que la phlébite est toujours de nature infectieuse, et que, dans les cas où il est impossible de reconnaître la porte d'entrée de cette infection, on doit admettre l'action d'un virus de nature spéciale que l'on pourrait appeler constitutionnel, ou plutôt diathésique ; en un mot, y a-t-il dans l'organisme du diathésique, par suite des conditions jusqu'à un certain point morbides de ses échanges nutritifs, de son activité cellulaire biologique, création d'un certain virus ptomaïnique ou autre, ou tout au moins emmagasinement de ce virus mettant cet organisme en mesure de créer la maladie infectieuse, soit par apport et combinaison d'un autre virus pouvant être trop atténué pour faire à lui seul cette maladie, soit par réveil seul de l'activité du premier virus sous une autre influence variable, et cela en dehors des causes déjà prédisposantes du ralentissement de la nutrition normale, du manque de défense de la cellule diathésique par alanguissement de son activité vitale ?

Telle est dans toute son ampleur la question à la solution de laquelle nous ne pouvons prétendre apporter que quelques éléments même hypothétiques, car nous ne les relevons que dans le champ de la clinique ; ils résident uniquement dans l'examen des observations que nous avons recueillies.

La diathèse arthritique possède, nous le répétons, un tissu veineux doué d'une faiblesse spéciale et pour lequel la tendance générale au ralentissement des actes nutritifs, ou tout autre processus inconnu, se traduit par une dégénérescence se caractérisant par de la phlébo-sclérose. Or une autre tendance morbide de ce même diathésique réside dans la facilité qui lui est propre de s'infecter individuellement, de posséder à l'état latent une certaine virulence qui n'attend qu'une occasion de faire de l'inflammation, et cela spécialement vers les organes les plus faibles ; que cette manifestation inflammatoire vienne d'un degré suffisant de cette sorte de virulence, que l'organe se trouve à un moment

donné en état de réceptivité plus grande, qu'une cause extérieure (traumatisme), une infection vienne rendre plus susceptible le tissu veineux, que l'organisme tout entier parti-
cipe à ces mêmes conditions plus favorables (surmenage),
soit qu'un autre virus, qui pourrait même être trop atténué
pour faire à-lui seul la maladie, vienne se combiner, sura-
jouter son action, augmenter l'activité du premier (grippe,
pneumonie, puerpéralité), tout en se soumettant alors en
quelque sorte à l'impulsion du virus diathésique, ou aux
conditions de prédisposition constitutionnelle pour ce qui
est de l'allure particulière que prendra la manifestation
inflammatoire. Pourquoi même ne pas admettre que ce qui
fait la dégénérescence du tissu veineux de l'arthritique
puisse être dû à l'influence continue de cette même virulence diathésique agissant sur un terrain dont le ralentissement des actes nutritifs permet l'établissement de
cette lente transformation de la phlébo-sclérose sur ce
même terrain où se produirait de même l'artério-sclérose, et
cela par un processus analogue à celui du virus syphilitique
produisant l'endartérite et aussi quelquefois la phlébite.

Ainsi donc l'observation clinique, dans le cadre des affections que nous voulons étudier, serait manifestement en
faveur de l'influence diathésique, cause prédisposante,
cause efficiente attendant l'adjuvant de la cause de renforcement.

« Puisque beaucoup de maladies infectieuses impriment à
l'organisme des modifications assez profondes pour préser-
ver d'une récidive, il n'est pas illogique d'admettre la possibilité de modifications d'un autre ordre, susceptibles de
préparer le terrain à de nouveaux parasites. Une expérience
de Roger vient appuyer cette hypothèse : le bacille du charbon symptomatique et le bacillus prodigiosus inoculés
séparément ne sont pas pathogènes pour le lapin ; si, au
contraire, on les inocule simultanément, le charbon se développe et l'animal meurt. En étudiant de près les résultats de
cette expérience, Roger a reconnu que le microbe auxiliaire,

le *prodigiosus*, agissait en sécrétant des substances nocives qui n'altéraient pas localement les tissus, mais modifiaient l'état général. Les produits sécrétés par un parasite sont donc capables de favoriser l'action d'un parasite différent; c'est peut-être par des moyens de ce genre qu'une maladie infectieuse prépare le terrain à une infection nouvelle (1). »

Nous serons bref sur ce que nous avons appelé, dans l'énumération des causes prédisposantes : causes de renforcement pathogénique occasionnelles, non virulentes ; elles ne prêtent pas à discussion, ce sont des faits précis qu'il convient presque d'énumérer simplement.

« Nous avons parlé de l'effort et de la fatigue vasculaires, suite de variations de tension intra-vasculaires et de leurs effets ; cette fatigue, qui pourrait être dite pathologique, a des rapports directs avec la fatigue physiologique qui conduit au surmenage physique ; la croissance, la puberté, la grossesse, la ménopause sont encore des surmenages qui intéressent particulièrement le système circulatoire sanguin et ses organes propres ; mais les effets du surmenage intellectuel agissent ici d'une manière à peu près identique. Tous deux portés à une certaine intensité présentent des phénomènes vite appréciables assez bruyants ; ceux-ci trouvent une cause prédisposante dans l'hérédité et la diathèse ; ils sont surtout bruyants dans l'enfance.

Les troubles de l'appareil circulatoire sont les plus frappants par leur brusque apparition et leur intensité : les plus ordinaires sont des accès de palpitations, toujours éveillés par l'exercice ; les premiers sont généralement provoqués par une séance trop prolongée de cycle, de course ou de foot-ball ; ils sont modérément violents et cessent assez vite par le repos ; mais, si l'on n'y prend garde, ils deviennent de plus en plus fréquents, même avec un exercice mitigé, et ne prennent fin qu'après une suspension

---

(1) Bourcy. Traité de path. gén., t. Ier, p. 421.

prolongée des exercices qui les avaient provoqués. Les palpitations s'observent surtout chez les adolescents de quatorze à seize ans, période pendant laquelle le développement de la cavité thoracique en largeur est souvent moindre proportionnellement que l'augmentation de volume du cœur. Elles acquièrent leur maximum d'intensité chez les sujets dyspeptiques rhumatisants, de souche névropathique, et surtout chez ceux qui sont porteurs d'une altération orificielle méconnue, comme le rétrécissement mitral. Cette malformation, souvent congénitale, peut rester latente, et ne se décèle quelquefois que par un dédoublement permanent du deuxième bruit, la facilité de l'essoufflement et la fréquence des épistaxis. Mais l'accident type que produit le surmenage cardiaque est une dilatation aiguë des cavités droites, asystolie passagère, mais vraiment inquiétante, et dont j'ai observé deux cas chez des enfants de onze à quinze ans, après une course à pied et après un match de foot-ball (1). »

M. Le Gendre a vu, chez les jeunes sujets atteints de *varices*, de la tuméfaction avec engourdissement des pieds et des mollets, et même un peu d'œdème malléolaire et prétibial succéder à de trop longues séances de bicyclette.

En réduisant l'intensité de ces phénomènes morbides on peut se faire une idée juste de ce que doivent produire, suivant la dose, l'effort répété, la fatigue passagère et progressive, le surmenage physique. La loi de Féré est là pour nous donner la valeur pathogénique du surmenage intellectuel : chaque fois qu'un centre nerveux entre en action, il détermine d'abord une excitation de tout l'organisme, puis un épuisement proportionnel à l'excitation antérieure.

Parmi les concomitants physiques de l'attention, on a encore signalé des *phénomènes circulatoires*. Dans l'attention, les battements du cœur s'accélèrent, deviennent plus énergiques ; la pression artérielle s'élève (Couty, Charpentier,

------

(1) Legendre cité par Marfan. Traité de path. gén., t. Iᵉʳ, p. 473.

Dogiel, Mosso) ; le tracé sphygmographique se modifie : son amplitude diminue ; le dicrotisme est plus accentué, le soulèvement prédicrotique est plus saillant et se rapproche du sommet de la courbe, dont le niveau général est plus élevé (Mosso, Thanoffer, Gley). Ici encore nous retrouvons les signes d'une excitation de l'appareil circulatoire qui est corrélative de l'excès de travail dans les autres appareils.

L'effort d'attention stimule l'activité du *centre thermogène*. M. Gley a constaté que l'activité psychique élevait la température. Mosso a observé sur lui-même qu'après une conférence solennelle sa température montait de près de un degré centigrade.

Quand l'attention est violemment sollicitée par un événement qui apporte avec lui de la douleur, on sait que le cœur peut présenter de véritables phénomènes d'inhibition. « Quelquefois, dit Claude Bernard, un mot, un souvenir, la vue d'un événement, éveillent en nous une douleur profonde. Ce mot, ce souvenir, ne sauraient être douloureux par euxmêmes, mais seulement par les phénomènes qu'ils provoquent en nous. Quand on dit que le cœur est brisé par la douleur, il se produit des phénomènes réels dans le cœur. Le cœur a été arrêté si l'impression douloureuse a été trop soudaine : le sang n'arrivant plus au cerveau, la syncope et les crises nerveuses en sont la conséquence. On a donc bien raison, quand il s'agit d'apprendre à quelqu'un une de ces nouvelles terribles qui bouleversent notre âme, de ne la lui faire connaître qu'avec ménagement. Quand on dit qu'on a le cœur gros après avoir éprouvé des émotions pénibles, cela répond encore à des conditions physiologiques particulières du cœur. Les impressions douloureuses prolongées, devenues incapables d'arrêter le cœur, le fatiguent et le lassent, retardent les battements, prolongent la diastole, et font éprouver dans la région précordiale un sentiment de plénitude et de resserrement.

« ... Mais toute excitation est suivie d'un épuisement proportionnel à l'excitation antérieure. Aussi l'attention est-elle suivie de phénomènes de dépression qui sont assez faciles à observer quand l'activité intellectuelle a été excessive... Les battements du cœur deviennent moins énergiques et la tension artérielle tombe au-dessous de la normale. La température subit un certain abaissement... Les émotions douloureuses sont dépressives, asthéniques... Les troubles de la menstruation sont fréquents chez les jeunes filles soumises au surmenage mental; au dire de M. Dujardin-Beaumetz, l'aménorrhée et la dysménorrhée sont parmi les troubles que présentent les élèves de l'École normale primaire supérieure des filles, lesquelles sont soumises à un travail intellectuel excessif. L'arrêt brusque de la menstruation s'observe quelquefois à la suite d'une vive émotion (1). »

Ces jeunes filles sont d'autant plus facilement troublées dans leur menstruation que l'équilibre circulatoire dû à l'état d'augmentation de volume du cœur est dans la période de production.

D'après Bencke :

Le cœur double de volume.	de 0 à 2 ans
— —	de 2 à 7 ans
— n'augmente presque pas de volume. .	de 7 à 15 ans
— augmente d'un tiers de volume	de 15 à 20 ans
— n'augmente presque plus	après 20 ans.

« Donc à l'état normal de 7 à 15 ans le volume du cœur n'augmente presque pas ; par suite, à cette phase de la vie tout accroissement est pathologique et constitue une hypertrophie. Sous quelles influences ce phénomène se produit-il ? M. G. Sée admet que trois cas peuvent se produire : 1° la croissance personnelle suivant son cours normal, le muscle cardiaque s'accroît outre mesure, mais selon des lois régulières ; le développement du cœur devance simplement le temps ; il est préparé ainsi à un travail qu'il ne fournira

---

(1) Marfan. Loco citato, p. 5o8

que plus tard ; 2° le corps se développe rapidement et sans mesure, parfois à la suite d'une fièvre grave ; la croissance est générale et porte sur les os ainsi que sur les muscles ; le cœur est obligé de s'hypertrophier pour subvenir aux besoins d'un organisme qui s'est accru dans des proportions énormes ; 3° si de 7 à 15 ans on oblige l'enfant à des travaux excessifs, si on le charge de fardeaux, si on impose de trop longues courses, le cœur se surmènera, et ce surmenage favorisera l'apparition de l'hypertrophie de croissance, mais n'aura été que la cause prédisposante ou occasionnelle d'un accroissement qui eût pu se produire sans lui (1). »

Pour M. Huchard, cette pseudo-hypertrophie a comme cause réelle la phtisie commençante, la malformation thoracique, la dyspepsie, la chlorose, la symphyse cardiaque (2).

Quoi qu'il en soit, la rupture de l'équilibre circulatoire est singulièrement facile dans la phase de croissance. Toute cause de palpitation et d'hypertrophie cardiaque sera, dans cette période, plus efficace qu'à toute autre. Il est donc tout naturel de penser avec Talamon que des efforts anormaux, violents et répétés, surprenant le cœur dans cette phase de tâtonnements, aient sur son fonctionnement des conséquences plus fâcheuses qu'à tout autre âge. C'est ce qui explique la fréquence et l'intensité des accidents cardiaques dans le surmenage aigu ou subaigu chez les enfants et les adolescents ; c'est ce qui explique aussi pourquoi le surmenage chronique peut favoriser le développement de l'hypertrophie du cœur au moment de la croissance.

La puberté est une phase de déséquilibrement de la pression intra-vasculaire à un moment où encore le cœur lui-même cherche son équilibre de croissance. Des phénomènes semblables à ceux qu'elle engendre se reproduiront à la ménopause avec aggravation de toutes les tares acquises

(1) MARFAN. Loco citato, p. 484.

(2) HUCHARD. Les pseudo-hypertrophies cardiaques de la croissance, *Journal des praticiens* 10 novembre 1894.

par les maladies, les grossesses et leurs suites, et un état cardiaque en rapport avec ces accidents, ou peut-être une affection localisée accidentelle héréditaire, diathésique, en voie d'évolution.

Pendant la grossesse, outre les altérations nutritives (abondance des sédiments uratiques, odeur insolite de l'haleine et des sécrétions cutanées, etc.) les troubles circulatoires sont importants : le cœur est hypertrophié, la tension artérielle plus forte, la masse totale du sang augmentée, d'où des congestions viscérales actives intéressant surtout le poumon, où elles peuvent aller jusqu'à l'hémoptysie.

D'autre part l'endocarde peut subir l'action de microbes jusqu'alors indifférents ; certaines endocardites infectieuses survenant au cours de la grossesse (endocardites gravidiques, bien différentes de celles de la puerpéralité), auraient pour origine, d'après Lion, des métrites microbiennes antérieures à la conception ; l'infection localisée à l'utérus, pendant un temps indéfini, deviendrait susceptible de se généraliser sous l'influence des modifications organiques et humorales de la gestation.

D'autre part encore, les conditions particulières de la circulation veineuse prédisposent à des accidents divers : varices, hémorrhoïdes, œdèmes, congestions passives.

« ... Enfin la grossesse occasionne des perversions nutritives variées ; la répartition singulière du pigment qui constitue le masque des femmes enceintes, en est une manifestation presque constante. Ces troubles nutritifs ont souvent une portée bien plus grande ; ils prédisposent nettement à la lithiase biliaire ; à des affections articulaires dont la nature intime est mal connue, et que l'on englobe sous le nom, d'ailleurs impropre, de rhumatisme gravidique ; à l'ostéomalacie ; à une glycosurie souvent passagère, mais qui parfois aussi évolue comme un véritable diabète ; enfin et surtout à l'obésité. Cette tendance à l'obésité se retrouve dans la série animale ; Peter rapporte que les éleveurs normands s'empressent de présenter au taureau les vaches qu'ils destinent à la boucherie.

Avec l'accouchement commence la *puerpéralité* ; à ce moment l'organisme féminin présente à l'activité des microbes pyogènes, des streptocoques en particulier, un terrain de prédilection. Tantôt l'infection sera rapide, brutale, dans son évolution, et souvent mortelle : septicémie, péritonite, phlébite et lymphangites utérines, érysipèle, pyohémie ; tantôt subaiguë et insidieuse : phlegmatia alba dolens, endocardites végétantes, arthrites ; tantôt torpide et lente dans son développement : salpingites, ovarites, pelvi-péritonites, métrites, qui tourmentent les femmes pendant des mois, et des années et dont il faut faire remonter le début à un accouchement ou une fausse couche.

Sans doute, pour expliquer la facilité de l'infection chez la nouvelle accouchée, il convient d'attacher une grande importance à la plaie utérine qui, par son étendue, par le nombre et le calibre des vaisseaux sanguins et lymphatiques béants à sa surface, offre une porte d'entrée éminemment favorable ; mais il ne faut pas oublier que les conditions humorales et organiques de sa grossesse existent encore, renforcées même par les souffrances physiques et morales, l'épuisement nerveux et la perte de sang qui accompagnent la parturition.

L'antisepsie, telle qu'elle est couramment appliquée maintenant, combat efficacement l'opportunité fâcheuse créée par la puerpéralité ; mais la nécessité même de ces précautions, les conséquences graves que la plus légère omission ou négligence peut entraîner, sont une preuve de plus de la vulnérabilité spéciale de l'organisme à cette période (1). »

Enfin, toutes les tares héréditaires accidentelles diathésiques conduisent plus ou moins rapidement à l'état sénile. Avec l'âge, la fréquence des lésions cardio-vasculaires

---

(1) Bourcy. Loco citato, p. 400.

s'accroît, et l'appareil circulatoire est l'un des plus exposés à ressentir, et souvent le premier, les effets de la sénilité.

L'état sénile est caractérisé par l'atrophie simple, masquée ou non par des hypertrophies adipeuses ; mais alors c'est aussi la période des dégénérescences par infiltrations pig-mentaires, graisseuses, calcaires, et avec le développement exagéré des éléments conjonctifs, la sclérose.

« Le système circulatoire est particulièrement atteint : les veines augmentent de volume (veinosité de Canstatt), et perdent leur musculature et leur élasticité ; le système capillaire s'atrophie, les artères se sclérosent et se calcifient ; le cœur, parfois hypertrophié en apparence, voit diminuer ses propriétés contractiles ; de là des modifications profondes de la circulation. C'est là le vrai caractère de la sénilité, qu'elle soit due aux seuls progrès de l'âge, ou qu'elle soit au contraire prématurément amenée par des causes variées : intoxications, infections, fatigues, excès, etc. C'est parce qu'il est l'expression d'un fait profondément vrai que le mot de Cazalis : « On a l'âge de ses artères », a eu la fortune que l'on sait (1). »

Mais nous n'avons pas à insister, car, contre de tels états de dégénérescence sans réaction organique, toute thérapeu-tique est presque inerte, et la thérapeutique thermale peut avoir ses dangers ; c'est l'époque de l'abstinence, où une bonne direction hygiénique, quelquefois elle=même difficile à suivre, doit rester le dernier recours de l'art médical.

-----

(1) Bourcy Loco citato, p. 396.

CHAPITRE II

NATURE ET ÉVOLUTION DE LA MALADIE RHUMATISMALE
GÉNÉRATRICE D'AFFECTIONS CARDIAQUES
ET VASCULAIRES

La période aiguë préparatoire de la maladie chronique. — Endocardites aigues;
leur origine toujours infectieuse ou toxique. — Endocardites aigues bénigne,
grave, maligne, infectieuse, infectante. — La thérapeutique hydrominérale s'a-
dresse aux troubles circulatoires dérivant des endocardites grave et maligne, à
une période précoce de la tendance à la chronicité de l'endocardite bénigne. —
Influence de la maladie rhumatismale agent pathogénique, terrain de prédisposition et d'entretien. — Cadre du rhumatisme. — Polyarthrite aigue fébrile maladie infectieuse de microbe inconnu ; elle aime le terrain arthritique; sa thermalité; ses lésions articulaires; son anémie; sa leucocytose; acétone et urée;
destruction de l'hémoglobine ; ses épistaxis ; ses rechutes et récidives. —
Hypothèse de l'altération médullaire; de l'épuisement vital.—Est-ce une infection
originale; hypothèse du saprophytisme. — Toutes les infections peuvent déterminer des arthrites. — Parallèle avec les fièvres éruptives. — Allure clinique,
complications. — Faits de contagion. — Toutes les maladies parasitaires ne sont
pas contagieuses. — Séparation entre le rhumatisme articulaire aigu vrai et les
rhumatismes secondaires. — Loi de Bouillaud. — Les pseudo-rhumatismes et les
infections secondaires. — Faits d'expérimentation. — Théories humorale, embolique, névrotrophique, septicémique; les monades. — Nécessité d'un terrain d'évolution. — Influences saisonnière, frigorifique, médicamenteuse, hygiénique. —
Pronostic. — Suppuration. — Spécificité et troubles de nutrition. — Les épanchements articulaires. — Localisations cardiaques hâtives.—Lésions de l'arthrite.
— Hypothèse de l'infection de la moelle osseuse. — Théories en présence humorale et septicémique; leur non-exclusion réciproque. — La diathèse reste cause
prédisposante et point d'union des formes rhumatismales. — Hérédité — Prédisposition. — Conditions étiologiques : lymphatisme, surmenage, traumatisme,
froid et refroidissement, influence nerveuse, meiopragie fonctionnelle, âge, croissance. — Pseudo-rhumatisme et suppurations; leur allure. — Infections et virulences. — Interprétations du terme rhumatisme. — L'adultération du sang et des
humeurs fonde le rhumatisme. — Jointure et fonction glandulaire. — Rhumatismes chroniques et goutte. — Rhumatisme chronique et infection ; adénopathies. — Atteintes cardiaques; endocardites et lésions scléreuses. — Cardiopathies latentes. — Anatomie pathologique et unité rhumatismale. — Suites du
rhumatisme aigu et rhumatisme subaigu. — Rhumatismes noueux, chronique
partiel; chronique simple; chronique fibreux. — Tentative de dissociation du rhumatisme chronique.

Toujours au point de vue de la thérapeutique hydrominérale, thérapeutique des états chroniques, il semblerait

que nous ne devrions prendre les maladies cardiaques et vasculaires qu'au moment de leur évolution où elles sont devenues affections chroniques ; il nous est cependant impossible de ne pas nous intéresser à la période aiguë de cette évolution, et les raisons en sont multiples : c'est d'abord que l'étiologie et la pathogénie de nombre de ces maladies peuvent se réclamer d'une thérapeutique hydro-minérale préventive même, en cas de menace de leur éclosion ; celle-ci se manifestant à l'état aigu, l'action thérapeutique a alors pour objectif de modifier le terrain. C'est ensuite que cette thérapeutique devra, dans certains cas, être appliquée à la période terminale de la crise aiguë, précisément pour s'opposer au passage à l'état chronique ; c'est encore que la lésion chronique établie peut être une cause adjuvante de production ou de retour de crises aiguës, lesquelles se présenteront à un moment indéterminé ; c'est enfin que la connaissance aussi exacte que possible de la transition de la période aigue à l'état chronique est indispensable pour bien juger et de la thérapeutique spéciale à appliquer, et du moment exact de l'opportunité de celle-ci.

Ici nous devrons, pour plus de clarté, commencer par envisager séparément les affections du cœur lui-même, de celles des artères et des veines ; le retentissement de chacun de ces appareils sur les autres, qui peut exister dès le début, s'affirmant d'ailleurs plus spécialement quand l'état chronique s'est établi et progresse, et les lésions pouvant être souvent indépendantes.

Parmi les cardiopathies aiguës, les endocardites nous intéressent particulièrement, mais nous aurons aussi un coup d'œil à jeter sur les péricardites et les myocardites, dont l'évolution se trouve souvent combinée avec les premières, soit par propagation, soit par localisation multiple d'emblée, et sous l'influence d'une cause commune.

Le processus de l'état aigu est nettement indiqué : « Toutes les endocardites sont d'origine infectieuse ou toxique, dit M. Huchard. Lorsqu'elles paraissent survenir à la suite du froid ou du traumatisme, il faut toujours, pour leur production, l'adjonction d'un élément toxique ou infectieux.

Les endocardites primitives, traumatiques, ou _a frigore_ n'existent pas, le froid et le traumatisme ne faisant que préparer, pour l'évolution ultérieure de la maladie, le terrain sur lequel évoluent les germes pathogènes (1). »

Nous retrouvons donc, à côté des causes prédisposantes, la cause efficiente qui sera nécessairement ici, pour produire l'état aigu, infectieuse ou toxique.

Sur ce terrain préparé elle pourra produire plusieurs formes de l'affection, suivant que celle-ci se manifestera _bénigne, non infectante_ ou _maligne infectante_. Les endocardites infectieuses-infectantes sont aussi nombreuses que les micro-organismes capables de leur donner naissance. L'infection envahit l'organisme tout entier ; cette affection sortirait entièrement de notre cadre, si elle ne s'y trouvait rattachée parfois par un lien pathogénique que nous allons maintenant retrouver à chaque pas : le rhumatisme. Le rhumatisme en effet, la polyarthrite aiguë fébrile en particulier, est capable de produire trois formes cliniques d'endocardite : « l'endocardite aiguë _bénigne_, avec sa tendance à la guérison ou à la chronicité ; l'endocartite aiguë _grave_ par ses complications locales (endocardite, péricardite, myocardite, thrombose cardiaque, cardioplégie, etc.) ; l'endocardite aiguë, _maligne_, infectieuse-infectante par l'adjonction probable d'une infection secondaire (2). » Ces deux dernières formes pourront bien évoluer vers des états dans lesquels la thérapeutique hydro-minérale aura à intervenir, mais alors la modification aura été assez complète pour qu'on ne puisse plus retrouver la première période que comme cause d'une lésion établie ; ce sera la maladie chronique, les troubles circulatoires en dépendant, qui pourront être traités.

La première forme, au contraire, par son allure bénigne,

---

(1) HUCHARD. Traité de thérap., fasc. X, p. 5.

(2) HUCHARD. Loco citato, p. 6.

sa tendance à la guérison, soit spontanément, soit par le secours d'une médication appropriée, se réclame d'autant plus d'une thérapeutique active qu'elle avoue une autre tendance bien évidente, celle de l'évolution vers la chronicité, et aussi qu'elle se reconnaît le produit d'un élément morbide qui lui-même est tributaire, le plus souvent, d'un traitement spécial : la maladie rhumatismale. Comme agent pathogénique actif, comme terrain de prédisposition, de récidive et d'entretien des affections cardiaques, comme maladie dépendant de la cure thermale, le rhumatisme doit nous arrêter un moment.

Mais ce ne sera pas seulement le rhumatisme articulaire aigu que nous devrons envisager, il nous faudra reconnaître que les formes subaiguës et chroniques ont leur part dans l'étiologie des affections cardiaques, soit aiguës, soit chroniques.

Et d'abord, il est nécessaire, dans l'état actuel des connaissances pathogéniques, et en particulier de celles des cardiopathies, de bien s'entendre sur le cadre du rhumatisme.

« Le rhumatisme est resté, jusqu'en ces derniers temps, une de ces maladies en *isme*, comme disait Lasègue, sorte de maladie sentimentale, de maladie de flair, comprenant les états pathologiques les plus différents. Dans l'esprit populaire, comme peut-être encore dans celui de quelques médecins, le mot *rhumatisme* s'applique à toute affection articulaire, de même qu'à toute lésion fluxionnaire et passagère, ou à toute maladie occasionnée par le froid. La localisation articulaire, la mobilité d'allure, l'origine *a frigore*, sont bien en effet l'apanage du rhumatisme vrai, mais combien n'observe-t-on pas d'états morbides qui, tout en présentant un de ces caractères, n'ont rien de commun avec le rhumatisme ! Pourtant la force du mot est telle qu'on le conserve encore pour désigner toute une série d'arthropathies chroniques de nature différente, et, quand on eut réussi, il y a quelques années, à distraire du cadre du rhumatisme aigu toute une variété d'arthropathies infectieuses, il fallut encore maintenir le terme et créer le mot : *pseudo-rhumatisme*, sous peine de n'être pas compréhensible. Aujourd'hui, en dépit des tentatives faites pour mettre le rhumatisme articulaire aigu au rang d'un syndrome symptomatique des infections les plus diverses, nous sommes en mesure de le considérer comme une maladie spécifique parfaitement définie. Si son microbe est encore inconnu, nous attendons sa découverte avec assurance, et nous savons du moins qu'il germe avec prédilection sur un terrain spécial, celui de l'arthritisme (1). »

Toute cette théorie est évidemment très tentante, l'observation clinique comme les faits d'expérimentation semblent lui donner presque toujours raison, et elle n'attend pour sa démonstration parfaite que la découverte du microbe attendu et cherché ; mais par là même qu'il n'a pas encore été découvert et qu'à sa place on a trouvé des microorganismes banals, que l'on a été forcé de reconnaître que ces microorganismes évoluaient alors sur un terrain spécial, il reste toujours un point d'interrogation relatif à la virulence diathésique, qui pourrait elle-même, par sa spécificité, compléter l'œuvre, donner le cachet spécial à l'infection banale.

Ce qui plaide avant tout pour la nature franchement infectieuse du rhumatisme articulaire aigu, c'est la thermalité ; c'est aussi par elle que les auteurs avaient compris la nécessité d'en faire une maladie spéciale ; Trousseau lui conservait cependant l'influence individuelle : « Lorsqu'on a veilli dans la pratique de l'art médical, disait-il, on est conduit à accepter avec Sydenham, Boerhaave et Stoll, que le rhumatisme est une pyrexie spéciale qui exige certaines conditions individuelles et atmosphériques pour se développer (2). » Les traces qu'il laisse si souvent après lui

---

(1) F. WIDAL Traité de méd. et de thérap., t. II, p. 780.
(2) TROUSSEAU. Clinique méd. de l'Hôtel-Dieu, 2ᵉ édition, t. III, p. 398.

dans les articulations et qui lui servent de lien avec le rhumatisme, chronique, ne sont-elles pas la preuve d'une certaine identité sinon de nature, tout au moins de terrain ? M. Max Durand-Fardel, bien placé pour suivre cette évolution, en tente pourtant la dissociation, lorsqu'il dit qu'il « considère le rhumatisme articulaire aigu comme étranger à la diathèse rhumatismale, sans nier qu'il ne puisse se montrer avec une facilité particulière chez un rhumatisant diathésique ; que les traces qu'il laisse quelquefois dans les articulations ne sont autre chose que des arthrites chroniques résultant de déterminations articulaires plus considérables dans certains cas que dans d'autres, dont l'espèce de cachexie anémique si souvent consécutive à cette maladie et due soit aux procédés thérapeutiques mis en usage, soit à l'influence de la maladie elle-même sur l'organisme, rend la résolution plus difficile, surtout si la maladie a envahi un sujet d'une constitution déjà affaiblie, ou altérée dans le sens lymphatique, scrofuleux ou tuberculeux (1) ».

On sent l'effort dans cette interprétation, dont certains arguments disparaissent aujourd'hui ; il ne serait plus possible, en effet, de faire de l'anémie la conséquence de la médication, elle deviendrait au contraire un des arguments en faveur de la nature infectieuse, et M. de Saint-Germain s'en est emparé.

« Ne faut-il pas tenir grand compte de cette profonde anémie consécutive qui avait déjà frappé les premiers cliniciens, et qui montre bien que les rhumatisants viennent de traverser une crise sérieuse, une maladie générale qui a retenti sur l'organisme tout entier ? Déjà Malassez avait observé dans le sang des rhumatisants une diminution considérable de la quantité des globules rouges. Hayem, de son côté, a remarqué une augmentation des globules blancs. Cette leucocytose des rhumatisants, que nous avons

---

(1) Max Durand-Fardel. Traité pratique des maladies chroniques, 1868, t. Ier, p 358

pu constater nous-même dans nos examens de sang frais, a été rappelée tout récemment à la Société royale de médecine et de chirurgie de Londres, par A. Garrod. Cet auteur aurait toujours rencontré chez les rhumatisants une augmentation du nombre des globules blancs, paraissant proportionnelle à l'élévation thermique.

. M. Hunter, dans la même séance, a fait observer que cette leucocytose n'est pas spéciale aux rhumatisants; elle se présenterait dans toutes les maladies infectieuses, c'est-à-dire (suivant l'expression même de l'orateur) dans les maladies produites par un agent morbigène étranger à l'organisme. M. Hunter a, de plus, insisté sur l'intérêt que présente ce phénomène, si l'on tient compte des recherches faites par Metchnikoff et son école sur le rôle de la leucocytose dans les maladies infectieuses.

Nous avons déjà mentionné l'observation dans laquelle Talamon a rencontré l'acétone dans le sang d'un rhumatisant; mais ce fait, outre qu'il est fort rare, ne peut, croyons-nous, être invoqué en faveur de la thèse que nous soutenons.

Il n'en est pas de même de la teneur en urée du sang des rhumatisants. M. le Dr Quinquaud a bien voulu nous abandonner trois observations inédites de rhumatisme articulaire aigu dans lesquelles il a fait l'analyse du sang, surtout au point de vue de l'urée. La conclusion est que toujours, et dans les cas graves avec complication cardiaque principalement, l'urée du sang s'accroît dans de notables proportions. L'accroissement est tel qu'il pourrait servir au diagnostic de lésions viscérales larvées.

Rappelons enfin que M. Quinquaud a constamment observé une notable destruction de l'hémoglobine dans le rhumatisme articulaire aigu. Ces profondes modifications dans le sang des rhumatisants se traduisent cliniquement par l'anémie consécutive qui est constante. Peut-être ces mêmes modifications interviennent-elles aussi dans la production des épistaxis, qui sont loin d'être rares dans le rhumatisme articulaire aigu, et dont nous ne saurions trop souligner l'importance (1). »

On le voit, le rhumatisme articulaire aigu est une maladie anémiante à un haut degré, et anémiante par elle-même, par sa nature propre, comme elle est aussi une maladie de longueur, sujette aux rechutes et aux récidives, peut-être par le fait même de cette débilité, de cette cachexie spéciale qui accompagne une convalescence difficile. « Peu à peu les phénomènes articulaires s'amendent, la température diminue progressivement, et la convalescence s'établit lentement, souvent interrompue, quand la maladie n'est pas traitée, ou ne l'est pas suffisamment longtemps, par des retours offensifs ; presque toujours elle est assez longue et traîne durant plusieurs semaines, car, plus que toute autre maladie, le rhumatisme détermine très rapidement un degré prononcé d'anémie (2). »

Pour Leredde (3), qui pense que la lésion fondamentale du rhumatisme noueux est une altération de la moelle osseuse, cette altération se rattacherait directement à l'anémie qu'on observe chez tous les malades. A-t-elle un vice de nutrition, un trouble nerveux pour origine ? Cette hypothèse n'a d'autre objet que d'indiquer un résultat de la cause générale inconnue, résultat qui conditionnerait les effets anastomotiques et cliniques que l'on constate (4).

Pour nous, nous ne pouvons nous empêcher de voir dans cette allure de la maladie la marque du terrain qui la nourrit, qui s'épuise d'autant à produire son fruit, que celui-ci absorbe les ressources d'une vitalité défectueuse, et nous aimons à retrouver dans la plupart des ouvrages de l'heure actuelle les traces de l'importance de plus en plus grande qu'elle prend. « Dans la diathèse arthritique, dit M. Bourcy, on pla-

---

(1) De Saint-Germain. Loco citato.

(2) Œttinger. Traité de méd., t. V, p. 508.

(3) Leredde. Mémoire inédit. *Médecine moderne*, 1896.

(4) Londe. Manuel de méd , t VII, 1897, notes, p 700

çait autrefois, et même en tête de la liste, le rhumatisme articulaire aigu franc; aujourd'hui, qu'on tend à en faire une maladie infectieuse, on le détache volontiers de la grande famille arthritique. Et pourtant, quand bien même la nature parasitaire en serait dûment établie, ne faudrait-il pas admettre encore que son microbe a besoin, pour se développer, d'un terrain préparé par la nutrition retardante? Quand on interroge, en effet, les antécédents personnels ou familiaux des sujets que frappe le rhumatisme articulaire aigu, on y trouve, avec une fréquence exceptionnelle, les autres maladies réputées arthritiques. Est-ce donc là une notion négligeable (1)?»

Ceci n'est d'ailleurs pas pour dénier l'évidence de la nature infectieuse du rhumatisme articulaire aigu, ni même la possibilité de la découverte d'un microbe spécifique de son infection. En dehors de la thermalité, de par son angine de début, ses complications (endopéricardite, albuminurie, pleurésie, etc.), la richesse en globules blancs de son liquide articulaire, la leucocytose, l'augmentation de fibrine du sang, de par l'état général grave, même typhoïdique (Robin et Leredde) qui parfois l'accompagne, il doit être classé dans les maladies infectieuses. « Ceci admis, on peut se demander s'il s'agit d'une infection originale ou d'une des formes d'infection déjà connues (2). » Celles-ci se prêtent mal à cette interprétation si on exige leurs caractères exacts, sans admettre la possibilité de modification dans leurs allures de par une cause surajoutée.

Il faudrait donc s'en tenir à déclarer que le microbe spécifique existe certainement, bien qu'encore inconnu, et peut-être admettre, avec M. Leredde, l'hypothèse du saprophytisme, « qui expliquerait bien les récidives fréquentes du rhumatisme articulaire aigu, comme le saprophytisme du pneumocoque celles de la pneumonie (3). »

(1) Bourcy. Traité de path. gén , 1893, t. Ier, p. 413
(2) Leredde. *Arch. gén. de méd.*, août 1896, p 152.
(3) Leredde. Loco citato, p. 153

Pour cet auteur, la maladie se range au premier rang des arthrites infectieuses à forme séreuse qui, comme les arthrites purulentes elles-mêmes, sont essentiellement des infections sanguines, presque toutes permanentes (1).

Cependant l'arthrite n'est pas tout dans la maladie et elle ne lui est pas non plus spéciale. Bourcy a bien posé cette loi que « *toutes les maladies infectieuses peuvent présenter, parmi leurs manifestations contingentes, des déterminations articulaires absolument distinctes du vrai rhumatisme et relevant de l'infection générale de l'économie,* que cette infection générale soit la maladie première elle-même ou une infection secondaire surajoutée (2) ».

Les résultats jusqu'ici négatifs des recherches faites de l'agent pathogène inconnu, du microbe spécifique, et la découverte simplement de divers micro-organismes communs ne sont pas spéciaux au rhumatisme dans la série des maladies à allures infectieuses; « les fièvres éruptives sont dans le même cas. Il est vrai qu'elles sont nettement contagieuses, et que c'est là un caractère qui supplée, dans une large mesure, à la découverte de l'agent infectieux. Or, le rhumatisme articulaire aigu ne paraît pas transmissible d'un individu à un autre... C'est par d'autres caractères que la fièvre rhumatismale semble s'affirmer comme maladie infectieuse, c'est par son allure clinique, c'est par les phénomènes généraux le plus souvent très marqués qui l'accompagnent, c'est par ses complications, dont la régularité à frapper le cœur et les séreuses a pris force de loi. C'est là ce qui nous paraît permettre de considérer le rhumatisme articulaire aigu comme une maladie spéciale, une entité morbide, un type pathologique qu'il faut séparer du groupe des rhumatismes secondaires (3). »

------

(1) Leredde. Loco citato, p 155

(2) Œttinger Traité de méd , t V, p 502

(3) L de Saint-Germain Etude clinique et expérimentale sur la pathogénie du rhumatisme articulaire aigu *These* Paris, 1893.

Quelques faits ont cependant permis de poser la question de la contagion du rhumatisme articulaire aigu. Meyer (1) a rapporté le cas d'un enfant pris quatre jours avant son père ; Fetkamp affirme avoir observé des cas de contagion à l'hôpital, et Friedlander rappelle que l'on avait créé, à l'hôpital de Leipzig, un service d'isolement, tant la contagion paraissait nette. Mais la nature épidémique rencontrerait des preuves plus sérieuses dans les faits observés par MM. Fiessinger (d'Oyonnax) et Mantle (2). Quant aux faits de transmission de la mère au fœtus, relatés par Pacock, Scheffer, et à ceux du même ordre observés par M. Charrin (3), ils rentrent plutôt dans le rang des preuves de la nature infectieuse.

Avec M. Leredde, qui admet que la nature parasitaire d'une maladie peut être établie aujourd'hui, même quand on n'en connaît pas le microbe, la notion de contagiosité suffit : la scarlatine, la rougeole, la syphilis, la pelade sont des maladies parasitaires de ce seul fait : il faut un être vivant pour transporter la maladie à un organisme en état de réceptivité et la développer par sa prolifération.

« Et cependant, ajoute-t-il, toutes les maladies parasitaires ne sont pas contagieuses. Il en est ainsi dans deux cas : dans l'un, l'agent pyogène vit en dehors de l'organisme humain, par exemple l'hématozoaire de la malaria ; dans l'autre, au contraire, il vit normalement sur lui et ne devient pathogène qu'à l'occasion. Ainsi est-il des microbes qui produisent les infections secondaires, pneumocoque, streptocoque, colibacille, etc., et certaines infections primaires.

L'étude des maladies infectieuses a permis de leur reconnaître des caractères communs, les distinguant de toutes les autres : lorsque ces caractères sont tranchés, en l'absence

---

(1) Meyer *Berlin Klin Woch* , 1894, n° 16, p 380
(2) Auscher. Manuel de médecine, t VII, 1897, p 629
(3) Charrin Leçons de pathogénie appliquée à l'Hôtel-Dieu, 1895-1896

Censier Cœur, vaisseaux.   5

de la notion de contagiosité, le pathologiste peut affirmer la nature parasitaire, même si le parasite est inconnu (1). »

Quoi qu'il en soit de tels encouragements à la recherche de l'agent inconnu, nous devons reconnaître que c'est à M. Bouchard et à son élève, M. Bourcy, qui a repris et développé les idées de son maître, que revient l'honneur d'avoir établi nettement cette séparation entre le rhumatisme articulaire aigu vrai et les rhumatismes secondaires, en donnant à ceux-ci le titre plus conforme aux idées nouvelles de pseudo-rhumatisme infectieux.

Étaient-elles donc attaquées dans leur fondement ces lois de Bouillaud, qui dominent de si haut la pathogénie du cœur par le rhumatisme :

Dans le rhumatisme articulaire aigu, violent, généralisé, la coïncidence d'une péricardite ou d'une endocardite est la règle, la loi, et la non-coïncidence l'exception ;

Dans le rhumatisme articulaire aigu, léger, partiel, apyrétique, la non-coïncidence est la règle, et la coïncidence l'exception.

En aucune façon ; mais les recherches modernes ont simplement réagi contre la confusion de cas d'arthropathies pseudo-rhumatismales infectieuses avec le rhumatisme oligo-articulaire ; or, nous savons aujourd'hui que l'endocardite accompagne fréquemment les pseudo-rhumatismes infectieux (Bourcy) ; et la distinction établie par M. Huchard des endocardites bénignes, graves et malignes, répond à ces connaissances, tout en revendiquant bien pour la première la désignation de rhumatismale.

« La longue discussion qui éclata en 1866 à la Société des hôpitaux, à propos du rhumatisme blennorrhagique, marqua le début des notions acquises aujourd'hui.

On sait aujourd'hui que les arthrites de la blennorrhagie et de la scarlatine, par exemple, peuvent dans certains cas

______

(1) LEREDDE Loco citato, p 152

résulter de l'action sur les jointures, non pas du gonocoque pour les premières, ni du microbe encore inconnu de la scarlatine pour les secondes, mais bien d'agents pathogènes vulgaires, staphylocoques ou streptocoques. Cette notion des infections secondaires peut s'étendre au rhumatisme vrai lui-même, et c'est elle qui doit donner l'explication, si longtemps cherchée, de ces formes que Bouillaud appelait rhumatismes pyohémiques, et dans lesquelles une infection surajoutée vient modifier les allures de la maladie primitive, et lui imprimer le cachet des infections purulentes (1). »

M. de Saint-Germain, qui écrivait ces lignes en 1893, à la suite d'une série d'expériences entreprises dans le laboratoire d'hygiène de la Faculté, avec l'appui de la grande autorité, en matière bactériologique, de M. Netter, opérait sur le staphylocoque ; il avait en cela pour but de répondre à une double indication : ce micro organisme étant « de tous les microbes vulgaires celui que les auteurs ont le plus fréquemment rencontré chez les rhumatisants, et celui aussi qu'on a considéré, pendant assez longtemps, comme l'unique objet de l'ostéomyélite, dont la parenté avec le rhumatisme est encore admise par nombre d'auteurs ».

Avant d'arriver à cette conception récente de la pathogénie infectieuse, la conception du rhumatisme a subi bien des fortunes diverses que l'on peut résumer en quatre théories pathogéniques, qui possèdent chacune leurs défenseurs : les théories humorale, embolique, névrotrophique, septicémique.

La *théorie humorale*, qui reste aujourd'hui celle de l'école de M. Bouchard, est la plus ancienne ; l'humeur peccante révélait son vice par son acidité ; pour Sydenham et Van Swieten cette acidité s'observait dans les urines, la salive, les sueurs ; Charcot la retrouvait dans l'épanchement péricardique et Bouchard dans l'épanchement articulaire ; Lépine

---

(1) L. DE SAINT-GERMAIN. Loco citato, p. 10.

dénote la diminution de l'alcalinité du sang ; Hoïg crut à l'action de l'acide urique, mais Garrod ne le retrouve pas dans le sang, ni Bartels dans les urines. Prout, Williams, Todd, Fuller incriminent l'acide lactique, et leur théorie semblait trouver une forte preuve dans la détermination d'attaques de rhumatisme aigu chez des diabétiques traités par l'acide lactique par Sir Walter Foster et Kultz ; mais les recherches très exactes de Salomon n'ont pu déceler sa présence dans le sang veineux. Toutefois, si l'élève de M. Hanot, le Dr Pagnier, n'a pu, en se soumettant à l'action de l'acide lactique, amener l'apparition de douleurs articulaires, il a éprouvé, au dixième jour, un état général caractérisé par de la fièvre, des sueurs, des taches de purpura (1).

La *théorie embolique* avec Pfeufer, Hueter, Hotop, fait de l'endocardite la cause première des diverses localisations ; mais déjà Hueter se sépare lorsqu'il invoque l'infection et un autre agent, physique, celui-ci, souvent incriminé dans la pathogénie rhumatismale, le froid, ou plutôt le refroidissement, pour expliquer l'endocardite elle-même : « Avant le refroidissement, le corps est en sueur, les orifices glandulaires dilatés rendent possible la pénétration des agents phlogogènes déposés à la surface de la peau. Ces agents perforent les parois du canalicule sudoripare et des vaisseaux, arrivent dans le sang et peuvent se déposer dans les articulations, dans la plèvre, dans l'endocarde, s'y multiplier, produire des arthrites primitives, indépendantes de l'endocardite, ou secondaires, consécutives aux déplacements emboliques de particules infectieuses détachées des valvules (2). » La généralisation pourrait, d'après lui, se produire d'emblée; restait à démontrer cette porte d'entrée de l'infection par les glandes sudoripares et la peau, ce qui n'a pu être fait. Les monades rhumatiques de Klebs pénétraient aussi dans le

---

(1) Pagnier Essai sur l'étiologie du rhumatisme articulaire aigu *Thèse.* Paris, 1884.

(2) Bouchard Loco citato, p 333

sang par une voie inconnue avant de constituer par elles-mêmes l'embolie.

La *théorie névrotrophique* d'Heymann, lésion du système nerveux commandant les déterminations articulaires, retient encore le refroidissement comme cause d'excitation qui, « transmise aux centres nerveux, mettrait en jeu, par une sorte d'action réflexe, son influence trophique, et produirait sur des points divers des arthrites comparables, au point de vue pathogénique, à celles décrites par Charcot dans l'ataxie locomotrice et d'autres maladies du système nerveux. Fried-lander, qui s'est fait, en 1885, le partisan convaincu de cette théorie, localise au niveau du bulbe le segment excité de l'axe cérébro-spinal. Le centre bulbaire des jointures serait voisin des noyaux d'origine des pneumogastrique et glosso-pharyngien ; le voisinage du centre du pneumogastrique expliquerait la fréquence des complications cardiaques. La conception de Friedlander ne repose sur aucune constatation anatomo-pathologique.

Cependant on peut dire que la même théorie septicémique ne peut être considérée comme exclusive des autres et de la théorie nerveuse en particulier ; « toute septicémie entraîne une altération des humeurs ; il n'est pas douteux que le système nerveux n'entre pour une part considérable dans la production des troubles qui caractérisent le rhumatisme articulaire (1). »

D'autre part les agents physiques, le refroidissement, la fatigue, le surmenage ne seront-ils pas souvent, sinon cause determinante, tout au moins cause de renforcement pathogénique, et le terrain favorable ne conservera-t-il pas toujours son rôle primordial, diathésique ? Dans une maladie à déterminations si multiples, à prédispositions héréditaires si évidentes, à transformations si démontrées, la *théorie septicé-mique*, qui rallie aujourd'hui de nombreux partisans, ou qui

---

(1) Auscher Loco citato, p 634.

est plutôt un des points de mire des recherches bactériologiques actuelles, manque également jusqu'ici, nous l'avons
déjà dit, de démonstration-définitive. Née de par les allures
cliniques de la maladie, elle manifestait sa première hypothèse dans la théorie de Hueter, qui ne s'expliquait d'ailleurs
pas sur la morphologie des agents pathogènes, et était
continuée dans la description des monades de Klebs, qui
n'ont pas été retrouvées par ceux qui les ont recherchées à
sa suite. « Peut-être les résultats de ces recherches ont-ils
été négatifs, dit M. Lion, parce que les malades qui ont fait
le sujet des observations sont morts après la période
aiguë évolutive de l'affection. Il est probable que, si l'on
avait l'occasion d'autopsier un individu mort en pleine
période fébrile, on obtiendrait des résultats positifs (1). »
Mais ceci n'est qu'une hypothèse. M. Bouchard, qui deux fois
a pu se croire en présence de ces monades rhumatiques,
déclare lui-même que, pour le premier cas, « dans sa conviction, cet homme n'était pas un rhumatisant (2) », et dans
le second cas où il a vu « des corpuscules extrêmement nombreux répondant au signalement des monades rhumatiques »,
il n'a pas acquis « la conviction absolue qu'il s'agissait là
d'éléments étrangers à l'organisme humain, et cette fois
encore il a été frappé par l'analogie que présentaient ces
corpuscules avec les microcytes du sang », et M. Bouchard (3)
ajoute : « Je ne sais pas ce que l'avenir réserve à la doctrine
infectieuse du rhumatisme, mais si elle doit être un jour
démontrée, elle devra faire cette concession que la monade
rhumatique exige, pour se développer, un organisme modifié
par la nutrition retardante, et qu'elle attaque de préférence
les hommes dans la famille ou dans les antécédents desquels
on peut retrouver, avec une fréquence exceptionnelle, toutes

---

(1) G Lion Essai sur la nature des endocardites infectieuses *Thèse.*
Paris, 1890
(2) Bouchard Loco citato, p 335
(3) Bouchard Loco citato, p 336

ces maladies, dont nous avons étudié déjà les circonstances pathogéniques et que nous attribuons à la nutrition ralentie (1). »

Il est certain que toute évolution microbienne a besoin, pour se développer, d'un terrain de culture spécial ; la question à résoudre est donc celle de savoir si ce terrain aura besoin, dans le cas actuel, d'un germe spécifique, ou si c'est sa nature elle-même qui pourra trouver, dans l'influence de germes plus ou moins variés et communs, une virulence dont elle fera ensuite la manifestation caractéristique.

« Les conditions étiologiques dans lesquelles le rhumatisme articulaire aigu se développe et évolue ont été invoquées, à juste titre, par tous les auteurs qui ont entrepris de justifier son origine bactérienne.

N'est-ce pas, en effet, comme les maladies bactériennes en général, à époques relativement fixes qu'il se montre, apparaissant au printemps, pour sévir tout l'été, décroître à l'automne et ne persister qu'à l'état de rareté pendant l'hiver ?

N'est-ce pas là aussi une preuve que le refroidissement ne suffit pas, et qu'il faut en outre, pour que la fièvre rhumatismale se produise, des conditions extérieures favorables au développement des germes qui lui donnent naissance ?

Faut-il voir dans la découverte et l'emploi devenu universel du médicament spécifique l'explication de la décroissance, remarquée depuis quelques années, dans le nombre et aussi dans la gravité des cas de rhumatisme articulaire aigu ? Sans doute il faut tenir compte également des progrès accomplis en hygiène générale, et convenir que seule une maladie parasitaire peut être modifiée, dans sa fréquence et sa gravité, par la révolution survenue dans la thérapeutique et l'hygiène prophylactique (2) ? »

Il ne nous semble pas que M. de Saint-Germain soit ici dans le vrai en refusant à la thérapeutique et à l'hygiène le

---

(1) Bouchard. Loco citato, p. 337.
(2) De Saint-Germain. Loco citato, p. 56

pouvoir de modifier favorablement le terrain diathésique, d'augmenter les forces de résistance de l'organisme, et aussi de diminuer les conditions physiques défavorables.

D'ailleurs cet auteur se montre lui-même moins affirmatif quand il écrit, quelques pages plus loin, dans une note : « Le pronostic du rhumatisme articulaire aigu est donc bénin dans le présent ; cette bénignité s'explique par ce fait que tout se borne à la seule fluxion dans les manifestations, tant articulaires que viscérales, du rhumatisme articulaire aigu ; et que les épanchements qu'il provoque ne deviennent jamais purulents, à moins d'une infection surajoutée. Est-ce à dire que la fluxion rhumatismale ne puisse jamais aboutir à la suppuration ? Nous nous garderions bien de l'affirmer, sachant qu'en pathologie il n'est pas de règle qui ne comporte des exceptions. Nous pouvons néanmoins dire ceci : lorsque la suppuration se produit au cours d'une maladie à tendance suppurative exceptionnelle, cette suppuration affecte une allure spéciale, individuelle pour ainsi dire ; telle, par exemple, la suppuration dans la fièvre typhoïde. Or « quand la suppuration survient dans le cours du rhumatisme, on assiste à l'évolution banale, sans caractères spéciaux, des abcès en général, et on trouve dans le pus des microbes vulgaires. Si la suppuration d'origine rhumatismale existe, ses caractères sont encore inconnus (1). »

En tout cas, les recherches de l'agent spécifique continuaient sans succès, et les découvertes antérieures perdaient de ce fait leur valeur. « Dans les cas nombreux, dit M. Widal, où des germes vulgaires ont été isolés, peut-être s'agissait-il souvent d'infections secondaires ou de pseudo-rhumatismes infectieux. Peut-être aussi ces découvertes n'ont-elles été parfois que l'expression de fautes de technique. On sait combien les staphylocoques sont fréquents à la surface de la peau ; or en puisant directement, chez des rhumatisants, le

---

(1) Dr Saint-Germain Loco citato, p 58.

sang dans la veine avec une seringue stérilisée et en l'inoculant à forte dose dans les divers milieux de culture, M. Strauss n'a jamais obtenu le développement d'aucun microbe. Nous-même, en suivant ce procédé et en évitant ainsi d'ensemencer des microbes de la peau, n'avons obtenu aucun résultat dans cinq cas de rhumatismes polyarticulaires francs. Dans un cas compliqué de pleurésie rhumatismale, nous avons ensemencé sans résultat ce liquide pleural en divers milieux. L'inoculation de ce liquide à doses énormes au cobaye (10 c. c.) et au lapin (3o c. c.), n'a déterminé chez ces animaux aucun effet pathologique (1). »

Dès lors, devrait-on déclarer, avec M. de Saint-Germain, que les recherches entreprises dans le but de déterminer l'agent pathogène du rhumatisme n'ont abouti jusqu'à présent à aucun résultat positif, et que des différentes découvertes faites dans ce sens, les unes ne sont que l'expression de fautes techniques, ou d'erreurs d'interprétation; les autres ne reposent que sur des faits isolés, souvent même sur une observation unique, et n'ont par cela même qu'une médiocre importance; enfin que, si la clinique permet seule jusqu'à présent de considérer comme très probable la nature infectieuse du rhumatisme articulaire aigu, l'affirmative n'en sera permise que lorsque le microbe pathogène aura été découvert.

Mais alors, devons-nous persister à croire que cet agent sera découvert, parce que le rhumatisme articulaire aigu se comporte cliniquement comme une maladie infectieuse; que certaines de ses manifestations rendent même son origine extrêmement probable; que, bien plus, à ces diverses manifestations le rhumatisme articulaire aigu imprime un cachet spécial, et cela assez fréquemment pour qu'on puisse considérer l'ensemble clinique qu'elles constituent, non pas seulement comme une maladie infectieuse, mais encore comme une maladie spécifique (2) ?

---

(1) Widal. Traité de méd. et de thérap., 1896, t. II, p 779
(2) De Saint-Germain. Loco citato, Conclusions générales, p 101.

Lorsque nous voyons que dans le rhumatisme articulaire aigu vrai les phlegmasies viscérales et articulaires ont pour caractères communs de ne dépasser jamais la simple fluxion, et que celle-ci commande le pronostic simplement par son étendue, ses récidives et son siège, ne devons-nous pas être tenté de réclamer, avec M. Bouchard, l'influence d'une diathèse, et nous ranger dans les partisans de la théorie humorale, en répétant la déclaration de M. A. Robin, dans ses leçons de clinique et de thérapeutique médicales : « Qu'il existe dans le rhumatisme articulaire aigu un trouble de la nutrition, que celui-ci soit le *primum movens* des accidents morbides, j'en suis convaincu plus que tout autre. »

Pour M. Leredde encore, les polyarthrites séreuses sont de nature inflammatoire, elles sont infectieuses : « Les agents microbiens connus peuvent déterminer des arthrites de plusieurs manières. Le plus souvent ils se développent dans les articulations, et c'est là que se produit la réaction de l'organisme ; la phagocytose survient et se révèle par la présence de leucocytes dans les épanchements. Des globules blancs en abondance existent dans les formes non suppurées, de même que dans les pleurésies. L'épanchement liquide est le fait de l'œdème qui accompagne toute inflammation, reste modéré en général par la résistance des tissus, mais au niveau des cavités séreuses, articulations et plèvre, se révèle par l'issue d'une quantité abondante de sérum (1). »

Nous avons dit les résultats négatifs des tentatives de MM. Bouchard, Straus et Vidal pour déceler la présence de l'agent pathogène, soit dans le sang, soit dans le liquide articulaire ; ces insuccès ne découragent pas M. Leredde, il croit toujours à la présence dans le sang de l'agent spécifique. « Pour nous, dit-il, certains caractères communs à cette maladie et aux injections articulaires les mieux con-

---

(1) Lɛʀɛᴅᴅɛ Loco citato, p. 151

nues, permettent de soupçonner la présence du microbe rhumatismal dans les articles et engagent à l'y chercher.

Les infections articulaires sont en général des infections sanguines permanentes. Le fait est avéré pour les pyar=throses ; elles s'accompagnent d'une infection persistante du milieu sanguin, condition essentielle de leur gravité. Il en est de même dans le rhumatisme syphilitique secondaire : il ne s'observe qu'à la période où le sang est virulent. De même dans la tuberculose articulaire aiguë de Laveran. Elle appartient aux seules formes d'infection tuberculeuse où le bacille de Koch puisse vivre dans le sang.

L'existence de l'endocardite prouve la réalité de l'infection sanguine dans le rhumatisme articulaire aigu, car toutes les endocardites connues jusqu'ici sont l'effet de l'action locale des parasites. Le cœur peut être atteint avant qu'aucun article ne soit intéressé au cours de la maladie ; à toute heure, il peut être lésé. Ainsi le sang est envahi, sinon d'une manière tout à fait permanente, au moins à des reprises multiples, et ce fait, mieux que l'hypothèse d'une intoxication, explique la mobilité des arthrites, leur apparition brusque à des points qui paraissent tout à fait indemnes.

La généralisation des arthrites se rattache à la culture, au développement de l'agent pathogène dans le sang. Il envahit les articulations, où il trouve un milieu de culture propice. L'identité de structure ne suffit pas à expliquer la lésion simultanée des synoviales ; par exemple, si la pleurésie s'observe au cours de la péritonite, la péritonite au cours de la pleurésie, ce sont des exceptions cliniques, des faits rares, malgré la contiguïté des séreuses (1). »

Et M. Leredde termine cette étude très suggestive en ouvrant la voie à des recherches nouvelles ; croyant à une localisation spéciale de l'infection, il pose l'hypothèse d'une infection de la moelle osseuse : « Le rôle important que

(1) LEREDDE Loco citato, p 154

celle-ci joue dans les maladies microbiennes commence seulement à être soupçonné ; son tissu a une fonction hématopoiétique et leucocytopoiétique. Et peut-être les infections articulaires sont-elles surtout des infections diffuses de la moelle osseuse, peut-être trouverait-on à son niveau l'agent du rhumatisme aigu vulgaire. L'infection de la moelle osseuse ne se traduit souvent par aucun signe important : c'est le fait, par exemple, dans la fièvre typhoïde. La présence du bacille d'Eberth est constante dans la moelle osseuse, au même titre que dans la rate. Dans des cas rares seulement, elle se révèle par l'ostéomyélite, lorsqu'elle est due à des agents occasionnellement pyogènes. L'altération de la moelle osseuse s'observe dans le rhumatisme blennorrhagique. C'est à elle, selon toute vraisemblance, qu'est due l'ostéite calcanéenne (pied blennorrhagique de Jacquet).

Comme toute séreuse, une séreuse articulaire ne s'enflamme que grâce à la lésion des tissus voisins. Toutes les péritonites sont consécutives à des lésions de l'intestin, du foie, de la paroi abdominale, etc., en un mot, de tous les organes revêtus par le péritoine. De plus en plus, on attribue toute pleurésie à une lésion du poumon ou de la paroi thoracique, passagère souvent, souvent marquée par l'épanchement. Or, dans le rhumatisme articulaire aigu les cartilages sont toujours enflammés (Cornil et Ranvier) ; et dès lors pourquoi ne pas soupçonner, rechercher des altérations de la moelle ? (1) »

La parole est aujourd'hui à MM. Achalme, Thiroloix, Triboulet qui poursuivent leurs intéressantes recherches de laboratoire en vue de la démonstration des agents spécifiques microbiens du rhumatisme aigu.

Nous avons insisté un peu longuement sur cette question de la nature du rhumatisme articulaire aigu ; il était difficile de l'aborder sans chercher à bien préciser l'état de la ques-

---

(1) LEREDDE Loco citato, p 95

tion. Nous l'avons fait en multipliant les citations pour
conserver à cette question, toute d'actualité, son cachet le
plus original. Nous laissons donc en présence les deux
théories principales, humorale et septicémique ; nous croyons
qu'elles ne s'excluent pas l'une l'autre, que, suivant l'ingénieuse comparaison de Widal, l'arthritisme doit être au
rhumatisme ce que la scrofule est à la tuberculose, c'est-à-
dire un terrain préparé pour le développement de l'infection
rhumatismale, quelle qu'elle soit, et que l'on doit répéter
avec M. Bouchard, que, quel que soit l'avenir de la doctrine
infectieuse du rhumatisme articulaire aigu, elle aura toujours
des concessions à faire à la diathèse, comme certaines
causes prédisposantes semblent bien aussi l'indiquer.

Celles-ci sont bien, pour certaines, d'ordre diathésique ;
bien plus, elles servent de lien naturel entre le rhumatisme
articulaire aigu et les autres formes de rhumatisme, soit aigu,
soit chronique, soit infectieux, soit toxique. Il semblerait
par là que la nature impose des bornes aux délimitations
trop exclusives que la science serait tentée de définir. Nous
y trouvons d'abord l'hérédité, qui, pour la plupart des
auteurs, joue un rôle important dans l'étiologie du rhumatisme ; cette théorie a pourtant été discutée ; pour M. Œttinger (1) elle ne semble pas absolument démontrée, du moins
si l'on veut admettre une hérédité directe ; il reconnaît plutôt
une prédisposition générale de l'organisme à contracter
plus facilement une maladie aiguë telle que le rhumatisme.
Mais quelle serait la nature de cette prédisposition ?
Homolle (2) pose simplement quelques points d'interrogation : impressionnabilité native spéciale du système nerveux
à certaines actions extérieures ; mode particulier d'activité
originelle du système vasculaire cutané, des glandes sudoripares ou des appareils nerveux vaso-moteurs et sécréteurs,
prédisposant aux affections a frigore en général ?

(1) Œttinger Loco citato, p. 5o6.
(2) Homolle Loco citato

Garrod note qu'un fait bien certain, c'est qu'une première attaque prédispose à une seconde, de telle sorte qu'on peut se demander, non sans raison, si, malgré l'absence de poussées articulaires, le malade n'est pas et ne reste pas pendant longtemps un rhumatisant; en un mot, si le rhumatisme n'agirait pas a la manière de certaines maladies infectieuses telles que l'impaludisme ou la syphilis.

Pour Durand-Fardel (1), il n'est pas d'état constitutionnel qui domine, il n'en est point qui fasse défaut. On n'a pas signalé particulièrement d'herpétiques. Il n'est pas, en définitive, d'état diathésique ou constitutionnel qui soit réfractaire au rhumatisme articulaire aigu.

« Tous les sujets placés dans des conditions d'existence identiques ne sont pas également prédisposés à être atteints de rhumatisme articulaire aigu ; telle cause qui, chez l'un, déterminera l'apparition de la maladie, par exemple le refroidissement, ne produira aucun malaise chez un autre, ou bien sera l'occasion du développement d'une maladie d'ordre différent. C'est cette prédisposition qu'on a voulu désigner sous le nom de diathèse rhumatismale ; malheureusement, on est loin d'être fixé sur la valeur réelle de cet état constitutionnel, car on englobe le plus souvent sous ce titre toutes les manifestations du rhumatisme articulaire aigu, de l'arthrite déformante, du rhumatisme chronique, qui sont à n'en pas douter des maladies d'ordre absolument différent.

« Ce que nous savons, c'est que le rhumatisme articulaire aigu s'observe de préférence chez certains sujets qu'on pourrait faire rentrer dans la catégorie des lymphatiques ou lymphatico-sanguins, chez ceux dont la peau est blanche et fine, dont les cheveux sont blonds ou roux ; mais c'est encore là une proposition qui n'a rien d'absolu, car aucun tempérament ne semble réfractaire à la maladie (2). »

Dans l'étiologie du rhumatisme articulaire aigu, la fatigue,

____

(1) Max Durand-Fardel. Loco citato

(2) Œttinger. Loco citato, p 5o5

le surmenage physique, le traumatisme même, jouent un rôle important. L'action du froid humide, ou plutôt ici celle du refroidissement, trouve en eux de puissants auxiliaires. « C'est alors que le corps est en sueur, après une grande fatigue musculaire, que l'on semble contracter le plus facilement une attaque de rhumatisme articulaire aigu; et, remarque digne d'intérêt, elle se localise assez franchement d'emblée dans le lieu de moindre résistance, c'est-à-dire dans les articulations qui ont été soumises à une fatigue immodérée (1). »

L'action du froid, pour ainsi dire, sous diverses formes d'applications, refroidissement, froid humide prolongé, est bien un des puissants motifs de production du rhumatisme, tant aigu que chronique ; le traumatisme peut être, dans tous les cas, cause de renforcement. Mais il est intéressant de remarquer comme il se manifeste cause d'appel puissante dans les processus infectieux; les expériences déjà anciennes de Max Schuller ont mis le fait en évidence. « Les lésions préalables des jointures semblent comme des mordants pour la fixation de nouvelles lésions d'origine infectieuse : ainsi l'arthrite sèche, l'arthrite des goutteux, les arthropathies tabétiques, syringomyéliques, s'infectent facilement. L'action du froid sur les jointures découvertes est également incontestable (2). »

D'autres causes ont un rôle important dans la localisation des microbes sur ces jointures. MM. Charrin et Ruffer, les premiers, ont donné dans une série d'expériences la démonstration de l'importance du système nerveux (3). Depuis, Hermann, opérant avec le staphylocoque; Kasparek avec le staphylocoque, le streptocoque et le pneumocoque, ont fait voir que « si, après infection sanguine, on coupe un des sciatiques de l'animal infecté, on trouve, dès après vingt-

----

(1) ŒTTINGER. Loco citato, p. 507.
(2) AUSCHER. Loco citato, p. 591.
(3) CHARRIN et RUFFER. Société de biologie, mars 1889.

quatre heures, du pus contenant des microbes dans l'articulation tibio-tarsienne du côté énervé. On peut donc admettre
que la faiblesse congénitale d'une ou de plusieurs jointures,
l'amoindrissement de sa vitalité, la méiopragie articulaire,
suivant le terme introduit par M. Potain, est la raison de la
détermination articulaire d'une infection (1). » Argument
tout en faveur de la doctrine de l'amoindrissement de la vitalité réactionnelle, de la diminution des actes de défense,
d'une méiopragie fonctionnelle par déviation des actes
nutritifs : la prédisposition morbide.

Les causes déterminantes des localisations n'en sont pas
moins intéressantes à étudier, bien que la plupart nous
échappent certainement ; elles ne détruisent pas, tout au
contraire, on le voit, l'importance des infections. « Il n'est
pas une seule infection sanguine de quelque durée qui ne
puisse s'accompagner de déterminations articulaires. Telle
infection, qui évolue le plus souvent sans troubles du côté
des jointures, se complique dans certains cas d'arthropathies ; » d'où la classe des pseudo-rhumatismes infectieux,
dans laquelle viennent se ranger des distinctions de plus en
plus nombreuses (2).

L'âge est un facteur important dans l'étiologie des manifestations rhumatismales par les modifications très évidentes
qu'il leur imprime non seulement dans les rhumatismes
aigus et chroniques, mais dans le rhumatisme articulaire
aigu lui-même.

Gubler et son élève Régnier ont voulu faire du rhumatisme
articulaire aigu de l'adolescent une « poussée de croissance », explication bien insuffisante de ce fait que « le rhumatisme articulaire aigu, dont les attaques peuvent s'échelonner
sur toute l'existence, présente cette particularité de faire
presque toujours sa première apparition dans l'adolescence
ou tout au moins avant la trentième année. Mais ceci a d'ail-

---

(1) Auscher. Loco citato, p 591
(2) Auscher Loco citato, p. 591

leurs une portée si générale qu'on doit, *a priori*, tenir pour suspecte toute affection articulaire, d'apparence rhumatis-tismale, qui se montre pour la première fois après cet âge (1). »

M. Springer, dans son étude sur la croissance (2), s'exprime ainsi : « Si la croissance est un facteur pathogène actif, il faut, pour que son action entre en scène d'une façon dyna-mique, qu'un autre facteur extrinsèque, une infection, une intoxication, une réaction nerveuse, etc., vienne faire cesser l'état potentiel de cette cause en mettant la maladie en mou-vement. Le rôle de la croissance est donc secondaire, puis-que, sans l'adjonction de ces facteurs, et livrée à elle-même, elle est incapable de réaliser une maladie. Mais cette action est secondaire ; dans la hiérarchie des agents pathogènes, elle est loin d'être secondaire comme importance, car c'est d'elle que dépendent la direction, l'intensité et l'évolution de l'agent provocateur de la maladie. On ne saurait mieux remarquer, fait observer M. Bourcy (3), que la croissance, par le trouble qu'elle apporte à la nutrition en lui dérobant une partie de ses matériaux, joue le rôle de cause prédispo-sante ; incapable de créer à elle seule une maladie de tissu ou d'organe, elle met simplement ces tissus ou ces organes en état « d'imminence morbide » ; une autre cause aura mis ces mêmes organes en état de prédisposition, de réceptivité ; c'est l'état diathésique, que M. Lancereaux considère comme une névrose vaso-trophique qu'il dénomme herpétisme ; dont M. Bouchard fait résider le processus dans le ralentissement de la nutrition de l'arthritisme ; auquel M. Landouzy préfère la dénomination de bradytrophie ; et que M. Hanot, sans rien présager de sa pathogénie et substituant pour ainsi dire sa théorie solidienne à la théorie humorale, définit : « Un état constitutionnel caractérisé, entre autres états constitutifs,

____

(1) Bourcy. Loco citato, p. 393.

(2) Springer. Etude sur la croissance, 1890, p 7.

(3) Bourcy. Loco citato, p. 393.

par une viciation ordinairement congénitale et héréditaire
de la nutrition du tissu conjonctif et de ses dérivés qui des-
servent des tissus de moindre résistance (1). » C'est de ces
tissus conjonctifs que fait partie, par suite, au titre de tissu
à prédisposition morbide spéciale, l'appareil circulatoire
qui, « considéré dans son ensemble, représente un département du tissu conjonctif spécialisé dans un but déterminé :
la progression réglée des deux sangs dans l'intimité de l'organisme (2) », en vue de sa participation à des échanges
nutritifs ralentis ou viciés.

Pour en terminer avec la question de l'âge, notons simplement, avec M. Auscher, que les modifications que l'âge
imprime aux manifestations rhumatismales ont permis de
décrire le rhumatisme infantile et le rhumatisme des vieil-
lards.

« Chez l'enfant il se généralise peu, atteint de préférence
les membres inférieurs ou les doigts ; les douleurs sont
médiocres et de peu de durée ; les nodosités sous-cutanées
sont d'une fréquence extrême (43 fois sur 73 cas d'après
Smith). Après soixante ans, les déterminations articulaires
aigues sont extrêmement rares ; par contre, le rhumatisme
musculaire tendineux devient fréquent ; il est possible que
l'arthrite déformante soit le mode de réaction spéciale du
vieillard vis-à-vis du virus rhumatismal (3). »

Quoique moins intéressantes pour nous que le rhumatisme
articulaire aigu et les rhumatismes chroniques, d'autres
formes de rhumatisme aigu ne peuvent être passées sous
silence, bien qu'elles n'empruntent à sa caractéristique que
le nom, et ne fût-ce que pour les différencier ; mais dans
certaines nous trouverons encore les localisations cardiaques,
d'autres produiront des récidives et conduiront à la chronicité, autres facteurs de cardiopathies.

---

(1) Hanot *Bulletin médical*, 1895, 26 juin
(2) Letulle Anat patholog Cœur, vaisseaux, poumons, 1897, p 3
(3) Auscher Loco citato, p. 673

A Bouillaud revient le mérite d'avoir créé le mot pseudo-rhumatisme pour ces cas où, à la suite de maladies externes ou internes caractérisées par une infection putride de la masse du sang, qui se traduit à nos sens par le cortège de phénomènes typhoïdiques plus ou moins prononcés, il survient, sans influence rhumatismale, des collections purulentes multiples, soit dans les séreuses articulaires (synoviales) ou dans les séreuses viscérales, soit dans le tissu cellulaire extérieur ou intérieur. Il reconnaissait en même temps des faits où « la nature rhumatismale de l'affection articulaire terminée par la suppuration, perdait de plus en plus de son évidence, l'obscurcissait graduellement, de manière à ne plus laisser dans l'esprit qu'une lumière incertaine ou même à y laisser les demi-ténèbres du doute (1) ».

De cette incertitude la connaissance de l'infection a conduit à la certitude, et la connaissance des micro-organismes pathogènes a permis de créer la classe des pseudo-rhumatismes infectieux, mise en lumière par la fameuse discussion de la Société des hôpitaux, en 1866, question reprise et traitée à fond dans la remarquable thèse de M. Bourcy (2) et dans celle de M. Lapersonne (3), et dans les travaux de MM. Marfan (4) et Mauclaire (5).

A l'heure actuelle, on pourrait même encore réserver à ces rhumatismes le nom d'infectieux, par opposition à la négative des recherches de l'agent spécifique du rhumatisme articulaire aigu vrai ; mais nous avons dit la valeur des motifs qui plaidaient en faveur de la cause évidemment infectieuse de celui-ci, et qui, malgré certaines réserves de pathogénie, fera un jour ses preuves, soit comme infection microbienne,

---

(1) Bouillaud Traité clinique du rhumatisme articulaire, 1840, p 112

(2) Bourcy. *Thèse*. Paris, 1883.

(3) Lapersonne *Thèse*. Paris, 1885

(4) Marfan. Les pseudo-rhumatismes infectieux *Gaz. des hôp.*, 1888, p 177

(5) Mauclaire Des arthrites suppurées dans les principales maladies infectieuses. *Arch. gén. de méd.*, 1895, vol. Ier.

soit comme virulence et toxicité. « Aujourd'hui, dit M. Auscher, l'accord est fait pour ranger le rhumatisme articulaire franc parmi les maladies infectieuses. Son agent pathogène nous échappe, il est vrai ; nous soupçonnons cet agent ou nous l'avons déjà reconnu pour les autres rhumatismes, les rhumatismes secondaires. Aussi qualifierons-nous ces derniers du terme de rhumatisme infectieux, qui rappelle à la fois la nature des accidents et leur étiologie (1). »

M. Besnier et à sa suite M. Homolle leur avaient donné la dénomination de rhumatisme secondaire, qui reconnaissait leur dépendance ; M. Bouchard leur réserve celle de pseudo-rhumatismes.

Mais pour les partisans de la nature infectieuse pure du rhumatisme articulaire aigu, il y a encore là matière à interprétations diverses. « Les pseudo-rhumatismes ont si exceptionnellement l'allure du rhumatisme articulaire aigu que lorsque, à l'occasion d'une blennorrhagie ou d'un érysipèle, on voit éclater une polyarthrite qui a les caractères bien nets d'un véritable rhumatisme articulaire aigu, il faut penser à la vraie fièvre rhumatismale, non à un pseudo-rhumatisme, et cela surtout si le malade est un ancien rhumatisant.

« Il est permis dans ce cas, croyons-nous, de rajeunir et de moderniser la théorie célèbre du réveil de la diathèse, en substituant à ce dernier terme celui d'infection. On sait aujourd'hui qu'une infection peut, à la manière d'un traumatisme, réveiller une autre infection latente. C'est ce que démontrera mieux encore, dans l'avenir, une étude plus approfondie des infections combinées ou associées (2). »

Ceci peut être également vrai si au lieu d'infection on écrit virulence, et virulence diathésique, terrain favorable à la culture de micro-organismes divers, ou de virulence simple ou combinée ; mais la déchéance organique de la

---

(1) Auscher Loco citato, p. 590
(2) De Saint-Germain. Loco citato, p. 61.

nutrition ralentie produit aussi la prédisposition, par affaiblissement du manque de défense organique, aussi bien à un effet toxique qu'à une infection ; il est nécessaire de le reconnaître ici, où, à côté des rhumatismes infectieux nous allons trouver les rhumatismes toxiques, dont nous serons forcé d'admettre quelques liens de communauté, sinon de parenté, avec le rhumatisme vrai.

Nous emprunterons à M. Auscher la citation suivanté qui montre bien l'état de la question.

« Dans la littérature contemporaine, le terme de rhuma= tisme s'applique à des états dissemblables :

1° Une maladie aiguë fébrile, générale, caractérisée par une altération profonde de la crase sanguine et par l'apparition successive ou simultanée d'arthrites multiples, mobiles, sans tendance à la suppuration, s'accompagnant ou non de manifestations pleuro=pulmonaires, cardiaques, encéphaliques, rénales, cutanées, etc. (rhumatisme articulaire aigu).

2° Des déterminations articulaires, parfois analogues aux précédentes, s'accompagnant d'un trouble général de la santé, survenant dans le cours ou le décours d'infections et d'intoxications variées (rhumatisme secondaire, symptoma= tiqué ou pseudo-rhumatisme).

3° Des manifestations à caractère souvent fluxionnaire et douloureux, ayant pour siège les appareils pleuro-pulmonaires, cardiaques, nerveux, musculaires, cutanés, etc. Ces manifestations, dont la nature rhumatismale ne saurait faire de doute alors qu'elles s'accompagnent de déterminations articulaires, n'en sont pas moins rhumatismales alors que les artropathies font défaut (rhumatisme musculaire, rhumatisme des nerfs ou névralgie rhumatismale, dermatoses, iritis, névralgies rhumatismales, etc. ; en un mot le rhumatisme abarticulaire ou viscéral.

4° Un groupe d'affections articulaires chroniques qui, pour une part au moins, présentent des affinités pathologiques indéniables avec le rhumatisme articulaire aigu (rhumatisme articulaire chronique).

5° Un état constitutionnel, héréditaire ou acquis, lié sans doute à une perversion des actes nutritifs sous l'influence d'infections ou d'intoxications variées, supposant peut-être un mode spécial d'activité des centres nerveux ou de certains appareils, des appareils abarticulaires en particulier. Cet état constitutionnel porte encore le nom d'arthritisme ; il répond à une notion encore vague que chacun entend à sa manière ou restreint à sa fantaisie (1). »

Nous le voyons, avant de revenir à cet état constitutionnel rhumatismal dépendant de la diathèse arthritique, nous avons passé en revue une série d'affections, qui toutes ont conservé de leur première interprétation le nom de rhumatisme. Aussi le sens du mot rhumatisme est-il devenu des plus complexes, et, comme le dit M. Leredde (2), si chacun peut en donner une définition, en fait, aujourd'hui, ce mot n'a de valeur que modifié par des qualificatifs. Ce sont donc ces qualificatifs sur lesquels il est important de s'entendre pour savoir lesquels éliminent de l'affection qu'ils désignent tout élément constitutionnel.

Ainsi ont fait MM. Teyssier et Roque pour les pseudo-rhumatismes : « Répudiant tout lien diathésique avec le rhumatisme, c'est dans le cadre des maladies infectieuses que sont venues se ranger les arthrites de l'érysipèle, des oreillons, de la diphtérie, de la variole, de la scarlatine et de la blennorrhagie, et ce groupe nouveau des pseudo-rhumatismes infectieux s'accroît chaque jour d'acquisitions nouvelles.

En même temps le démembrement du rhumatisme se poursuivait d'un autre côté, et les neuro-pathologistes réclamaient, pour les ranger dans le cadre des maladies nerveuses, les arthrites consécutives aux maladies de la moelle, spontanées ou traumatiques (plaies de la moelle, paralysie infantile, myélite), les arthrites consécutives aux lésions

----

(1) AUSCHER. Loco citato, p 576.
(2) LEREDDE. Loco citato, p. 149.

traumatiques ou spontanées des nerfs périphériques (sections, plaies, contusions, tumeurs), les arthropathies consécutives aux hémiplégies ou autres paralysies, les arthrites des hystériques et celles de l'ataxie locomotrice.

Réduit à ces limites plus étroites, le rhumatisme comprend encore deux formes distinctes, le rhumatisme articulaire aigu et le rhumatisme chronique (1). »

Mais les grands rhumatismes ne sont pas seulement des infections, quelques-uns sont d'origine toxique ; on a vu éclater une fièvre d'allure rhumatismale avec fluxions articulaires à la suite d'intoxications variées, les unes très faciles à définir, presque médicamenteuses : intoxications par le plomb, l'iodure de potassium ; d'autres se rapprochant déjà d'une virulence microbienne : tuberculine, sérum antidiphtérique. Or il est curieux d'observer combien les allures de ces manifestations ont des points de rapprochement.

Mais les infections elles-mêmes ne produisent-elles pas des toxémies par les poisons qu'élaborent les microbes, par ceux qu'ils font naître dans l'organisme ?

Pour le rhumatisme post-séro-thérapique, M. Sevestre a invoqué la pullulation et peut-être l'exaltation de la virulence des streptocoques de la bouche, comme on l'a fait également pour les rhumatismes de la grossesse, de la lactation, au cours desquelles les sécrétions vaginales sont abondantes et riches en micro-organismes. Les partisans de la théorie infectieuse pourraient invoquer de même, pour les autres intoxications, soit la production d'infections secondaires, soit la virulence des micro-organismes du tube digestif dans les intoxications amenant des troubles intestinaux.

« Dans la grande majorité des cas où l'examen de l'épanchement articulaire ou celui du sang a été pratiqué (cas d'ailleurs peu nombreux), on a constaté la stérilité de ces milieux (2). »

----

(1) Teyssier et Roque. Traité de méd. et thérap, t. III, 1897, p. 468.
(2) Auscher. Loco citato, p. 588.

« Le rhumatisme déterminé par les divers agents toxiques présente aussi, le plus souvent, un aspect spécial, mais il est frappant de voir combien ces rhumatismes toxiques peuvent ressembler aux rhumatismes infectieux. Cette seule remarque, dit M. Auscher, devrait nous engager à chercher plus haut l'origine de l'éclosion des manifestations rhumatismales. Il n'y a qu'un trouble de la nutrition, trouble pouvant être provoqué par des agents perturbateurs très variés, qui puisse être l'origine de ces manifestations.

A considérer la série des rhumatismes toxiques et infectieux, nous arrivons à cette conclusion : le rhumatisme articulaire paraît l'expression de l'atteinte de l'organisme dans lequel l'adultération du sang et des humeurs se manifeste par des réactions du côté des jointures ; ces réactions sont tout à fait comparables, et probablement du même ordre que celles qui se passent souvent en même temps du côté de la peau. Il ne répugne plus, aujourd'hui que la fonction glandulaire a été étendue à tous les tissus, d'admettre que la jointure possède une fonction sécrétoire spéciale capable de transformer et d'éliminer les poisons, et, à tout prendre, la synoviale représente une glande holocrine assez comparable au revêtement cutané. En se plaçant à ce point de vue, il serait du plus haut intérêt d'étudier le trouble de cette fonction dans le cours d'une série d'intoxications et d'infections. La jointure, tout comme la parotide ou le testicule, réagit sous l'influence de certaines toxémies, de certaines septicémies (1). »

Nous nous arrêterons sur cette hypothèse qui reflète les idées de l'école qui a eu pour chef Charcot, et dont l'influence a dirigé les débuts du traité de médecine qui se termine sous la direction de MM. Debove et Achard. La place qui est faite ici aux actes intimes de la nutrition et à leur importance dans les affections d'ordres divers qui l'atta-

----

(1) AUSCHER *Loco citato*, p. 580.

quent par les influences extérieures, ne peut nous paraître trop considérable.

Le rhumatisme chronique, lui aussi, a subi l'influence des découvertes modernes; les notions d'infections se sont fait sentir jusqu'à lui, amenant des tentatives de dissociations, et si M. de Saint-Germain a cru possible de dire que « la nouvelle interprétation du rhumatisme articulaire aigu (infection) marque dans son histoire clinique une étape importante qui a contribué à le séparer nettement des différentes modalités du rhumatisme chronique, lequel demeure maladie d'ordre diathésique, à manifestations de nature trophique et ne s'accompagnant presque jamais de phénomènes réactionnels appréciables » ; ou plutôt si cette formule reste convenir au plus grand nombre de modalités du rhumatisme chronique, il faut alors aussi reconnaître la nécessité de mettre à part celles de ces modalités qui s'en écartent plus ou moins parce qu'elles relèvent d'un nouveau facteur : l'infection ; ou alors pourrait-on trouver dans ces infections diverses de la forme aiguë franche et des poussées survenant dans les formes chroniques, une preuve de l'acte intime qui dans les types divers d'affections dites rhumatismales, dépend de l'organisme lui-même, et imprime un cachet spécial de similitude aux formes les plus différenciées de par leurs modes étiologiques évidents.

« Charcot, qui avait fait, en 1853, de la goutte asthénique primitive (rhumatisme articulaire chronique progressif), l'objet de sa thèse inaugurale; qui, en 1867, avait présenté au public français et annoté le *Traité de la goutte* de Garrod, reprend, dans une série de leçons faites à la Salpêtrière et parues en 1874, l'étude du rhumatisme ; il distingue, d'autre part, la goutte du rhumatisme, tout en reconnaissant l'indéniable parenté qui existe entre ces deux affections ; mais les constatations anatomo-pathologiques, et surtout

---

(1) De Saint-Germain. Loco citato

les affinités cliniques, le conduisent à proclamer l'identité de nature du rhumatisme aigu, subaigu et chronique.

« M. Lancereaux (1) décrit d'une part le rhumatisme articulaire aigu, ou fièvre rhumatismale, manifestation de l'herpétisme (l'herpétisme serait une névrose vaso-motrice et trophique), maladie héréditaire frappant les tissus fibreux et cartilagineux ; ce rhumatisme articulaire chronique englobe non seulement le rhumatisme subaigu, le rhumatisme déformant progressif, les nodosités d'Heberden, les arthrites sèches, déformantes, mais encore la goutte elle-même (2). »

Cette interprétation de la maladie névrotrophique, M. Bouchard (3) l'admet bien comme une supposition « qui a dû hanter l'esprit de bien des médecins, frappés par les analogies qui existent entre les déformations du rhumatisme noueux et celles qui appartiennent à quelques affections nerveuses, à la paralysie agitante en particulier ; mais les arguments que l'on pourrait invoquer en faveur d'une hypothèse ingénieuse ne constituent pas une démonstration, tout au plus une présomption que n'ont pas justifiée des recherches nécroscopiques, d'ailleurs rarement dirigées en vue d'élucider cette question ».

Massalongo en fait cependant une affection purement nerveuse, et M. Bouchard range dans la classe des faux rhumatismes : « cette maladie qu'on a bien fait de distinguer de la goutte, mais qu'on a eu tort de confondre avec le rhumatisme. C'est cette maladie qu'on a appelée goutte asthénique primitive, rhumatisme goutteux ; on la connaît plus particulièrement aujourd'hui sous le nom de rhumatisme articulaire progressif ou de rhumatisme noueux. C'est une maladie constitutionnelle assurément, c'est même une mala-

---

(1) Lancereaux Traité de l'herpétisme, 1883 Leçons de clinique med., 1892

(2) Auschlr Loco citato, p 576

(3) A. Bouchard Maladies par ralentissement de la nutrit., XXIe leçon.

die héréditaire ; il ne me paraît pas évident que ce soit une maladie rhumatismale. Elle est très rarement précédée par le rhumatisme articulaire aigu. Je ne sache pas qu'elle coexiste avec le rhumatisme chronique partiel ou avec les nodosités d'Heberden. Comme tant d'autres maladies cachectiques, elle peut se compliquer de péricardite ; mais elle ne paraît prédisposer ni à l'endocardite ni à la pleurésie. Elle n'a chez l'individu, ou dans sa famille, que des relations fort rares avec la migraine, avec les névralgies, avec le lumbago. Elle n'a pas de relations avec la goutte, avec la gravelle, avec le diabète, avec l'obésité, avec la lithiase biliaire, avec l'asthme. Cependant on a affirmé la nature diathésique rhumatismale de cette maladie ; mais cherchez dans les statistiques de Charcot, de Trastour, de Cornil, vous trouverez signalée l'hérédité rhumatismale dans un cinquième des cas, quelques dermatoses, et rien autre. A défaut de cette parenté rhumatismale, qui n'est pas démontrée pour moi par cette proportion, je trouve dans les antécédents du malade la scrofule dans l'enfance ; je trouve, parmi les maladies qui coïncident avec le rhumatisme noueux, la phtisie et l'albuminurie. Le prétendu rhumatisme chronique progressif est donc une maladie de déchéance. Étiologiquement, c'est une maladie de misère, de privations, d'humidité, et comme on l'a dit avec pièces préhistoriques à l'appui, c'est la maladie des troglodytes (1). »

Récemment la notion infection a fait son apparition dans son domaine, et M. Charrin a précisé ses rapports avec quelques infections déterminées (staphylococcus albus) (2). Faut-il voir là un rapport d'évolution avec les adénopathies décrites par MM. Chauffard et Ramond (3), adénopathies inconstantes, plus ou moins douloureuses, augmentant à

---

(1) Bouchard. Loco citato, p. 345.

(2) Londe. Manuel de médecine, t VII, 1897, p. 682.

(3) Chauffard et Ramond Des adénopathies dans le rhumatisme chronique *Revue de méd* , 1896, n° 5.

chaque poussée ; ou leur chercher, malgré leur marche progressive, une analogie avec le bubon rhumatismal de M. Brissaud : « De même que le rhumatisme chronique ou la simple prédisposition rhumatismale peuvent favoriser l'apparition des nodosités dites rhumatismales éphémères, ou plus rarement d'adénopathies également transitoires ; de même le rhumatisme articulaire aigu est capable de faire naître des nodosités fibro-musculaires et périarthriques, ou des adénopathies, les unes et les autres analogues à celles du rhumatisme chronique (1). »

Ici nous retrouvons facilement l'influence morbide de la maladie évoluant sur le cœur, et cela de deux manières, soit par une complication survenant dans une crise aiguë, soit par la transformation lente vers l'état scléreux.

« Quand le cœur est touché au cours d'une phase aiguë, comme cela peut arriver chez les jeunes sujets, on voit se développer une insuffisance aortique ou mitrale, conséquence de l'endocartite. Mais souvent les lésions cardiaques évoluent d'une façon latente pendant la phase aiguë ou dans la forme chronique ; ce sont des lésions scléreuses d'emblée, aortiques ou même mitrales. Elles sont alors imputables à l'athérome. C'est l'aortite chronique avec ou sans dilatation que l'on rencontre le plus souvent (Lancereaux). On voit aussi la péricardite aiguë ou chronique au cours de l'affection qui nous occupe, sans qu'il y ait lieu d'insister. Pour M. Besnier, les manifestations cardiaques sont notées surtout dans les formes aiguës (2). »

Les complications cardiaques tiennent en effet une place d'autant plus importante que l'affection se rapproche des allures aigues, c'est ce qui ressort encore d'une intéressante observation, publiée par M. Labbé (3), tenant à la fois du

---

(1) Brissaud Du bubon rhumatismal. *Revue de méd* , 1885

(2) Londe. Loco citato, p. 689.

(3) M Labbé. *Presse médicale*, 1895, p. 496.

rhumatisme aigu et du rhumatisme chronique. On voit combien la délimitation est difficile sur ce terrain.

Pour M. Bouchard, la maladie qui constitue les nodosités d'Heberden rentre dans la classe des maladies rhumatismales, de par les affinités morbides révélées par la clinique, tout en conservant son rang parmi les maladies qui se relient au retard de la nutrition.

C'est en effet leur affinité diathésique qui doit dominer dans le classement des rhumatismes chroniques, et, d'après M. Londe, on doit désigner sous le nom de *rhumatisme chronique* tout un ensemble de manifestations articulaires ou péri-articulaires assez différentes quant au type clinique, ayant pour caractère commun leur évolution lente, leur ténacité, et se rattachant toujours à un état diathésique, l'arthritisme. A vrai dire, ajoute-t-il, on ne peut donner une définition bien précise du rhumatisme chronique ; non seulement les types cliniques qui le constituent diffèrent les uns des autres, mais encore leur étiologie est variable, et la seule condition que l'on trouve à leur origine semble être un trouble de nutrition encore indéterminé (1).

L'anatomie pathologique peut-elle juger la question ? Pour elle, il n'y a qu'un rhumatisme chronique, bien que M. Cadiat ait cherché à mettre en relief une forme fibreuse, une forme osseuse, une forme synoviale, soit articulaire, soit tendineuse (2). Mais quelles que soient l'intensité des lésions et leur localisation principale, il n'y a pas de lésion qui soit réellement le propre de telle ou telle forme de rhumatisme chronique. Dans toutes nous retrouvons la tendance à la transformation scléreuse avec soit usure, soit hypertrophie, et pouvant se compliquer de calcification, d'ossification, même de production d'ostéophytes à l'étude desquels MM. Launois, Œttinger et Achard ont utilisé les rayons de Rœntgen (3).

---

(1) P. Londe. Manuel de médecine, t. VII, 1897, p. 679,
(2) Cadiat Rhumatisme osseux. *Revue de médecine*, 1882.
(3) Soc. méd. des hôp., 12 juin et 10 juillet 1896.

Toutes les recherches faites en vue de constater l'état des
nerfs ont donné des résultats inconstants et peu importants :
quelques névrites périphériques (Pitres et Vaillard), une
altération de la substance grise coïncidant avec des névrites
(Klippel) (1), lésions qui n'ont été retrouvées ni par M. Debove ni par M. Déjérine.

L'anatomie pathologique tendrait donc à proclamer l'unité
du rhumatisme chronique, dans lequel les poussées aiguës
pourraient être dues soit à des infections surajoutées, soit
au réveil d'une virulence constitutionnelle, diathésique, et
quelquefois même semblent, d'après Bouchard, tenir de la
nature du rhumatisme aigu : « Quand le rhumatisme chronique ne succède pas à l'aigu, quand il n'a même pas été
précédé par une attaque de rhumatisme aigu, la parenté
peut encore s'affirmer d'autre sorte. On voit quelquefois
survenir, au cours du rhumatisme chronique partiel, des
recrudescences aiguës qui n'intéressent pas exclusivement
les jointures chroniquement affectées, et qui semblent bien
être de la nature du rhumatisme articulaire aigu. Ce rhumatisme chronique partiel est sujet, lui aussi, à des complications inflammatoires qui sont rares, mais qui sont réelles, et
qui affectent les mêmes tissus sur lesquels peuvent porter
les complications du rhumatisme articulaire aigu. A côté
de ces endocardites, de ces péricardites, de ces pleurésies
du rhumatisme chronique partiel, signalons la fréquence,
chez les malades qui en sont affectés, des névralgies, des
migraines, des lumbago, de l'asthme, de certaines dermatoses, toutes affections que nous avons déjà indiquées dans la
parenté morbide du rhumatisme articulaire aigu. Enfin, chez
ces malades, vous trouverez souvent, dans les antécédents
personnels ou dans les antécédents héréditaires, la goutte,
la gravelle, le diabète, l'obésité, la lithiase biliaire (2). »

-----

(1) KLIPPEL. Des amyotrophies dans les maladies générales chroniques.
Thèse Paris, 1889.

(2) BOUCHARD. Loco citato, p. 344

Anatomiquement, la seule constatation évidente est que les désordres articulaires sont plus accusés dans le rhuma= tisme partiel.

M. Œttinger (1) reconnaît qu'il faut distinguer les suites du rhumatisme articulaire aigu, qui diffèrent absolument du rhumatisme chronique : reliquats articulaires que l'on désigne communément sous le nom de rhumatisme subaigu ; il reste ensuite les cas de rhumatisme chronique, divisibles en deux catégories très distinctes dont la première est de cause diathésique, arthritique, invoquant la théorie chimique, toxique ou humorale, c'est le rhumatisme d'Heberden, et la seconde est représentée par le rhumatisme noueux, chro- nique, progressif, soit dépendant de la théorie des arthropa- thies nerveuses ou d'une intoxication gastro-intestinale, comme le voudrait M. Bouchard, soit maladie infectieuse, comme le pensent MM. Charrin et Marie.

M. Londe, de son côté, dans le *Manuel de Médecine*, décrit séparément quatre formes distinctes : plaçant en tête le *rhumatisme noueux*, dit progressif, ou polyarthrite défor- mante, rhumatisme chronique osseux multiarticulaire de Besnier, avec ses formes lente et rapide, type du rhumatisme chronique, s'accompagnant de troubles nerveux et tro- phiques ; puis le *rhumatisme chronique partiel*, arthrite sèche déformante ou hypertrophique ; le *rhumatisme chro- nique simple*, succédant souvent au rhumatisme articulaire ; le *rhumatisme chronique fibreux*, intermédiaire au rhuma- tisme chronique osseux et au rhumatisme chronique simple. Cette division a, avant tout, un intérêt descriptif.

Dans ces conditions, la question est-elle simplifiée clini- quement par la division adoptée par MM. Teyssier et Roque, dans le *Traité de Médecine et de Thérapeutique* de MM. P. Brouardel, A. Gilbert et J. Girode ; ces auteurs y décrivent trois formes de rhumatisme chronique : le rhuma-

_____

(1) Œttinger. Thérapeutique du rhumatisme et de la goutte, 1896.

tisme chronique déformant, arthronévrose infectieuse, ayant
pour cause la scrofule, l'humidité, etc., avec une variété de
rhumatisme chronique partiel ; — le rhumatisme chronique
d'origine rhumatismale (succédant au rhumatisme articulaire
aigu et englobant le rhumatisme fibreux) ; — et le rhumatisme goutteux comprenant le rhumatisme chronique simple,
le rhumatisme vague, le rhumatisme chronique ostéalgique,
la rétraction de l'aponévrose palmaire, les nodosités d'Heberden, les nodosités de Bouchard, le rhumatisme chronique
de la néphrite interstitielle.

Cette division, dit M. Londe (1), est une tentative de dissociation du rhumatisme chronique, et elle a le mérite de
mettre en vedette certains types cliniques indiscutables.
Mais il faut bien remarquer que la distinction symptomatique de ces trois formes est très relative, puisque, de l'avis
même de ses auteurs, chacune de ces formes comprend un
rhumatisme chronique progressif et un rhumatisme partiel.
Quant au cadre étiologique, n'est-il pas un peu schématique
de dire que la scrofule engendre un rhumatisme chronique,
le rhumatisme articulaire aigu un autre, et la goutte encore
un autre ? Où placer, dans cette classification, les rhumatismes chroniques, scarlatin, blennorrhagique, etc. ? Il y
a un point sur lequel tout le monde s'accorde, c'est qu'en
anatomie pathologique il n'y a qu'un rhumatisme chronique.
Il est prudent, pour le moment, de ne pas perdre de vue ce
fait. »

Là est en effet le point sur lequel il nous semble juste
d'insister et de nous arrêter en terminant cet examen de la
nature des maladies rhumatismales ; c'est lui qui indique la
tendance certaine à la chronicité de tant de formes du rhumatisme, que l'on pourrait presque dire de toutes les formes du
rhumatisme : c'est lui qui révèle la part qu'il doit avoir par
suite d'identité de cause tout au moins prédisposante à cette

---

(1) P Londe. Loco citato, note, p. 691

chronicité dans les organismes qui sont atteints des formes quelconques de la maladie rhumatismale, et qui les attire sans cesse dans le sens de cette chronicité ; c'est lui qui sert de lien entre cette nature et cette marche des maladies rhumatismales, et la nature et la marche des maladies du cœur et des vaisseaux qu'elles engendrent et auxquelles nous allons maintenant revenir.

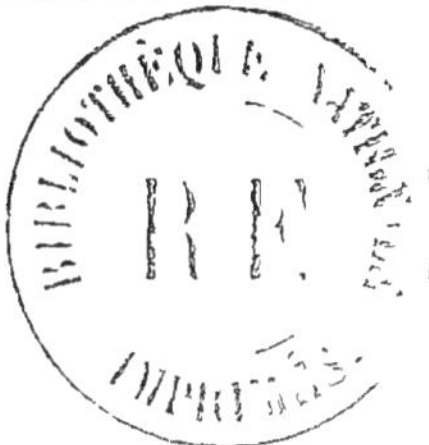

CHAPITRE III

NATURE ET ÉVOLUTION DES AFFECTIONS CARDIAQUES
LEURS TENDANCES A LA CHRONICITÉ

Therapeutique hydrominérale et affections aigues et chroniques. — Tendance de chronicité du rhumatisme dans les caidiopathies. — Radiographie et rhumatisme (note) — Endocardites rhumatismales et infectieuses ; gravité immediate relative. — Fluxions et lesions constituées. — Restitutio ad integrum. — Tissu conjonctif et système circulatoire. — Circulation artérielle et veineuse — Cœur, divisibilité et unité. — Sang vital, toxique. — Circulation active, passive — Hypertrophie, dilatation. — Grande et petite circulation. — Limites de transition des sangs veineux et arteriel — Integrité capillaire et circulation normale. — Hydraulique circulatoire — Rein et foie — Cœur et vaisseaux — Tonicité musculaire cardiaque, elasticité du squelette fibreux — Evolution cardiopathique ; cachexie, asystolie, insuffisance tricuspide et dilatation ; asthénie cardio-vasculaire — Surmenage cardiaque et troubles circulatoires. — Asystolie précoce et lesions valvulaires. — Lesions mitrales et cachexie, lesions aortiques et syncope. — Asystolie symptôme ou syndrome. — Asystolie secondaire, nerveuse. — Stases veineuses — Rein, foie, poumons cardiaques — Toxémies. — Asphyxies viscerales. — Asystolie partielle, toxique et fonctionnelle. — Causes du surmenage cardiaque. — Adipose, degenérescences et ectasie — Localisations adipeuses — Stagnations lymphatiques. — Evolution des lesions coronaires. — Sclérose cardiaque. — Hypertrophie et ectasie. — Ectasie et poumon. — Dilatation partielle, hypertrophique, totale, totale atrophique et regulière. — Ectasie par troubles moibides divers, surmenages, excitations nerveuses et traumatiques (Potain). — Ectasie permanente et sclerose. — Hypertiophie et sclérose ; hypertrophie essentielle associee, primitive et idiopathique. — Théorie de la suractivité cardiaque ; cœur de travail, hypertiophie musculaire vraie. — Mecanisme de genèse hypertiophique — Hypertrophie biightique, cœur rénal. — Hypertrophie ectasique totale. — Hypertiophic des degenerescences. — Anévrismes partiels et asystolie. — Anévrismes et péiicardites chroniques. — Anévrismes et sclérose.— Myocardites aigues ; forme syncopale, caidiaque attenuee. — Guérison et chronicité. — Pathogénie surmenages, infections et toxicités. — Myocardites chroniques ; hypertiophie et dilatation, dégénérescences ; sénilite, intoxications, diatheses. — Endocaidites, piédispositions physiologiques ; localisations microbiennes, infections pathogeniques, expérimentation — Endocardite rhumatismale par intoxication. — Absence de suppuration, infection et marche clinique. — Ulcérations et anévrismes valvulaires. — Lésions anteiieuies.—Endocardites subaigues ; chroniques, sclérose. — Sténoses et insuffisances, troubles circulatoires. — Restaurations valvulaires. — Péricardites et rhumatisme. — Pronostic et epanchements. — Pression intrapéricardique expérimentale ; mecanisme de la mort. — Curabilite et adhérences ; anévrismes aortiques ; symphyse. — Cardiopathies artéiielles et sclérose, myocardite segmentaire ; cirrhose cardiaque ;

myocardite interstitielle proliférante. — Théories ischémiques et de l'action
directe. — Rhumatisme et dégénérescences cardiaques. — Œdème lymphatique.
— Terrain anatomo-pathologique et terrain clinique.

Si c'est par l'anatomie pathologique que nous avons
terminé notre revue du rhumatisme, c'est avec l'anatomie
pathologique que nous reprenons notre étude des maladies
du cœur et des vaisseaux, et cela précisément en vertu de ce
lien que nous venons d'invoquer, et parce que si la thérapeutique hydrominérale doit quelquefois s'adresser à des
états aigus, c'est même alors contre le passage à la chronicité qu'elle doit lutter, c'est contre la disposition constitutionnelle qui fait sa tendance qu'elle doit agir, c'est la lésion
qui veut s'établir, ce sont les causes qui agissent pour la
produire qu'on doit avoir toujours en vue.

C'est pour ces motifs que nous devions entrer dans les
considérations précédentes sur les causes prédisposantes,
sur les diathèses en général, puis sur le rhumatisme en
particulier, comme cause efficiente de la plus haute valeur
dans les cardiopathies ; si nous avons presque passé sous
silence la goutte, sinon pour laisser entendre sa parenté
plus ou moins éloignée avec le rhumatisme (1), c'est que

(1) La radiographie semble devoir permettre d'élucider certains points
discutés des relations entre le rhumatisme et la goutte Dans la séance du
18 janvier 1897, MM. Potain et Serbanesco ont communiqué le résultat de
leurs premières recherches sur ce sujet Leurs expériences sur le vivant
leur ont montré que, chez les individus atteints de rhumatisme chronique,
l'ostéite condensante des extrémités osseuses, examinée aux rayons de Rœntgen, donne à celles-ci une opacité plus grande, tandis que, chez les goutteux,
on remarque, au niveau des extrémités des phalanges et des métacarpiens,
parfois même sur le corps de l'os, des taches blanchâtres entourées le plus
souvent d'une étroite auréole foncée. Sur des pièces osseuses provenant de
goutteux, on reconnaît que les taches translucides tiennent, non à un amin-
cissement ni à une raréfaction du tissu osseux, mais à la présence de tophus
faisant saillie à la surface de l'os, ou à la transformation de la substance
osseuse elle-même. Si l'on rapproche ces faits de ce qu'on sait de la perméa-
bilité beaucoup plus grande aux rayons de Rœntgen des sels de soude et de
magnésie et surtout de l'urate de chaux que les phosphate, carbonate de
chaux et le chlorure de sodium (l'urate de chaux huit fois plus que le phos-

nous la retrouverons surtout lorsque nous arriverons aux maladies des vaisseaux.

Mais encore, ce qui tend à faire la chronicité dans les maladies rhumatismales semble avoir une influence plus profonde dans les cardiopathies qu'elle engendre pour établir les lésions orificielles, la chronicité de la cardiopathie.

« Les manifestations cardiaques du rhumatisme n'ont pas en général la gravité immédiate des autres endocardites infectieuses ; comme dans les articulations, le travail fluxionnaire dure peu, mais il est éminemment actif et *généralisé*. Sans vouloir empiéter sur les remarques que nous ferons ultérieurement, au sujet de l'histologie de ces lésions, nous pouvons dire que l'endocardite valvulaire du rhumatisme est une fluxion de toute la valvule, comme les arthrites sont une fluxion de toute l'articulation. Les lésions, pour ne pas évoluer vers la destruction des tissus, se réparent mal ; la fine texture des valvules est profondément modifiée dans toute l'épaisseur de leurs valves ; et, tandis que les phénomènes articulaires rétrocèdent sans laisser de traces, même après des fluxions répétées, il est bien rare, en revanche, que les malades traversent deux attaques de rhumatisme articulaire aigu sans conserver de lésions cardiaques plus ou moins accentuées. Nous croyons que le même processus, la fluxion, préside aux manifestations articulaires et cardiaques ; mais peut-on comparer, au point de vue de la fragilité des éléments, les valvules du cœur et les parois articulaires ?

---

phate, d'après ces expérimentateurs), on peut déduire que les points de l'os où les urates se combinent aux phosphates deviennent beaucoup plus transparents On conçoit également que l'ostéite condensante, provoquée par ces dépôts dans leur voisinage, détermine la formation de zones relativement opaques La radiographie pourra donc aider le diagnostic des cas où il y aura doute entre la goutte et le rhumatisme osseux Chez les sujets affectés de nodosité d'Heberden, lésions dont la nature goutteuse est encore un sujet débattu, on trouve, au niveau des phalanges, des taches transparentes fort distinctes, qui semblent devoir trancher le différend en faveur de ceux qui admettent la goutte comme origine première de cette affection.

C'est là, croyons nous, l'explication la plus simple qu'on puisse donner de la fréquence des lésions persistantes du cœur, et de la rareté de ces mêmes lésions dans les articulations des rhumatisants (1). »

Si M. de Saint-Germain s'est cru ainsi en droit d'affirmer la possibilité de la disparition totale des lésions rhumatismales articulaires, après une ou même plusieurs attaques de rhumatisme articulaire aigu, et invoquer là une preuve de la nature tout infectieuse de l'affection, ne pourrait-on pas répondre que, dans le cas où l'attaque laisse des lésions imprimant son passage à la chronicité, il est permis de voir une preuve de la nature constitutionnelle, et expliquer la différenciation de la terminaison simplement par la variabilité du taux de l'imprégnation diathésique individuelle. Ne pourrait-on aussi y voir, dans certains cas, la résultante d'un traitement actif et bien dirigé, aidant les forces naturelles de l'organisme à se débarrasser du poison, quel que soit leur affaiblissement de résistance. N'y a-t-il pas enfin motif de compter sur ces guérisons absolues comme garant de la possibilité d'empêcher la localisation cardiaque, d'entraver son évolution et même de la faire rétrocéder dans certaines limites par une thérapeutique appropriée ?

La connaissance des lésions anatomiques des affections cardiaques et vasculaires ne nous suffit pas encore, car ces lésions, ces affections créent à leur tour des désordres circulatoires qui prennent quelquefois la première place dans l'état aigu, mais surtout dans l'évolution de la chronicité. Quelques rappels à la physiologie nous seront donc indispensables pour compléter notre examen, et c'est de l'ensemble de ces considérations que nous pourrons déduire les indications de la thérapeutique hydrominérale.

Dans un ouvrage tout récemment paru (2), fruit de longues et patientes recherches, M. Letulle a repris l'étude

---

(1) De Saint-Germain. Loco citato, p. 44

(2) Letulle Anat. path. Cœur, vaisseaux, poumons, Paris, 1897

complète de l'anatomie pathologique des maladies du cœur
et des vaisseaux; nous ne saurions mieux faire que de lui
demander acte des notions qu'il a cru pouvoir établir
à la suite des travaux de MM. Cornil et Ranvier, et que
complètent les œuvres de MM. Brault et Vaquez.

« L'appareil circulatoire, considéré dans son ensemble,
dit M. Letulle, représente un département du tissu conjonctif, spécialisé dans un but déterminé : la progression réglée
des deux sangs, dans l'intimité de l'organisme. Renforcés,
suivant les besoins de la région, par des couches suffisantes
de fibres élastiques et de cellules musculaires lisses, ces
vaisseaux trouvent en eux-mêmes les deux forces nécessaires pour la régularité de leurs fonctions : l'élasticité qui
facilite le débit de leur contenu, et la contractilité qui en
règle l'allure (1). »

Pour ce qui est de la distribution du sang artériel, liquide
vital portant la nourriture aux organes, et du retour du sang
veineux, liquide corrompu ramenant les déchets des échanges nutritifs, il y a entre les deux systèmes artériel et veineux un antagonisme qui ne se retrouve déjà plus au même
degré lorsque l'on se rend compte que le sang artériel passe
tantôt par un canal anatomiquement artériel, tantôt par un
canal anatomiquement veineux ; que le sang veineux subit
les mêmes alternatives ; et qu'un même organe central,
chargé de la progression des deux liquides, remplit le même
office pour chacun d'eux, d'une manière à peu près identique.

A ce point de vue même, le cœur, divisible en deux parties, droite et gauche, conserve son unité anatomique et
physiologique ; mais la conserve-t-il absolue ? Dans la grande
circulation, les deux parties du système vasculaire, qui ne
sont, par leur union, que celles d'une même circulation
générale, ont pour mission le transport d'un liquide absolu-

(1) Letulle Loco citato, p 3

ment distinct, l'un vital, l'autre toxique ; de plus elles sont soumises à une réelle opposition physiologique, la première revêtant les caractères de l'activité musculaire, la seconde celle de la passivité élastique. Or, si les cœurs droit et gauche sont tous deux organes d'activité musculaire, il semblerait cependant que chacun ait dû s'adapter en partie à la nature du liquide qui le traverse ; le cœur gauche, qui reçoit le sang artériel, étant le plus actif et tendant vers l'hypertrophie ; tandis que le droit, passage du sang veineux, subit facilement la dilatation.

Ceci ne s'applique plus autant aux vaisseaux de la petite circulation dont le taux de travail est diminué par la distance moindre à parcourir, et facilité par le jeu pulmonaire normal. L'alvéole pulmonaire, limite respective de transition des sangs artériel et veineux de la petite circulation, ne se comporte, vis-à-vis du liquide sanguin, que comme surface de multiplication de contact du sang avec les gaz qui y pénètrent en vue de revivifier par l'hématose un sang devenu impropre à la nutrition des tissus ; tandis que dans la grande circulation le sang artériel doit être poussé jusque dans l'intimité des tissus, pour entrer en contact avec eux en vue de leur abandonner les matériaux aptes à leur nutrition.

Les limites respectives des deux circulations, les capillaires des alvéoles et ceux de la périphérie de la grande circulation, ont besoin d'une complète intégrité anatomique et physiologique pour ne gêner en rien la liberté de ces circulations, d'où l'influence très grande de lésions pulmonaires généralisées sur l'acte circulatoire ; et réciproquement, influence très grande d'une circulation défectueuse sur la nutrition des tissus dont l'acte s'exécute au niveau des capillaires de la grande circulation.

De plus la bonne hydraulique de la circulation a beaucoup à compter avec l'intégrité de certains organes qui se trouvent placés sur son parcours avec des rôles importants : les reins d'une part, filtres épurateurs du sang ; le foie, de l'autre,

« qui en raison de l'abondance de la sécrétion biliaire, de sa richesse en matières azotées, en cholestérine, en graisse, doit jouer un rôle d'émonction considérable, représentant peut-être fonctionnellement la moitié de la sécrétion urinaire (1) », et dont la viciation des fonctions peut amener l'accumulation dans le sang des acides biliaires qui ont une action sur les globules, qu'ils détruisent, sur les muscles et le cœur en particulier, dont ils affaiblissent les battements, et ont une part dans les accidents ultimes d'asystolie.

« Le cœur de l'homme, dit M. Letulle, n'est qu'un double segment vasculaire dilaté : segment droit et segment gauche, ayant subi l'un et l'autre un éloignement transversal.

Les deux troncs vasculaires qui le composent ne diffèrent d'un vaisseau ordinaire que par les détails suivants : les couches musculaires qui les entourent sont énormes, eu égard à leur capacité, et, de plus, leurs fibres contractiles sont striées et anastomosées en réseaux plexiformes, celles de tous les autres vaisseaux de l'organisme étant lisses et non anastomotiques ;... le cœur droit, toutes choses égales d'ailleurs, ayant à l'état normal, comme à l'état pathologique, une faculté de distension bien supérieure à celle du cœur gauche, et jouant ainsi le rôle de soupape de sûreté...

L'anatomie démontre que les différents faisceaux de fibres *unitives* des ventricules ont tous une grande longueur, puisque, partis pour la plupart des anneaux fibreux de la base, ils y reviennent tous ou presque tous, tapissant la face interne des ventricules, après avoir formé la couche extérieure de la paroi.

On comprend dès lors qu' « une lésion capable d'atteindre l'un quelconque de ces faisceaux unitifs, soit à l'extérieur (inflammations sous-épicardiques), soit à l'intérieur du cœur

---

(1) BOUCHARD. Loco citato, p 96.

(inflammations sous-endocardiques), puisse, dans certaines conditions, affaiblir simultanément chacune des deux parties correspondantes du faisceau. Une même cause peut, par conséquent, frapper à la fois les deux couches protectrices, l'interne et l'externe, qui engainent la couche fondamentale du ventricule....

Dans le cœur, les éléments de la tonicité musculaire font à peu près défaut, par absence de muscles antagonistes et de squelette osseux. Il n'y a, pour déterminer un certain degré de tonus musculaire, que les anneaux fibreux de la base des ventricules (squelette fibreux du cœur). On peut y ajouter encore les colonnes sanguines elles-mêmes, sur lesquelles font effort les muscles auriculaires et ventriculaires, sitôt qu'ils commencent leur systole.

Or, c'est au commencement de la systole que le tonus du myocarde devrait entrer en jeu pour faciliter l'effort musculaire, et c'est précisément sur les anneaux fibreux, donc sur les orifices, que la tension, puis la contraction des muscles, prennent leur point d'appui. Il y a là une tendance à la fois normale et pathologique au déplacement rythmique, à la dilatation, et même à la torsion de gauche à droite, pendant la systole ventriculaire, de tout l'appareil fibro-orificiel des ventricules.

L'élasticité du squelette interstitiel du cœur peut seule, à l'état physiologique, lutter contre cette cause réitérée de déformation organique.

Qu'une raison perturbatrice quelconque, fonctionnelle, comme par exemple la tachycardie chronique de la maladie de Basedow, et surtout organique, comme les lésions chroniques de la gangue fibro vasculaire du cœur, vienne amoindrir l'élasticité du squelette, et l'on verra se produire la dilatation des orifices et des cavités (1). »

Tels sont les principaux éléments de physiologie et d'ana-

---

(1) Letulle Loco citato, p 3-6

tomie normales, sur lesquels agiront les phénomènes morbides pour produire les viciations pathologiques de l'organe et les troubles de ses fonctions.

Nous envisagerons d'abord les lésions pathologiques, dont dépendent les troubles fonctionnels.

Ces lésions pourront être d'ordre transitoire ; mais leur tendance et leur évolution naturelles seront presque toujours d'ordre de chronicité. Nous avons passé en revue leur étiologie héréditaire, diathésique, nous avons examiné les causes de renforcement qu'elles trouvent dans les intoxications, les auto-intoxications, les infections et dans certaines causes occasionnelles non virulentes ; nous avons retrouvé pour leur pathogénie les infections, les intoxications et les auto-intoxications en discutant la nature du rhumatisme ; nous avons vu apparaître la goutte, qui se réserve surtout pour les maladies des vaisseaux, mais porte son action jusqu'au cœur, le plus souvent par le processus de l'artério-sclérose ; nous allons maintenant passer en revue la nature, la localisation et le processus des lésions elles-mêmes et des dégénérescences cardiaques. Pour cela nous prendrons l'évolution morbide à son stade ultime, pour remonter le courant, rencontrer chemin faisant les divers échelons où la maladie aurait pu être attaquée, peut-être traitée avec un succès complet, tout au moins enrayée définitivement ou pour un temps plus ou moins long, retrouver enfin la cause ou les causes premières, ce qui nous amènera tout naturellemen à conclure dans les procédés thérapeutiques capables de s'opposer dès ce moment à l'évolution de la maladie.

Le stade ultime de la maladie cardiaque que nous étudions, c'est la cachexie cardiaque ; celle-ci est tout facteur de chronicité.

« Au cours des différentes maladies aigues ou chroniques, l'organisme cardiaque est exposé à diverses lésions dégénératives. Les altérations qui en résultent peuvent n'être que passagères, constatables seulement en cas de mort rapide, ou permanentes, et devenir l'origine de diverses affections organiques du cœur (1). »

Ce sont ces lésions organiques du cœur qui, livrées à elles-mêmes et aux causes qui les font progresser, conduisent à la cachexie cardiaque et à l'asystolie.

« Les lésions de l'asystolie ne consistent pas uniquement dans les stases passives subies par le sang veineux incapable de franchir les cavités du cœur droit distendu à l'excès. Si l'on ne tenait compte que du mot, la dilatation suraiguë et brutale du cœur droit dans l'effort prolongé (course forcée, apoplexie pulmonaire, congestion aiguë du poumon, etc.), pourrait, à la rigueur, être considérée comme l'unique lésion de l'asystolie. Mais ces observations de cœurs sains vaincus d'une manière tout accidentelle constituent une rareté exceptionnelle, peut-être même discutable.

L'asystolie vraie, c'est la dilatation progressive du cœur droit. Survenant d'ordinaire par accès, elle aboutit, au bout d'un temps variable, à l'ectasie chronique ; sa caractéristique est l'insuffisance fonctionnelle de l'orifice tricuspide.

La dilatation terminale du cœur est entretenue, et l'on pourrait dire complétée, par deux ordres de lésions : 1° la série innombrable des perturbations matérielles et fonctionnelles de tout le système vasculaire (asthénie cardio-vasculaire des auteurs) ; 2° les altérations nutritives irrémédiables de la totalité des organes et des tissus (cachexie cardiaque).

Pour étudier les lésions de l'asystolie, il faut donc : connaître l'ensemble des altérations subies par le cœur forcé ; dépister les causes, valvulaires, musculaires ou nerveuses de cette déchéance organique ; enfin, par-dessus tout, grouper en ordre, après les avoir analysées, les altérations des tissus et organes composant l'individualité morbide (2). »

---

(1) LETULLE. Loco citato, p 45.

(2) LETULLE. Loco citato, p. 127.

En disant, en effet, que la caractéristique de l'asystolie est l'insuffisance fonctionnelle de l'orifice tricuspide, on n'envisage qu'un des phénomènes de l'asystolie confirmée. Cette insuffisance tricuspidienne elle-même n'est que fonction de la dilatation du cœur droit, et cette dilatation s'est produite par surmenage du cœur droit, l'ectasie étant, comme nous l'avons dit, la résultante pour ce cœur des troubles fonctionnels circulatoires. Cette ectasie, donc, invoque des troubles préalables dans les fonctions circulatoires, dues elles-mêmes à quelque lésion ou trouble viscéral.

« Si l'on met à part, dit M. Achard, les malformations congénitales et les lésions de l'orifice pulmonaire qui, évoluant dans le très jeune âge, impriment à l'organisme un cachet de déchéance vraiment spécial, et entraînent comme conséquence habituelle la phtisie pulmonaire, les autres affections cardiaques évoluent d'une façon assez uniforme, et aboutissent, à échéance plus ou moins lointaine, au même résultat, à l'*asystolie*, syndrome cardio-vasculaire dont l'importance est capitale. Cela posé, il convient d'ajouter que toutes les affections cardiaques ne parviennent pas dans le même temps, ni de la même manière, à ce but commun. Il en est qui provoquent très rapidement l'asystolie : par exemple, certaines péricardites et myocardites aiguës. Les affections valvulaires y aboutissent en général d'une façon lente et graduelle.

Les obstacles circulatoires qui siègent dans le cœur droit sont naturellement les mieux placés pour produire promptement les phénomènes de stase veineuse plus ou moins généralisée, qui sont la note dominante dans ce syndrome, et c'est même par le moyen d'une insuffisance tricuspidienne secondaire que les autres affections valvulaires le déterminent d'autant plus vite que l'obstacle est plus rapproché du cœur droit sur le trajet circulatoire. Aussi les affections mitrales y parviennent-elles beaucoup plus rapidement que les affections aortiques. Ce sont les affections mitrales qui réalisent au maximum ces troubles circulatoires généralisés et persistants, cette mort graduelle de tous les organes qui constitue la *cachexie cardiaque*. Au contraire, les affections aortiques n'atteignent pas toujours la phase asystolique, et sont fort souvent interrompues dans leur évolution en quelque sorte naturelle par un accident plus promptement mortel, notamment par la syncope (1). »

Tel est bien, pour le cœur lui-même, le procédé d'une lésion primitive aboutissant, par un retentissement progressif des troubles circulatoires, à l'ectasie du cœur droit et à l'insuffisance tricuspidienne, qui vont à leur tour commander l'asystolie et la cachexie cardiaque.

Les lésions valvulaires sont certainement le point de départ de beaucoup le plus fréquent des attaques d'asystolie. Si depuis Beau, qui en faisait la cause essentielle du *symptôme* asystolie, on a dû en élargir beaucoup la conception pour arriver à l'interprétation du *syndrome* qu'est bien réellement l'asystolie, il a été démontré en même temps qu'elle peut apparaître en dehors de toute lésion d'orifice, et c'est ainsi que M. Wurtz a dû, dans son étiologie, distinguer deux grands ordres de causes : l'obstacle siégeant sur le cœur lui-même dans le premier, hors du cœur (2) dans le second.

C'est dans ces derniers que se rangent les causes pulmonaires, rénales, hépatiques, utéro-ovariennes, et même celles qui siègent dans l'appareil circulatoire en dehors du cœur. C'est encore à ce groupe qu'il faut rattacher les asystolies nerveuses de la maladie de Basedow étudiées par M. Debove, de la tachycardie essentielle paroxystique, et même le cœur forcé de Beau.

Au point de vue anatomo-pathologique, les premières lésions, celles du cœur proprement dit, constituent les hypertrophies et les dilatations, les myocardites, l'obésité cardiaque, les affections valvulaires ; mais à côté d'elles il y a,

---

(1) Achard Manuel de méd , t II, 1893, p 22.
(2) Wurtz. Manuel de méd , t II, 1893, p 183

de par les lésions veineuses et capillaires, des retentissements très graves dans l'intimité des tissus où se produisent
les stases veineuses et les œdèmes, et en particulier sur les
viscères dont nous avons noté l'importance des relations
avec la fonction circulatoire ; c'est là que se produisent ces
dégénérescences dont le nom même indique l'évolution : le
rein cardiaque, le foie cardiaque, tandis que, du côté du
poumon, le parenchyme respiratoire, soumis à une double
stase vasculaire, subit une cyanose alvéolaire qui constitue
l'aspect caractéristique du poumon cardiaque, où les capillaires veineux sont gorgés d'un sang surchargé de principes
toxiques, et qui est le processus de l'œdème pulmonaire.

Ces états d'apoplexie compliqués de toxémies ouvrent
naturellement la porte à toutes les expressions d'irritation
inflammatoire qui engendrent des poussées plus ou moins
subaigues ou chroniqués, où peuvent facilement se greffer les
infections secondaires.

Quant au cœur, s'il n'échappe pas à la gêne circulatoire
passive imposée à l'organisme, il ne révèle pas habituellement de grosses altérations musculaires, et ne subit pas le
processus de sclérose interstitielle si commune dans le foie
et le rein cyanotique.

Toutes ces stases et asphyxies viscérales sont loin d'offrir
toujours un tableau complet ; l'asystolie peut-être partielle,
frapper un organe indépendant des autres, ou tout au moins
avec une prédominance telle que le diagnostic en soit facilement une cause d'erreur : tel le délire de certains cardiaques asystoliques ; tels les cas où, chez les alcooliques
surtout, l'asystolie débute par le foie ; où, suivant l'expression de M. Hanot, le malade fait son asystolie dans le
foie.

« Toutes les asystolies partielles, qu'elles s'accompagnent
ou non d'œdème des membres inférieurs, d'albuminurie,
d'oligurie, de cyanose des lèvres et des téguments, ou
d'œdème pulmonaire, constituent autant d'observations favorables à l'hypothèse du *locus minoris resistentiæ*.

Il faut reconnaître aussi que, dans nombre d'observations, les altérations asystoliques des viscères sont loin d'être aussi pures, aussi isolées qu'on pourrait le croire au premier abord. Très fréquemment, tel ou tel organe, quelquefois la totalité des viscères, sont touchés par différents processus inflammatoires subaigus ou chroniques, compliquant d'une manière parfois inattendue l'aspect des lésions. D'une part, l'innombrable série des auto-intoxications progressives, qui sont, nous l'avons vu, la conséquence inévitable des troubles circulatoires dus à la cardiopathie ; de l'autre, les infections toxigènes, elles aussi, qui viennent se greffer sur l'orga-nisme, au cours des maladies chroniques du cœur ; enfin, bien d'autres raisons expliquent la variété des altérations constatées à l'autopsie. Pour ne citer qu'un exemple, n'est-il pas démontré que l'alimentation défectueuse, les écarts de régime, l'alcoolisation sous toutes ses formes, se surajou-tent très souvent, chez les cardiaques, aux troubles de l'ap-pareil digestif purement secondaires à la stase passive du sang veineux (1) ? »

Mais si une asystolie purement fonctionnelle peut pro-duire, par apoplexies, stases, toxémies, un état de cachexie cardiaque où la dégénérescence cardiaque est secondaire à cette asystolie, inversement les dégénérescences cardiaques peuvent conduire à une asystolie qui leur est secondaire.

Dans le premier cas, l'ectasie a été le principal élément de production des stases, et c'est par celles-ci que se sont faits les progrès du mal ; mais l'ectasie elle-même était engendrée par une lésion spéciale, siégeant le plus souvent dans le cœur gauche, qui lutte et s'hypertrophie tandis que le cœur droit va céder sous l'effort et s'ectasier.

Déjà le cœur a, de par ses fonctions normales, de justes rai-sons de céder à la peine ; il est le seul muscle qui n'ait, la vie durant, droit à aucun repos prolongé, et qui soit, par consé-

---

(1) LETULLE. Loco citato, p. 138.

quent, voué à une foule de surmenages inconnus des autres
masses musculaires. Au point de vue mécanique, le travail
du myocarde est considérable. Nous avons déjà dit, dans
notre premier chapitre, les nombreuses causes de surmenage,
tant d'effets physiques que d'origine intellectuelle et morale,
qui lui incombent en dehors même de l'état maladie où elles
prennent une importance nouvelle et renforcée.

Est-ce à ce surmenage que doit être attribuée sa disposition à subir les dégénérescences ? trop d'autres causes diathésiques infectieuses, toxiques, sont là pour revendiquer
leur influence pour qu'il soit possible d'attribuer à chacune sa part réelle dans cet ensemble.

Cornil et Ranvier ont établi que le cœur était, de tous les
muscles de l'organisme, celui où l'on trouve le plus souvent
la transformation graisseuse ; mais il y a lieu de bien distinguer l'état de *dégénérescence graisseuse* des éléments musculaires de l'obésité du cœur, où il y a simplement adipose,
surcharge graisseuse ; M. Lancereaux (1) a beaucoup insisté,
avec ses recherches histologiques, pour séparer ces deux
états, confondus par beaucoup d'auteurs.

Cette confusion était-elle due à la rareté très grande que
M. Letulle attribue à la dégénérescence vraie ? « Les dégénérescences du myocarde, dans les affections chroniques,
ne diffèrent guère des atrophies proprement dites : leur
caractère dominant est l'intensité des altérations subies par
la substance contractile.

La plus commune de toutes, celle qui est décrite par tous
les auteurs comme la lésion chronique par excellence, est la
dégénérescence graisseuse. Il y a quelques années, les cliniciens et les anatomo-pathologistes détaillaient à l'envi les
aspects, les symptômes et le pronostic de cette affection organique du cœur.

Or, il me semble que les uns et les autres commettaient

____

(1) Lancereaux Traité d'anat path , 1879-1881.

une erreur, aujourd'hui manifeste, dont nous aurons à expliquer les origines et les causes quand nous étudierons la surcharge graisseuse du cœur.

Pour me résumer, voici la question telle qu'elle doit être posée. Lorsque l'on cherche, comme je l'ai fait depuis quatorze ans, sans idée préconçue, la dégénérescence graisseuse des fibres musculaires du cœur dans toutes les cardiopathies chroniques, on ne la trouve que très rarement. Sans doute, sur les coupes du cœur, comme après les dissociations des faisceaux musculaires, on rencontre fréquemment, surtout dans les cas de dilatation cardiaque, chez les alcooliques et les goutteux, des traînées de cellules graisseuses parallèles aux fibres musculaires. Mais il est toujours facile d'établir qu'il s'agit d'une stéatose du tissu interstitiel, au milieu de laquelle les cellules musculaires sont indemnes de toute adiposité.

Parfois, au contact d'une plaque d'endocardite chronique, ou au-dessous d'une adhérence péricardique (symphyse cardiaque), ou bien sur les bords d'une rupture du cœur, il est donné d'observer des cellules musculaires, mortes ou encore nucléées, envahies par une infiltration de graisse. Ces lésions discrètes n'ont rien à voir avec la maladie décrite sous le nom de dégénérescence graisseuse du cœur ; elles font régulièrement défaut dans les cardiopathies chroniques, valvulaires ou non. Sauf quelques observations d'infarctus thrombosique du myocarde par athérome d'une coronaire et certains faits de myocardites infectieuses, sauf surtout les cas d'intoxications suraiguës (phosphorisme, arsenicisme, puerpérisme, ictères graves, etc.), la dégénérescence graisseuse des cellules musculaires du cœur constitue une rareté exceptionnelle (1). »

Ainsi donc, pour M. Letulle, la dégénérescence graisseuse du cœur n'est pas la lésion que l'on observe, et il faut

____

(1) LETULLE. Loco citato, p. 54-56.

en chercher la raison dans le processus de l'adipose interstitielle commune.

« L'adipose interstitielle du cœur (stéatose, dégénérescence, surcharge graisseuse du cœur) des différents auteurs
n'est qu'une exagération parfois portée à un degré excessif
de la structure normale...

L'anatomie montre, sur un cœur sain, la presque totalité de la surface extérieure du ventricule gauche, sauf une
très petite partie adjacente aux sillons interventriculaires, à
peu près totalement dénuée de graisse. Seules les grosses
ramifications vasculaires qui se détachent des sillons empor-
tent avec elles des pelotons adipeux. Même remarque pour
la structure des oreillettes, sauf au niveau des sillons inter-
auriculo-ventriculaires.

Par contre, le ventricule droit, qui forme une pyramide
triangulaire couchée sur le diaphragme, se montre recouvert
par la graisse sous-épicardique dans une assez grande partie
de son étendue...

A l'état pathologique, la surcharge graisseuse du cœur
est tantôt modérée, tantôt excessive. La règle commune est
que tout cœur obèse soit de même un cœur dilaté. Cette
notion découle des indications pathogéniques qui décèlent
la même origine et la même série des causes pour l'ectasie
non valvulaire du cœur et pour sa surcharge graisseuse :
l'alcoolisme, la goutte, le diabète, les excès alimentaires, la
vie sédentaire, y tiennent, d'un côté comme de l'autre, la
première place (1). »

Ainsi, cette lésion de dégénérescence est bien celle que
produisent les intoxications diverses ; si elle n'atteint pas
l'organe dans l'essence même de la fibre musculaire, elle
est pourtant pour celle-ci une cause de faiblesse nouvelle. Nous disions plus haut tout ce que le cœur avait à
soutenir d'efforts de travail normal constant, et à supporter

---

(1) Letulle. Loco citato, p 66-67

d'assauts de surmenage ; l'adipose va diminuer sa résistance.

« L'adipose interstitielle du cœur, qui ne diffère d'ailleurs par aucun caractère de la surcharge graisseuse des autres muscles striés de l'organisme, acquiert une importance extrême par le seul fait de la localisation. Toute masse musculaire surchargée de graisse est vouée à une impotence fonctionnelle, proportionnelle à son degré de stéatose. Dans le cœur une telle lésion devient redoutable le jour où les faisceaux myocardiques commencent à être sérieusement dissociés par les pelotons adipeux interstitiels. Le danger s'accroît en outre, pour l'organe central de la circulation, de ce que l'obésité cardiaque n'est pour ainsi dire jamais un désordre trophique isolé ; elle coïncide, on le sait, avec une surcharge graisseuse du tissu cellulaire des médiastins, de l'atmosphère graisseuse du rein, de la totalité des replis péritonéaux et des viscères de l'abdomen. Le pannicule adipeux sous-cutané et nombre des muscles des membres subissent parfois aussi la même altération nutritive. Il en résulte une gêne d'autant plus marquée pour la circulation générale du sang et de la lymphe (1)..... »

Enfin, il est à remarquer que le cœur révèle certains points de faiblesse, et, dans la déformation que lui fait subir l'envahissement de l'adipose, il y a, en outre d'une marche toujours identique, une prédisposition plus grande pour les parties déclives.

« L'invasion du cœur par la graisse se fait pour ainsi dire toujours suivant un ordre préétabli : c'est d'abord le cœur droit qui se laisse envahir peu à peu par les cellules adipeuses ; toute la surface du ventricule disparaît sous la couche de graisse ; puis les sillons, l'origine de l'aorte et de l'artère pulmonaire, ainsi que le bord droit, jusqu'au sommet du ventricule, se tuméfient, étouffés par une obésité de plus en plus déformante. Il y a lieu d'insister sur la corré-

---

(1) Letulle. Loco citato, p 68.

lation qui existe entre les régions déclives du cœur, vouées à la stagnation lymphatique, et les localisations privilégiées de l'adipose interstitielle : lymphe et graisse s'accumulent précisément sur les mêmes points (1). »

Malgré toutes ces observations et les résultats acquis par les recherches anatomo-pathologiques, cette science ne donne pas le mécanisme des lésions adipeuses. L'athérome des artères coronaires, ou plutôt la coronarite chronique, n'est-elle qu'une coïncidence ? On la retrouve dans les dilatations chroniques, les scléroses, les anévrismes partiels et les ruptures du cœur. La coronarite est en tout identique aux autres artérites, avec un point d'appel bien connu, à deux centimètres et demi ou trois de leur origine ; lieu d'élection dû à des causes d'usure bien mises en lumière par Rindfleisch dans ses études sur la pathologie des artères, que ce soit pression exercée par le tronc de l'artère pulmonaire, ou frottement du sang au niveau de la première inflexion du vaisseau.

M. Letulle résume ainsi l'évolution des lésions des coronaires : « 1° Les lésions des vaisseaux coronaires s'associent souvent aux altérations chroniques du cœur.

2° La thrombo-artérite, pariétale ou oblitérante, règle l'évolution de la plupart des ruptures spontanées du cœur.

3° Enfin si la coronarite chronique est souvent le satellite des lésions atrophiques (parenchymateuses et interstitielles) du myocarde, elle ne saurait compter comme leur tutrice naturelle, encore moins comme leur agent pathogénique.

Ainsi, dans les déchéances organiques non valvulaires du cœur, l'ectasie des cavités, la surcharge graisseuse, la sclérose et les ruptures pariétales se combinent tour à tour avec les altérations chroniques des vaisseaux nourriciers du cœur, sans que ces derniers puissent être considérés comme leur élément pathogénique. En réalité la cause de la sur-

---

(1) Letulle Loco citato, p 68

charge graisseuse réside plus loin ; elle se rattache à un état de souffrance intime de l'organisme, à des altérations chimiques de toute la substance, et l'artériosclérose ne fait qu'en déceler les manifestations anatomo-pathologiques les plus grossièrement tangibles (1). »

Nous devrions ici, pour suivre l'ordre que nous avons adopté, envisager la sclérose cardiaque facteur de cachexie cardiaque ; mais ce processus a trop de points de contact, d'identité même avec la sclérose vasculaire, pour que nous n'ayons pas tout avantage à en reléguer l'étude comme transition avec celle des lésions des vaisseaux. Nous allons donc nous arrêter un moment sur les deux phénomènes de morbidité que nous avons déjà rencontrés, et examiner de quels facteurs ils se composent, avant de remonter à ces facteurs eux-mêmes.

Leur étude est difficile à séparer, malgré l'opposition complète de leur état anatomique ; mais un lien pathogénique étroit les rattache ; ils sont souvent combinés, dérivent souvent l'un de l'autre, et bien que, comme nous l'avons dit, l'un soit l'apanage surtout du cœur droit, l'autre du cœur gauche, ils ne sont souvent que deux stades successifs dûs à une même influence.

La dilatation du cœur n'a pas de lésion pathogénique qui lui soit spécifique ; toutes les altérations subies par le muscle et par son squelette conjonctivo-élastique, chroniques ou aiguës, peuvent, doivent même être une cause d'ectasie. La condition nécessaire est de frapper un segment assez étendu de couches contractiles, et de persister un temps suffisant pour permettre à la pression sanguine, même affaiblie, d'exercer son activité sur des cavités mal protégées.

Tel est le cas pour le cœur lorsque « vaincu par une série de lésions dégénératives, dont les plus importantes sont la désintégration granuleuse et l'atrophie pigmentaire, surtout

---

(1) LETULLE. *Loco citato,* p. 69 et 96

communes dans le cours de l'athérome artériel, il cède en masse sous la pression sanguine. L'ectasie atrophique en devient la manifestation plus ou moins hâtive (1). » C'est là la dilatation pure.

« Au contraire, le cœur a-t-il à subir sur un point quelconque de ses cavités, ou même à distance, hors de lui, une lutte lente et progressive ; le conflit a-t-il éclaté à une heure de la vie organique où le muscle encore solide, bien irrigué, trouvait autour de lui de suffisantes réserves nutritives ; a-t-on affaire à un cœur condamné à des efforts incessants ; un double phénomène a lieu : l'hypertrophie et la dilatation apparaissent simultanément. Quelle que soit la cause perturbatrice, qu'il s'agisse d'une lésion valvulaire (insuffisance ou rétrécissement), d'une altération pariétale, d'une symphyse cardiaque, d'une maladie d'organe comme l'emphysème pulmonaire ou les affections chroniques du foie (Potain), d'une maladie de toute la substance comme l'artério-sclérose, ou même d'un état physiologique, c'est-à-dire la grossesse, peu importe : le mécanisme ne change pas. Seules, les manifestations ectasiques et hypertrophiques varient comme la localisation primordiale des causes. Le processus se déroule toujours identique : distension d'une ou plusieurs cavités du cœur en amont de l'obstacle (2). »

La dilatation peut présenter diverses formes :

« La dilatation peut n'occuper qu'un des deux cœurs, et l'atteindre dans son entier ; en ce cas, il s'agit presque toujours du cœur droit, dilaté secondairement à une affection chronique, parfois même aiguë, de l'appareil respiratoire : pneumonie aiguë, emphysème, phtisie fibreuse, etc. Les dilatations du cœur gauche retentissent très vite sur le cœur droit et le distendent secondairement.....

Les dilatations totales du cœur, l'anévrisme actif et l'anévrisme passif de nos pères, sont, sans contredit, les plus

---

(1) Letulle. Loco citato, p. 24.
(2)   Id.   id.   p. 2

importantes des formes de la maladie. Elles peuvent donner lieu aux déformations les plus considérables, et la clinique parvient à en reconnaître sur le vivant certaines variétés (cœur rénal, stéatose cardiaque, etc.).

Un cœur peut être dilaté partiellement, et l'ectasie frapper une ou plusieurs des chambres cardiaques : ce sont les dilatations partielles.....

Il existe une variété d'ectasie partielle qui ne doit pas entrer dans la description des dilatations cardiaques : ce sont les dilatations pariétales des ventricules, plus justement dénommées anévrismes partiels du cœur....

Il est des cas où la dilatation progressive et, selon toute probabilité, simultanée des deux cœurs, évoluant en même temps que leur hypertrophie, conserve à l'organe sa forme générale cylindro-conique. Ces dilatations hypertrophiques et totales du cœur ne sont point rares au cours de certaines variétés d'une maladie générale chronique, décrite, suivant leurs idées théoriques, par les différents auteurs sous les noms d'artério-sclérose, de néphrite interstitielle, de fibrose artério-capillaire, de diathèse fibreuse, etc.

La dilatation totale, atrophique et régulière, des quatre cavités produit le gros cœur globuleux, sphéroïde, dit *en besace*, lésion assez commune chez les alcooliques, les polysarciques et les goutteux (1). »

La dilatation du cœur peut encore être transitoire ou permanente.

Transitoire, elle peut être déterminée par insuffisance du myocarde ; par trouble survenu dans la circulation pulmonaire ; par modification de la circulation générale ; elle est donc sous la dépendance d'un grand nombre de maladies dont quelques-unes sont des cardiopathies aiguës, dont les autres rentrent encore dans le rang de la pathogénie toxique (dyspepsies gastro-intestinales, affections du foie, du

---

(1) LETULLE. Loco citato, p 19 et 20.

rein, chlorose), ou infectieuse (fièvre typhoïde, pneumonie, bronchite aiguë), mais qui alors agissent, par un procédé purement mécanique, directement sur la pression veineuse avec le surmenage, les efforts, les émotions même, ou par action réflexe, à la suite d'excitations nerveuses périphériques causées par certains traumatismes, par un procédé analogue à celui que M. Potain invoque pour expliquer la dilatation du cœur.

Permanente, l'ectasie cardiaque relève toujours des altérations du myocarde que nous venons de décrire ; elle est surtout le résultat de l'artério-sclérose ; c'est elle qui est un des éléments de la cachexie cardiaque en se combinant avec l'hypertrophie, avec l'adipose, avec tous les éléments de la sclérose.

Nous venons d'inscrire l'hypertrophie cardiaque parmi les résultats de l'artério-sclérose, hâtons-nous d'ajouter que ceci n'est pas toujours vrai ; qu'il peut y avoir, et qu'il y a, une hypertrophie essentielle, pure, dans laquelle l'élément musculaire entre seul en jeu, une hypertrophie fonctionnelle et non de dégénérescence, celle que Parrot a bien isolée, et qui est la variété dite excentrique, c'est-à-dire avec dilatation de la cavité correspondante.

L'hypertrophie du cœur est d'ailleurs une question assez complexe, et sur laquelle l'accord ne s'est pas encore bien fait. Un point acquis, cependant, c'est qu'elle a été dissociée, perdant son importance d'entité morbide pour se répartir dans les divers processus de la pathologie cardiaque auxquels elle s'associe.

De ses formes M. Wurtz (1) a dressé, pour la clarté de l'exposition, un tableau étiologique qui devient peut-être un peu schématique lorsque l'on considère les faits cliniques et les résultats anatomo-pathologiques, auxquels il faudra sans doute demander la solution de la question.

------

(1) Wurtz Loco citato, p 240.

Distinguant d'abord les hypertrophies pures et les hypertrophies avec sclérose, M. Wurtz divise les premières en essentielles (hypertrophies des palpitations, de la croissance, de la grossesse, des tumeurs abdominales), et secondaires (hypertrophies des lésions pulmonaires, des lésions cardiaques, des affections gastro-hépatiques) ; à la classe des hypertrophies secondaires il reconnaît l'étiologie des affections rénales, de l'artério-sclérose et de l'athérome, de l'anévrisme aortique.

En somme on pourrait, comme pour la dilatation, distinguer les hypertrophies transitoires (celles des palpitations, de la croissance, de la grossesse, des tumeurs abdominales, dans lesquelles l'hypertrophie est pure, essentielle en tant que transitoire, mais qui pourrait subir certaines dégénérescences si la cause devenait permanente et progressive) des hypertrophies permanentes, lesquelles, si pures qu'elles aient pu être à leur début alors qu'elles n'étaient qu'hypertrophies d'effort, ont toutes raisons, par leur durée et par leur étiologie, de se compliquer de dégénérescences, et ont pu être souvent le premier acte des hypertrophies avec sclérose ; sans oublier cependant que, par suite d'une terminaison rapide, elles peuvent ne pas dépasser le stade de l'hypertrophie pure. Ceci d'ailleurs nous semblerait un motif de plus de séparer les hypertrophies en transitoires et permanentes, les premières restant les hypertrophies pures, les secondes celles qui, ayant eu un début de même nature, tendent plus ou moins vite à la dégénérescence, de par la cause initiale, ou de par les causes de renforcement et de dégénérescence qu'elle rencontrera dans son évolution.

Quant à la division en primitive idiopathique et secondaire ou dentéropathique, elle tend à disparaître à mesure que les restrictions se sont faites dans le domaine de la première, qui est le même que celui des hypertrophies pures essentielles de M. Wurtz. L'étiologie de l'hérédité du tempérament sanguin et du tempérament nerveux, des boissons excitantes, des palpitations nerveuses, des efforts muscu-

laires, des marches forcées, etc., a cédé le pas à la théorie
de Maurice Raynaud, de la suractivité imposée au cœur pour
vaincre la stase circulatoire. Déjà contestée par la statistique
de Legroux, la variété d'hypertrophie du *cœur de travail* de
G. Sée « paraît, dit M. A. Petit, rentrer dans la classe des
hypertrophies secondaires aux obstacles circulatoires; généralement précédée de dilatation cardiaque, elle exige, pour
se produire, l'intégrité de la circulation coronaire permettant une nutrition active du myocarde (1) ».

En somme, il y a à distinguer anatomiquement une hypertrophie musculaire vraie, mais ce serait là un fait physiologique plutôt que clinique, car « au point de vue anatomo-
pathologique il n'y a pas d'hypertrophie dite *essentielle*,
puisque les variétés de cette lésion, décrites par des cliniciens de valeur, ne se terminent jamais par la mort (hypertrophie de croissance, d'efforts, etc.). Toute hypertrophie
du cœur est donc *secondaire* quand elle est soumise à notre
examen anatomique (2). »

Ce qui est nécessaire, c'est d'examiner les conditions dans
lesquelles l'hypertrophie cardiaque se produit, progresse
ou s'arrête. Ici les difficultés sont nombreuses.

Pour le cœur droit, le mécanisme le plus simple à concevoir est l'obstacle capable d'entraver le débit du sang veineux dans l'artère pulmonaire ; c'est d'ordinaire une altération chronique de l'appareil respiratoire ; l'hypertrophie lui
est secondaire pour peu que la stase sanguine soit suffisamment prolongée. Mais en est-il de même pour les dilatations
hypertrophiques du cœur droit consécutives aux lésions
chroniques du foie, de l'estomac et de tous les organes abdominaux ? C'est ici que revient se placer l'interprétation de
M. Potain : action réflexe partie de l'abdomen, contracturant
les vaisseaux capillaires du poumon et distendant les cavités
du cœur droit au moyen de l'hypertension dans l'artère pul-

---

(1) A. PETIT. Traité de méd., t. V, 1893, p. 77.
(2) LETULLE Loco citato, p 40

monaire. C'est donc là une théorie beaucoup plus complexe.

Pour le cœur gauche, les lésions valvulaires sont le mécanisme simple en leur absence encore, mais avec coïncidence d'athéromasie artérielle ; on peut, avec Marey, rattacher l'hypernutrition du muscle aux efforts exagérés qu'il a dû faire pour vaincre la résistance des parois ; et encore, M. Letulle fait-il observer combien fréquemment l'on trouve l'athérome artériel, l'anévrisme de l'aorte ou des membres, s'accompagnant d'atrophie et non d'hypertrophie.

Une hypertrophie même considérable de l'organe peut ne pas s'accompagner de l'augmentation de l'épaisseur des parois, et être faite de la dilatation de la cavité à l'extension de surface de laquelle la fibre musculaire aura dû s'employer par hypernutrition ; l'ectasie est d'ailleurs un des éléments nécessaires et préventifs de l'hypertrophie. M. Letulle a prouvé que l'hypertrophie brightique est toujours ectasique ; la subordination du cœur au rein, démontrée par l'expérience, ne reconnaît point de proportionnalité absolue entre le degré d'atrophie subi par le parenchyme rénal et l'hypertrophie du cœur.

« Dans les cas types, c'est une hypertrophie pure du myocarde, autrement dit un trouble simplement nutritif, qui se développe dans l'intimité des couches musculaires, normales quant à leur tissu de soutènement... De nombreux auteurs, trompés sans doute par la coïncidence très fréquente de l'artérite chronique (artériosclérose des Allemands) et de la néphrite diffuse atrophique (néphrite interstitielle des anciens), se sont crus autorisés à asséoir sur cette base fragile une pathogénie nouvelle de l'hypertrophie du cœur brightique... Les auteurs en question considèrent l'hypernutrition des cellules myocardiques comme secondaire à la sclérose interstitielle. Ce fait tout accidentel, vrai, histologiquement parlant, même pour les lésions que nous étudions sous le nom de plaques atrophiques du cœur, devient une erreur d'interprétation quand on veut en faire la pierre angulaire des hypertrophies du cœur rénal...

Il n'en demeure pas moins certain que de ces notions théoriques est née une pathologie cardiaque un peu spéciale, dont les défenseurs les plus habiles furent, en France, Rigál, Juhel-Rénoy, les créateurs de la *myocardite scléreuse hypertrophique*, et Huchard, qui, avec son élève Weber, mit très remarquablement en relief les différents types cliniques des cardio-scléroses.

Si l'on veut apporter quelque clarté dans cette question rendue complexe comme à plaisir, on doit séparer soigneusement plusieurs catégories de faits.

C'est d'abord la forme pure de l'hypertrophie secondaire à la néphrite atrophique : le vrai *cœur rénal*, reconnu par Bright et fixé par Traube. Ici, pas de lésions interstitielles du cœur, ou, quand elles existent, elles sont simplement secondaires, accidentelles : myomalacie, atrophie scléreuse, coronarite chronique.

Moins pure, mais ressortissant encore aux différentes formes de la maladie de Bright, sont les *hypertrophies ectasiques totales du cœur*, accompagnant toute une série de lésions combinées : néphrite chronique, emphysème et sclérose pulmonaires, hépatites chroniques, aortite, déformation scléreuse des valvules, artérites chroniques (fibrose artério-capillaire de Gull et Sutton, diathèse fibreuse de Debove), etc.

Viennent enfin toutes les formes de cardiopathies accompagnant l'hypertrophie du myocarde, et combinées avec cette maladie générale de toute la substance, que les auteurs modernes se plaisent à dénommer *artério-sclérose généralisée*. Dans ces cas, le cœur est un organe dilaté et hypertrophié, mais cachectique ; ces lésions microscopiques aussi bien qu'histologiques peuvent être des plus diverses, même des plus dissemblables en apparence : la sclérose des valvules y coudoie l'adipose interstitielle ; les placards atrophiques du myocarde alternent donc avec d'énormes faisceaux hypertrophiés ; la myomalacie s'y combine avec l'infarctus, et la sclérose élasticogène du tissu interstitiel avec la sclérose de l'endocarde pariétal. Enfin, l'atrophie des colonnes

charnues et des muscles papillaires, les végétations globuleuses du cœur, peuvent s'y associer avec un anévrisme
partiel de la paroi... Cachexie organique du cœur, c'est, à
mon sens, le mot qui résume toutes ces lésions ; l'hypertrophie du muscle prouve seulement la résistance et la lutte
prolongée de l'organisme cardiaque (1)... »

A côté des hypertrophies et des dilatations cardiaques,
nous devons nous arrêter un instant sur la question des
anévrismes partiels du cœur ; qu'ils soient valvulaires ou
pariétaux, leur pathogénie peut être celle des endocardites aiguës, mais nous allons voir aussi qu'elle peut être
tout autre. Aigus, ils se terminent toujours par la mort ; ce
n'est donc qu'à l'état chronique qu'ils peuvent nous intéresser. Dès lors, ils sont lésions d'affection chronique du
cœur et des troubles circulatoires qui l'accompagnent ; leur
intérêt clinique réside donc dans leur pronostic, qui est
presque fatalement la mort subite par rupture, ou la mort
lente par·asystolie. Ils nous intéressent encore à un autre
point de vue : la possibilité de leur développement suivant
un mode chronique au niveau de lésions de myocardite scléreuse avec atrophie des éléments musculaires, et dans presque tous les cas par artérite des coronaires.

C'est à M. Rendu (2) que l'on doit d'avoir repris l'opinion
ancienne relative au point de départ de ces anévrismes généralement localisés, avec une fréquence semblable à celle
des lésions secondaires et de la myocardite chronique, à la
pointe du cœur et occupant le cœur gauche. D'après M. Rendu,
que paraissent encore venir appuyer des observations de
Sainton (3), Jacquet (4), Macaigne (5), Bureau (6), le point

---

(1) Letulle. Loco citato, p 41.
(2) Rendu. Soc. méd. des hôp., 9 décembre 1887·
(3) Sainton. Soc. anat., 1879, p. 409
(4) Jacquet. Soc. anat., 1883, p. 268.
(5) Macaigne. Soc. anat., 1892, p. 49.
(6) Bureau. Soc. anat., 1892, p. 736

de départ de ces altérations scléreuses limitées pourrait se trouver dans des lésions de péricardite chronique, et la rétraction mécanique des adhérences jouerait un certain rôle dans le processus de dilatation.

M. Letulle n'admet point ce processus et ne reconnaît dans aucun fait, sinon dans celui de M. Rendu, que la symphyse partielle du cœur, circonscrite à une partie du ventricule gauche, paraisse avoir joué un rôle pathologique, plus ou moins complet, en immobilisant les couches sous-jacentes des masses contractiles ; il déclare donc que des trois opinions jadis en présence : lésions primitives du péricarde et péricardite adhésive — endocardite pariétale — lésions scléreuses atrophiques du myocarde et cirrhose cardiaque, il ne faut faire subsister que la théorie du mécanisme de l'action de la pression sanguine sur un point affaibli, très circonscrit, des parois cardiaques.

« Les examens microscopiques modernes, dit-il, ont simplifié le problème, complété d'ailleurs par l'étude plus approfondie de l'athérome artériel, et en particulier des lésions chroniques de l'aorte et des artères coronaires. Pour ce qui est de l'état des artères coronaires, les travaux de Wickham, de Legg, de Huber, d'Odriozola, démontrent l'excessive fréquence de la coronarite chronique d'une part, et de l'autre, la constance presque absolue de l'artério-sclérose généralisée dans les cas d'anévrisme partiel du cœur.

Le terrain sur lequel évolue cette lésion cardiaque est donc bien connu aujourd'hui : sauf des faits très rares, peut-être consécutifs à une endomyocardite pariétale infectieuse aiguë et cicatrisée, c'est l'artério-sclérose. Cette maladie générale intervient, avec toutes ses causes toxiques prochaines ou éloignées : le paludisme (Lancereaux), la syphilis (Virchow), le rhumatisme, le saturnisme, la goutte. Toutefois, si la pathogénie doit compter les altérations non constantes (Gombault, Macaigne) des artères coronaires, en particulier de la gauche, elle se garde d'identifier l'atrophie pariétale du cœur à la myomalacie, comme le voudrait

Ziégler. Brault et R. Marie incriminent les grands infarctus pariétaux du myocarde.

L'histologie a prouvé, depuis les mémoires de Pelvet, Hallopeau, Vulpian, Hayem, Lancereaux, M. Nicolle, que l'atrophie scléreuse est pour ainsi dire seule en cause. Toutes les observations soigneusement faites décrivent les mêmes altérations : la cohérence des placards fibroïdes atrophiques accumulés dans l'intimité du myocarde ; la pauvre vascularité des travées fibreuses ; l'atrophie granulo-pigmentaire des cellules myocardiques, et la disparition irrégulière des faisceaux musculaires ; l'hypergénèse élastique et la condensation des plaques élastiques au niveau de l'endocarde épaissi ; la conservation de quelques rares cellules musculaires (normales, hypertrophiées ou atrophiées), au milieu de travées scléreuses.

Bref, tous les détails de l'histogénèse des plaques scléreuses du cœur se retrouvent identiques dans l'épaisseur de l'anévrisme. Seulement, les placards atrophiques sont conglomérés sur une large étendue ; ils ont envahi l'épaisseur totale de la paroi du ventricule. La concentration du procédé atrophique sur une vaste surface parvient à faire céder l'organe sous la pression de la colonne sanguine et en détermine peu à peu l'ectasie pariétale.

Si donc les lésions sont semblables dans les deux cas, si le terrain pathogénique est commun à l'artério-sclérose du cœur et à ses anévrismes partiels, il est vraisemblable que les différences tiennent seulement à l'étendue des destructions musculaires (1). »

Ainsi donc, ici encore, nous devons faire une large part à l'évolution artério-scléreuse que nous avons déjà tant de fois rencontrée ; l'ennemi principal c'est le vice de nutrition qui l'engendre, ou tout au moins l'admet ; son terrain, c'est celui de la chronicité des cardiopathies. En laissant, comme

---

(1) Letulle. Loco citato, p 92.

nous l'avons dit, cette question de l'artério-sclérose pour la reprendre un peu plus tard, nous avons à aborder maintenant d'autres états aigus du cœur ; ils nous intéressent surtout à deux points de vue, celui de leur évolution vers les cardiopathies chroniques, et celui de leur étiologie. Ici nous nous retrouvons en face du rhumatisme, de l'infection, de la toxicité.

Nous ne nous arrêterons pas longtemps aux myocardites aiguës ; une seule question se pose : le cœur infectieux des formes dites cardiaques, ou cardio-vasculaires de la variole, de la grippe, de la fièvre typhoïde, de l'infection puerpérale, ou de la diphtérie, est-il de ceux qui puissent avoir le loisir d'admettre un état de dégénérescence tardive ? La clinique répond affirmativement. La forme syncopale « qui est moins une forme véritable de la myocardite aiguë qu'une manifestation accidentelle pouvant survenir à une période quelconque de la détermination cardiaque infectieuse et attribuée alors parfois à des complications antérieures (réflexe inhibitoire provenant d'ulcérations intestinales (Dieulafoy) (1), névrite pneumo-gastrique (Dewèvre) (2), anémie bulbaire (Laveran et Bussard), mais qui est le plus souvent sous la dépendance manifeste de l'altération myocardique, cette forme syncopale, lorsqu'elle n'entraîne pas la mort subite, doit alors être considérée comme constituant une menace pour le développement ultérieur de la myocardite scléreuse chronique dont on a dit que l'évolution est commandée par celle des *séquelles* de l'endartérite oblitérante, reliquat de la phase aiguë (Beaumé) (3) ».

Dans la forme cardiaque qui réalise le type de l'asystolie rapide, Galliard (4) a vu guérir un malade parvenu à l'état de collapsus algide; Stokes, L. Huchard, Landouzy, Siredey, ont fourni des observations de guérison par rétroces-

---

(1) Dieulafoy Thèse inaug , Paris, 1869
(2) Dewèvre *Arch de méd* , 1887
(3) A. Petit. Loco citato, p. 113.
(4) Galliard *Arch de méd* , 1891

sion des accidents menaçants qui semblaient comporter un pronostic fatal (1).

Enfin, il y a aussi la forme dite atténuée, dans laquelle Hayem a pu constater la disparition et la résorption des cellules dégénérées, ainsi que la reconstitution de nouveaux éléments musculaires. Mais cette issue très favorable ne peut être considérée comme le processus définitif ordinaire, même des cas de guérison apparente. Outre la nécrose aiguë et les lésions aiguës des noyaux musculaires, les dégénérescences granuleuse, graisseuse, granulo-graisseuse, qui en sont souvent la conséquence, engagent singulièrement l'avenir de l'organe. « On comprend que de telles altérations diffuses interstitielles, si minimes en apparence, soient susceptibles, -vu leur persistance et leur détermination par tout l'organe, de déterminer ultérieurement une série de lésions indélébiles. Landouzy et Siredey ont judicieusement attiré l'attention des cliniciens sur les cardiopathies chroniques d'origine infectieuse (2). »

Nous ne devons pas quitter les myocardites aiguës sans rappeler ce fait que, dans la forme suppurée dont les foyers peuvent déterminer la formation d'un anévrisme cardiaque, mais surtout dans la forme aiguë diffuse, où l'on rencontre des états infectieux mal caractérisés, on a pu invoquer une étiologie d'hygiène défectueuse et de surmenage ; il nous suffit de rappeler ici ce que nous avons dit des expériences de Charrin, de l'effet du surmenage sur les localisations microbiennes ; « le surmenage cardiaque semble donc constituer une cause localisante du processus morbide sur le myocarde (3) ».

Mais la pathogénie infectieuse des myocardites est encore de celles que l'on discute, en tant que localisation microbienne directe. Si le fait de la relation pathogénique manifeste entre la maladie infectieuse et la détermination myo-

---

(1) A. Petit. Loco citato, p. 119.
(2) Letulle Loco citato, p. 51
(3) A Petit Loco citato, p. 106

cardique est un fait incontestable, il reste à se demander comment, dès lors, l'infection produirait la myocardite.

« Le mode pathogénique, dit M. A Petit, semble nettement établi pour la diphtérie. En effet, puisque le bacille diphtérique reste localisé au niveau de la fausse membrane, et ne pénètre pas dans la circulation, il ne peut agir que par les poisons solubles sécrétés par les toxines qu'il engendre (Strauss, Huguenin) : les expériences de Roux et Yersin ne laissent aucun doute à cet égard. On sait d'ailleurs que l'injection expérimentale des toxines microbiennes aux animaux a permis de réaliser des dégénérescences granulo-graisseuses très rapides des divers viscères, foie, rein, cœur (Klein). En particulier, après l'injection d'une culture filtrée du bacille pyocyanique, Brault (1) et Charrin (2) ont constaté des altérations myocardiques de nature variable, rappelant parfois celles de la myocardite aiguë ou subaiguë, plus ordinairement ressortissant à la myocardite scléreuse type. Ces différences dans le processus anatomique trouveraient, d'après Charrin, leur explication dans les conditions variables du degré de toxicité des produits injectés, de la quantité employée, de la durée de l'expérimentation, et de la réaction individuelle.

« On pourrait supposer qu'il en est sans doute ainsi pour les autres microbes, mais on est cependant conduit à admettre que certains d'entre eux, tout au moins, agissent directement sur le myocarde au niveau duquel ils ont été introduits par la voie vasculaire. Le bacille d'Eberth, par exemple, paraît réaliser ces conditions. Il a été rencontré dans les vaisseaux par Rattone, chez un sujet atteint d'artérite typhoïdique ; Landouzy et Siredey ont constaté sa présence dans le cœur ; enfin Chantemesse et Widal (3) l'ont trouvé dans la myocardite typhoïdique. Mais, d'autre part, Lyon et Gil-

---

(1) BRAULT. Soc anat., juillet 1890
(2) CHARRIN Congrès de Berlin, 1890
(3) CHANTEMESSE et WIDAL. *Arch. de physiologie*, 1887.

bert n'ont pu parvenir, en se servant de ce bacille, à reproduire les altérations cardio-vasculaires et en particulier des aortites ou des artérites aiguës.

On peut d'ailleurs se demander si ce bacille, alors même qu'il existe au niveau des vaisseaux du myocarde, n'agit pas seulement par les poisons solubles qu'il sécrète, soit dans les points mêmes où il est fixé, soit après leur diffusion dans le milieu sanguin tout entier, comme cela a lieu pour le bacille diphtéritique.

Dans la variole, la scarlatine, dont les micro-organismes pathogènes nous sont encore inconnus, dans le rhumatisme articulaire aigu, dans l'ictère grave, dont la nature infectieuse est jusqu'alors insuffisamment établie, dans les auto= intoxications de surmenage, dans l'auto-tiphysation de Peter, on se trouve obligé à formuler de simples hypothèses par analogie ; mais il semble tout au moins vraisemblable que, en pareil cas, les altérations myocardiques relèvent de l'action des substances toxiques élaborées soit par les microbes, soit par la nutrition viciée des cellules de l'organisme.

Il faut d'ailleurs tenir compte, dans nombre de cas, des infections mixtes, par des germes surajoutés, et en particulier par les microbes pyogènes.

On voit, en somme, que les myocardites infectieuses sont avant tout des myocardites toxiques, résultant de l'imprégnation directe des endothéliums vasculaires, et secondaire des parties constituantes du myocarde, par un sang altéré dans ses éléments et renfermant des principes nuisibles, toxalbumen et diastases.

Le rapprochement et la transition s'imposent dès lors entre ces myocardites des fièvres infectieuses et les dégénérescences dues aux intoxications venues de l'extérieur (poisons, alcool, plomb, etc.) ou aux auto-intoxications diathésiques (goutte, diabète, etc.).

Peut-être la même cause pathogène est-elle susceptible d'engendrer, tantôt la lésion aiguë, tantôt la lésion subaiguë ou chronique, et n'y a-t-il là qu'une question de qualité, de dose du principe toxique, et de réaction propre à chaque individu (1). »

Cette question résume donc celle, que nous avons longuement discutée, de l'étiologie et de la pathogénie infectieuse, toxique et diathésique des maladies du cœur et des vaisseaux; elle se présentera encore la même pour les localisations endo-péricardiaques.

Si, à défaut de démonstrations pathogéniques bien établies, les myocardites aiguës présentent du moins un type clinique suffisamment défini et des lésions anatomo-pathologiques assez délimitées, il n'en est plus de même pour les myocardites chroniques, qui cependant paraissent constituer, dans un grand nombre de cas, un reliquat de myocardite aigue, ayant évolué à un moment quelconque de la vie du malade.

« Considérées à un point de vue général, les lésions du myocarde sont des altérations atrophiques ; selon les circonstances, l'atrophie est une simple dénutrition progressive de la substance musculaire, ou bien une véritable dégénérescence du protoplasma contractile.....

L'aspect d'un cœur atteint de myocardite chronique diffère considérablement non seulement d'un sujet à l'autre, mais encore, pour un même organe, d'un segment du cœur à l'autre.

Ce qui domine, avant tout, c'est la dilatation chronique des parties malades. L'hypertrophie partielle ou générale existe ou fait défaut; d'ordinaire, elle semble avoir précédé les désordres anatomiques graves constatés.

La consistance du cœur est presque toujours diminuée. Flasque, pâle, d'un gris brun ou d'un marron sale uniforme, le myocarde se montre parfois comme moucheté de taches blanc jaunâtre ou même jaunes, apparentes surtout au-dessous de l'endocarde (adipose interstitielle, dégénérescence graisseuse, etc.). Les colonnes charnues sont souvent atrophiées d'une façon très irrégulière. La masse du myocarde

____

(1) A. Petit. Loco citato, p. 110

ventriculaire gauche ou droit est fréquemment aussi plus mince, plus pâle, rarement plus brune, qu'à l'état normal.

Au point de vue microscopique, un caractère important, commun à la totalité des lésions qui vont suivre, est leur dissémination possible, non constante. Toutes les parties du cœur peuvent être envahies ; mais ces mêmes altérations organiques sont susceptibles de respecter presque intégralement l'un des deux cœurs, ou même certains territoires d'un segment du myocarde (1). »

Mais cette description, de M. Letulle, d'une forme de myocardite chronique n'est pas admise généralement ; pour M. Wurtz (2), « en dehors de la sclérose du cœur, les fibres cardiaques peuvent être atteintes de dégénérescences évoluant lentement, qui ne doivent pas être rangées dans les myocardites chroniques ; on les observe également dans les myocardites aiguës ».

Elles seraient en quelque sorte le processus intermédiaire entre les myocardites aiguës et l'évolution des dégénérescences cardiaques, où la sclérose tient une si large place que pour bien des auteurs elle fait à elle seule le processus de toute péricardite chronique. Sans doute est-il plus vrai de dire qu'il reste encore dans l'histoire de cette affection bien des points à élucider, comme le prouvent d'ailleurs toutes les discussions qui ont eu lieu à son sujet.

Ce qui paraît démontré c'est qu'elle est une affection de la vieillesse, qui se rencontre surtout chez les hommes à partir de soixante ans. C'est, d'autre part, une affection très commune comme les causes mêmes qui la produiraient, et que M. Huchard (3) classe en trois groupes : intoxications (tabac, alcool, impaludisme, plomb) ; diathèses (arthritisme, goutte, syphilis) ; surmenage (physique, intellectuel, moral).

Quant à sa dépendance de myocardites aiguës antérieures,

(1) LETULLE. Loco citato, p 51
(2) WURTZ. Loco citato, p 223
(3) HUCHARD.-*Revue de méd*, 1892

ne pourrait-il se passer, comme le pensent MM. Landouzy, Siredey, Brouardel, qu'il y ait là une succession de phénomènes pathologiques semblables à ceux que nous retrouverons pour l'endocarde ?

Mais nous avons dit que nous réservions la question d'ensemble de la sclérose, et nous passons de suite aux endocardites.

Pour l'endocarde en particulier, les questions d'infection, de toxicité, de terrain, n'entrent pas seules en jeu, et certaines conditions anatomiques et physiologiques favorisent aussi le développement des lésions; nous les connaissons, ce sont le contact du courant sanguin, le choc incessant des valvules, la suractivité fonctionnelle ; il est juste de reconnaître que les infections porteront leur action sur la portion valvulaire de l'endocarde plutôt que sur sa portion pariétale.

Cette prédilection de localisation des germes virulents a pu être attribuée, pour une part, au ralentissement de la circulation entre des valves soumises en même temps à une forte pression sanguine.

« Ces régions, plus exposées que le reste de l'endocarde aux frottements et aux chocs répétés, en sont comme les points faibles, les régions d'appel favorables à la fixation et à l'inoculation des cultures infectieuses véhiculées dans le sang (Baumgarten).

En y réfléchissant, on devine que le contact énergique des replis de l'endocarde, qui se produit à ce niveau plus de 70 fois par minute, facilite la pénétration des germes pathogènes dans l'endothélium. Pour les cas, plus nombreux qu'on ne le croyait naguère, où l'endocardite aiguë n'est que la manifestation d'une intoxication simple ou même d'origine infectieuse (endocardite toxi-infectieuse), les frottements répétés expliquent tout aussi bien la prédominance et la circonscription de l'irritation inflammatoire sur ces mêmes points (1). »

____

(1) Letulle. Loco citato, p 98.

Quant à sa fréquence plus grande sur le cœur gauche, on l'a expliquée par le fait que les microbes de l'endocardite, étant surtout aérobies, acquièrent leur maximum d'action au contact du sang oxygéné ; la fréquence de leur origine pulmonaire est aussi à invoquer ; la fréquence relative des endocardites droites chez le fœtus est également en rapport avec l'origine placentaire des germes infectieux.

« Chez le fœtus, en effet, l'endocardite occupe surtout alors les cavités droites et plus particulièrement les valvules de l'artère pulmonaire. On a invoqué, pour expliquer cette localisation, l'excès de tension du cœur droit, mais cette explication mécanique doit céder le pas à la théorie parasitaire : c'est au cœur droit qu'arrivent directement les agents pathogènes d'origine maternelle. On a observé chez le fœtus exceptionnellement l'endocardite gauche, aortique ou mitrale, avec ou sans oblitération aortique. La syphilis héréditaire, le rhumatisme ont été invoqués pour expliquer ces lésions cardiaques du fœtus ; mais il faut tenir compte surtout des infections survenues chez la femme enceinte et des lésions du placenta. Les endocardites fœtales permettent d'expliquer certaines malformations congéni-tales du cœur et des vaisseaux (1). »

La localisation au cœur droit dans la vie fœtale, au cœur gauche dans la vie extra-fœtale, semble donner raison à l'opinion de Klebs, qui veut que le sang soit l'agent de transport du microbe, d'un point quelconque de la périphérie jusque, dans la cavité cardiaque ; le siège superficiel des lésions, qui se feraient ainsi de la surface à la profondeur, vient encore à l'appui.

Il est donc impossible de proclamer l'unité de la nature de l'endocardite, mais il faut reconnaître qu'elle est une localisation d'éléments divers où l'infection offre déjà de nombreux et variés agents microbiens, mais qui retient encore

---

(1) Barbier. Manuel de méd , t. II, 1893, p. 87 et 93.

quelque chose de plus du domaine des auto-intoxications. M. Barbier le reconnaît lorsqu'il classe les faits de la manière suivante : « 1° Les uns comprennent les cas dans lesquels l'examen bactériologique a montré des microbes dont l'action est déterminée ;

2° D'autres se rapportent à un certain nombre de maladies qui agissent comme facteurs étiologiques, indiscutables, mais dont les microbes sont inconnus ou exercent une action encore indéterminée. Il est très important de faire remarquer que, dans ce cas, l'endocardite peut être la manifestation d'une infection secondaire, provoquée ou favorisée par ces maladies, et due à des microbes septiques vulgaires ;

3° Enfin, il est un certain nombre de cas dans lesquels l'infection ne semble pas réellement en cause et qui rentreraient peut-être dans les lésions produites par les auto-intoxications (1). »

En somme, si ici, plus encore que dans les myocardites, il paraît devoir être fait une part très grande à l'infection microbienne directe, la raison en est dans la situation particulière de la séreuse en plein courant sanguin, et dans le rôle spécial que remplissent les valvules dans le fonctionnement du sang ; c'est pourquoi M. Barbier (2) a pu dire que « la presque totalité des endocardites est due à des infections et que la démonstration de ces faits est donnée non seulement par la coexistence clinique d'accidents infectieux avec l'endocardite, mais surtout par l'examen bactériologique et par la médecine expérimentale.

La présence des microbes au niveau des lésions endocardiaques, déjà vue par Winge, Herberg, Lancereaux, a reçu une confirmation décisive des recherches histologiques modernes. A l'examen bactériologique, en effet, on trouve des microbes placés en amas entre les dépôts stratifiés de fibrine

---

(1) BARBIER Loco citato, p 88
(2) BARBIER Loco citato, p. 88.

qui recouvrent les végétations. Au-dessous de la fibrine, on les rencontre à la surface de la valvule, en couche épaisse, surtout au niveau des ulcérations, et plus ou moins loin, pénétrant dans le tissu même de la valvule.

Le rôle pathogénique du microbe rencontré à l'autopsie a été démontré expérimentalement ; on a déterminé chez les animaux des endocardites en inoculant ces germes dans le sang, après traumatisme valvulaire ou sans traumatisme. » Ces faits donnent raison à la théorie infectieuse, surtout si on les rapproche des expériences de Lebert et Ottoman Rosenbach (1), qui n'ont pu déterminer d'endocardite par traumatismes, à moins d'avoir ouvert une porte d'entrée aux agents pathogènes ; mais ils n'infirment pas encore la théorie de toxicités, à laquelle M. Letulle réserve une part qui lui paraît démontrée, lorsqu'il dit : « Pour les cas plus nombreux qu'on ne le croyait naguère où l'endocardite aiguë n'est que la manifestation d'une intoxication simple ou même d'origine infectieuse (endocardite toxi=infectieuse), les frottements répétés expliquent tout aussi bien la prédominance et la circonscription de l'irritation inflammatoire sur ces mêmes points (replis de l'endocarde (2). »

Ces résultats, qui d'ailleurs ont permis à Hanot (3) de déclarer que l'endocardite primitive traumatique n'était rien moins que démontrée, sont-ils suffisants à eux seuls pour permettre d'affirmer la nature infectieuse du rhumatisme aigu, dont nous avons montré l'importance dans l'étiologie des endocardites ? Sans vouloir revenir sur tout ce que nous avons déjà dit à ce sujet, nous ne pouvons que « classer, avec MM. Hanot et Lion (4), l'endocardite rhumatismale au nombre des endocardites dont l'agent pathogène est insuffisamment

---

(1) O. Rosenbach: *Arch. fur exp Path .* Bd IX, 1881.

(2) Letulle. Loco citato, p. 98

(3) Hanot. Etiol. et pathog de l'endocardite. *Arch de méd* , avril 1890

(4) Lion. Essai sur la nature des endocardites infectieuses. *Thèse.* Paris, 1890.

déterminé (1) », et même dont le manque de détermination d'un mode d'infection pure laisse ouverte la question de la pathogénie des infections par associations microbiennes, celle des virulences de leurs toxicités et même des toxicités d'ordre diathésique, enfin des associations de toxicités ou de leur influence prédisposante et aggravante sur des cultures microbiennes, et la marche de l'infection. « Même en tenant compte de l'imperfection de nos moyens d'investigation, qui laisse un doute sur ces examens négatifs, il ne répugne pas d'admettre l'existence d'endocardites par intoxication. L'action constante et prolongée d'un poison organique ou autre sur la membrane du cœur, action qui est jusqu'à un certain point comparable à celle qu'exercent les microbes, peut être invoquée avec vraisemblance dans certains de ces cas. Dans ce groupe on peut ranger l'endocardite qui survient dans le mal de Bright, dans la goutte. Mais il convient d'ajouter qu'on observe surtout alors des endocardites chroniques d'emblée, et que les lésions relèvent du processus dégénératif plutôt qu'inflammatoire (2). »

Pour ce qui est de l'influence rhumatismale, il est bon de noter avec M. Roger et M. Roth la fréquence des inflammations endocardiques chez les enfants, à la suite de la chorée, qui atteindrait un tiers des cas, et surtout, avec M. Blache, à la suite de rhumatisme, qui a chez eux une action élective manifeste sur l'endocardite : il s'agirait non seulement du rhumatisme articulaire aigu franc, mais des manifestations rhumatismales localisées comme le torticolis et des douleurs dites de croissance (3).

Dans tous ces cas la maladie a d'ailleurs une allure mystérieuse, elle s'installe sans bruit : « L'endocardite aiguë simple, se développant le plus souvent dans le cours d'une maladie générale dont le type est le rhumatisme, n'influen-

---

(1) A. Petit. Loco citato, p 147.

(2) Barbier Loco citato, p. 91

(3) Barbier. Loco citato, p 87.

çant pas la marche de celle-là, évolue presque toujours sourdement. Les conditions étiologiques dans lesquelles se trouvent les malades attirent seules l'attention du médecin sur le cœur; souvent la localisation passe inaperçue, et l'on rencontre nombre de malades porteurs d'affections cardiaques anciennes dont la phase aiguë n'a pas même été soupçonnée (1). »

Toute différente est donc cette forme rhumatismale vraie de la forme pyohémique de l'endocardite aiguë où les abcès articulaires sont fréquents et s'accompagnent des symptômes propres aux pseudo-rhumatismes. De ces endocardites, la détermination microbienne se révèle absolue.

A côté d'elles, il faut placer l'endocardite puerpérale qui survient surtout après l'accouchement et s'accompagne ou non d'accidents puerpéraux divers, et qui, exceptionnellement, se montre dans le cours de la grossesse. Due aux microbes pyoseptiques, elle revêt souvent la forme infectieuse ; mais dans les cas où son allure est toute différente, peut-on lui attribuer une nature analogue ? Nous reviendrons sur cette question à propos des phlébites.

Ce que nous avons dit de l'influence d'un traumatisme expérimental dans la détermination de l'infection microbienne trouve son application si l'on examine les causes prédisposantes créées par un état morbide antérieur de l'endocarde ; elles sont en effet réalisées chez l'homme quand l'infection se développe chez un sujet dont le cœur est déjà altéré, et les lésions nouvelles évoluent de préférence sur les lésions anciennes, fait qui a été maintes fois vérifié à l'autopsie.

M. Letulle (2) fait en effet remarquer que si les déformations causées par l'endocardite chronique sont très spéciales et ressortissent d'une manière directe aux affections valvulaires du cœur, les lésions aiguës de l'endocarde ne diffèrent

---

(1) THOINOT *Journal de méd.*, t II, p. 74.
(2) LETULLE Loco citato, p. 101.

des inflammations développées sur toute autre membrane séreuse que par ce fait, facilement explicable, que les suppurations y sont inconnues. En dehors de ce détail, l'endocardite aigue doit être considérée en elle-même, indépendamment de ses conséquences tout à fait particulières, propres aux dispositions contexturales de l'organe auquel appartient la séreuse. Ainsi comprises, les endocardites sont identiques à toutes les inflammations de séreuses. D'autre part, la distinction entre les lésions de l'endocardite aiguë et celles propres à l'endocardite chronique est si tranchée qu'il n'y a point, dans la majorité des cas, place pour la moindre confusion.

Mais cette délimitation très nette qui existe entre les lésions des endocardites aigues et chroniques peut-elle également se faire entre les diverses formes des endocardites aigues? Ici, le problème se complique comme celui de leur pathogénie.

« Toutes les maladies infectieuses aigues dont le microbe pathogène est encore inconnu, comme la variole, la scarlatine, le rhumatisme aigu, la rougeole, la varicelle, peuvent se compliquer d'endocardite chronique. Cette maladie se montrera infectante ou non, c'est-à-dire hyperinfectieuse et destructive, ou simplement plastique. Seulement, les microbes qui en déterminent les lésions, ou bien font défaut lors de la recherche bactériologique, ou bien sont représentés simplement par des germes pathogènes banals, tels que le streptocoque, le staphylocoque, le bacterium coli ou le pneumocoque. Il en résulte que l'on peut à bon droit considérer la plupart des endocardites aiguës comme des infections secondaires et comme des complications tout accidentelles (1). »

Et le problème ne se simplifie pas davantage au point de vue clinique, puisque l'endocardite hyperinfectieuse n'a

---

(1) Letulle. *Loco citato*, p 114

pas nécessairement une allure suraiguë. Les observations démontrent depuis longtemps la survie prolongée assez fréquente, et même la guérison possible de certaines infections endocarditiques aiguës. Les destructions sont irréparables, cela va sans dire, mais la maladie aiguë est loin d'être toujours mortelle, ce qui est la donnée capitale, et le rapprochement est facile à faire avec ce que nous avons dit des myocardites aiguës.

Les travaux contemporains ont, grâce à la microbie, prouvé la nature hyperinfectieuse de l'endocardite dite maligne ou ulcéreuse du typhus endocardique.

La preuve étant faite, et l'expérience ayant établi qu'une même culture infectieuse est susceptible, suivant les cas, de ne produire qu'une endocardite légère, plastique ou végétante, ou, au contraire, de faire naître l'infection endocarditique la plus foudroyante, les divisions anciennes des endocardites paraissent maintenant surannées, et l'on peut se contenter d'envisager la forme légère exsudative, fibrineuse de l'endocardite aiguë ; la forme suraigue, destructive (ulcéreuse, végétante et ulcéreuse des auteurs anciens), hyperinfectieuse des modernes, l'endocardite infectante ; la forme granuleuse ou bourgeonnante, subaiguë, caractérisée par la formation d'un tissu de granulation au niveau des régions touchées par l'inflammation (endocardite plastique des auteurs) et la tendance à l'organisation ultérieure, dans l'épaisseur des replis valvulaires, d'un tissu de cicatrice.

Les dangers d'un pareil état organopathique sont de deux ordres : les uns, immédiats, consistent en une menace incessante d'embolies fibrineuses, non septiques ou septiques au minimum ; les autres, plus tardifs, constituent la série des affections valvulaires du cœur.

Les différences qui séparent, au point de vue anatomopathologique, les endocardites hyperinfectieuses de toutes les autres, se résument en un caractère spécifique, à peu près constant : la destruction d'une partie plus ou moins étendue du tissu endocardique. Si l'on voulait chercher dans les altérations connues du tissu conjonctif banal une comparaison, on pourrait considérer ces endocardites comme le phlegmon diffus de l'endocarde (1). »

L'étude anatomo-pathologique des endocardites donnerait donc des différenciations assez nettes entre les formes des endocardites aiguës; nous venons de dire que l'observation clinique n'était pas toujours en rapport direct avec le processus de ces lésions, et que la guérison pouvait survenir même dans les cas en apparence les plus infectieux; il y a sans contredit une importance capitale à reconnaître la force de résistance de l'organe, qui, en aucun moment de l'affection, n'aura pu cesser le travail auquel il est astreint, travail qui, au contraire, aura à fournir à une suractivité fonctionnelle passagère, du fait de l'hyperthermie, peut-être définitive, du fait des lésions qui s'établissent, et qui en tout cas doit être en lui-même pour une part dans l'évolution vers la chronicité.

De même que la myocardite a été le mode pathogénique des anévrismes pariétaux, de même l'endocardite sera le mode de détermination de l'anévrisme valvulaire, l'ulcération affaiblissant un point du tissu, la pression sanguine faisant le reste; tel sera aussi le premier stade de la perforation, de la déchirure de la valvule.

L'anatomie pathologique révèle encore autre chose, c'est l'évolution d'une endocardite à allure suraiguë sur un terrain préparé par des lésions antérieures : « Très souvent les coupes microscopiques montrent dans la valvule envahie par ce processus suraigu, un nombre plus ou moins considérable de vaisseaux sanguins déjà anciens, avec des parois épaisses. Produits d'une inflammation antérieure, ces réseaux vasculaires sont la preuve de la préexistence presque constante d'une vieille endocardite chronique au niveau des régions frappées par l'endocardite aiguë récente. Nombre

----

(1) Letulle. Loco citato, p. 102.

d'auteurs voient dans cette combinaison un lieu de moindre résistance, et par conséquent un point d'appel pour les cultures hyperinfectantes des microbes pathogènes véhiculés dans le sang (1). »

Entre l'endocardite suraiguë et la phase chronique, qui rentre dans l'histoire de la sclérose cardiaque, il y a pour ainsi dire un état intermédiaire, subaigu, qui peut être aussi le processus de guérison : les bourgeonnements s'affaissent, les végétations peuvent se résorber, mais plus souvent deviennent persistantes et fibreuses ; une fois organisé, le tissu conjonctif de l'endocarde tend à devenir fibroïde ou cicatriciel, les lésions chroniques entrent en scène et ressortissent aux affections valvulaires. Ce sont les troubles circulatoires qui vont apparaître, obliger le cœur à un surmenage progressif, auquel il résistera plus ou moins longtemps suivant ses forces, jusqu'à l'apparition des premiers symptômes de l'asystolie, de la cachexie cardiaque.

Si l'on excepte quelques faits rares d'affections traumatiques des valvules du cœur gauche qui paraissent avoir été produites par un choc brusque, en particulier par une chute d'un lieu plus ou moins élevé (Potain), les affections valvulaires du cœur sont presque toujours consécutives à l'une quelconque des endocardites aiguës ou chroniques.

« Dans le langage courant, affection valvulaire est synonyme d'endocardite valvulaire chronique.

Toute endocardite, aiguë ou chronique, est capable de produire l'une ou l'autre, souvent même l'une et l'autre de ces affections (sténoses et insuffisance). Les insuffisances valvulaires les plus typiques appartiennent aux affections chroniques, à ce que l'on appelait naguère les affections organiques du cœur. Il s'agit presque toujours d'endocardite aiguë non ulcérative devenue chronique, parfois aussi d'une endocardite chronique d'emblée (athérome).

-----

(1) LETULLE. Loco citato, p. 102-107.

Considérées à un point de vue général, les affections valvulaires représentent un reliquat de maladie aiguë : ce sont, suivant l'expression imagée de Landouzy, comme les séquelles des endocardites toxi-infectieuses. Pour un petit nombre d'affections valvulaires débutant dans l'âge mûr, il s'agit d'une sclérose dégénérative, symptomatique d'une perturbation nutritive lente et chronique, que les cliniciens modernes résument en deux mots : l'artério-sclérose.

Le tissu valvulaire est devenu fibreux ; les fibres élastiques ont plus ou moins complètement disparu, remplacées par des trousseaux épais de fibres d'aspect tendineux. Ces masses fibreuses, homogènes, tassées les unes contre les autres, pauvres en cellules connectives, mal irriguées par des vaisseaux capillaires presque imperméables, souvent même oblitérées, s'infiltrent peu à peu de sels calcaires, à l'instar des couches profondes de la membrane interne d'une artère athéromateuse. On trouve encore, de place en place, des dépôts de pigments sanguins, preuve évidente d'un processus inflammatoire aigu, aujourd'hui éteint...

Il ne faut pas conclure nécessairement à l'incurabilité absolue de toutes les lésions valvulaires. Cette incurabilité irrémédiable, la règle pour les maladies organiques du cœur adulte, peut, dans des circonstances assez rares, il est vrai, être vaincue, lorsqu'il s'agit des affections valvulaires de l'enfance.

Sur le cœur qui n'a pas encore atteint son complet développement, les valvules sigmoïdes frappées d'endocardite sont susceptibles quelquefois d'un allongement progressif qui restaurera les désordres fonctionnels, tout en respectant les lésions matérielles définitivement acquises (1). »

Ainsi donc, à part une curabilité qui n'est qu'exception-

---

(1) Littulle. *Loco citato*, 116-125

nelle, et possible seulement dans l'enfance, mais à laquelle les moyens thérapeutiques doivent toujours s'efforcer de parvenir, les lésions valvulaires sont les incurables agents des troubles circulatoires, qui deviennent dès lors la morbidité fonctionnelle à combattre. Un petit nombre, qui ne succèdent pas à des états aigus, rentrent dans le domaine de l'artério-sclérose, à laquelle nous allons arriver dès que nous aurons dit quelques mots des péricardites.

Celles-ci, comme l'a montré Bouillaud, au moins autant que les endocardites, sont sous la dépendance du rhumatisme avec une fréquence et un processus que M. Thoinot établit de cette manière. « C'est dans la forme aiguë du rhumatisme, la polyarthrite rhumatismale aiguë, que survient, avec le plus de fréquence, la péricardite. Le rhumatisme chronique ne s'accompagne que rarement de péricardite, et encore s'agit-il le plus souvent de péricardite chronique. Dans le rhumatisme aigu violent, la péricardite, comme l'endocardite, est la règle, alors qu'elle est exceptionnelle dans le rhumatisme aigu à allure modérée. La péricardite isolée est moins fréquente que l'endocardite rhumatismale, et l'association avec l'endocardite se voit aussi plus fréquemment que la seule localisation sur le péricarde.

La péricardite se montre de préférence au cours de la première poussée ; elle se réveille facilement avec les poussées ultérieures. Le maximum de fréquence coïncide avec l'acmé de la polyarthrite, c'est-à-dire qu'il se place au second septénaire. Il est rare, mais non impossible, que le cœur soit frappé avant les articulations.

La forme anatomique ordinaire de la localisation péricardique du rhumatisme articulaire aigu est la forme sèche, suivie ou non d'épanchement séro-fibrineux. L'épanchement purulent n'appartient pas au rhumatisme franc, mais au pseudo-rhumatisme dans le sens où l'on entend aujourd'hui ce mot, et, dans ce cas, localisations articulaires et localisations péricardiques sont localisations d'une même infection générale (scarlatine, etc.), qui n'a rien de commun avec le rhumatisme vrai (1). »

Dans son pronostic la péricardite aiguë ne revêt pas la gravité de l'endocardite, en dehors des conditions qui peuvent l'aggraver et qui tiennent à l'âge du sujet (enfance, vieillesse), à son état constitutionnel et aux maladies dont elle n'est qu'une complication (débilité, alcoolisme, cachexie tuberculeuse ou cancéreuse) ; le danger réside surtout dans l'abondance de l'épanchement qui agit alors par une série de phénomènes mécaniques, dont les expériences de MM. François-Franck (2) et Lagrolet rendent bien compte (3).

En procédant avec ménagement, en effet, on peut déterminer dans le péricarde une contre-pression tout juste suffisante pour arrêter l'abord du sang veineux ; au bout de quelques instants on voit la pression veineuse surmonter l'obstacle et le cœur recommencer à envoyer des ondées de plus en plus en fortes. Si l'on élève alors de quelques millimètres de mercure la compression intra-péricardique, on surmonte de nouveau la pression veineuse ; on assiste à une nouvelle phase d'accidents plus accentués que précédemment, car la réparation devenue plus difficile sera encore moindre. Enfin, après une série de réparations et de chutes de la pression artérielle, on arrive, au bout d'un certain temps, à maintenir dans le péricarde une pression telle que la réparation n'est plus suffisante pour entretenir la vie, et que l'animal soumis à l'expérience succombe en présentant tous les signes de l'asphyxie.

Mais à côté de ces phénomènes mécaniques de la mort par compression due à l'épanchement, il y a surtout un facteur important dont il faut tenir compte : « C'est avant tout dans l'intégrité du muscle cardiaque et dans les condi-

---

(1) Thoinot. Loco citato, p 27.

(2) Fr Franck *Comptes rendus de l'Acad. des sciences,* 28 mai 1877

(3) Lagrolet *Thèse* Paris, 1878.

tions de résistance inhérentes à l'individu que l'on peut trouver une base solide pour asseoir le pronostic. La myocardite, accompagnée ou non d'endocardite, tient sous sa dépendance les accidents de syncope ou de collapsus cardiaque, avec troubles graves de la circulation générale ; c'est elle qui commande la gravité immédiate de la plupart des cas (1). »

C'est aussi consécutivement à l'état du cœur que, dans la péricardite aiguë simple, la circulation périphérique peut être atteinte, dans les cas où le myocarde se prend et devient insuffisant à sa tâche (2).

« Malgré leurs rapprochements étiologiques et pathogéniques, il y a dans les lésions anatomo-pathologiques des péricardites une évolution qui les différencie nettement des endocardites. Contrairement à ce qui se passe au niveau de l'endocarde, les lésions inflammatoires du péricarde reconnaissent les mêmes règles que celles qui dominent l'inflammation des autres membranes séreuses. La péricardite peut être aiguë, subaiguë ou chronique.

La curabilité complète des péricardites est démontrée par d'innombrables autopsies. Les taches laiteuses du cœur, si communes à la face antérieure du viscère, ainsi qu'à sa face postérieure, correspondent très fréquemment à une péricardite guérie, libérée de ses adhérences.

Mais l'inflammation peut avoir eu une telle intensité, les destructions élémentaires avoir été si profondes, que la végétation du tissu cicatriciel a produit le maximum de ses effets : la soudure totale ou partielle du péricarde, assurée par des adhérences cellulo-vasculaires plus ou moins lâches, lamelleuses ou fibroïdes suivant les cas : c'est la symphyse.

Alors quand les adhérences péricardiques sont épaisses et fibroïdes, lorsqu'en somme la péricardite chronique enserre d'une manière énergique le myocarde, le tableau symp-

---

(1) A. Petit Loco citato, p. 38
(2) Thoinot. Loco citato, p 40

tomatique devient celui de la dilatation chronique du cœur et se termine par l'asystolie (1). »

En somme, dans cette affection dont la bénignité relative est établie, il est facile de faire la part de la gravité éventuelle, l'état du myocarde la domine entièrement ; en dehors de ce facteur, l'abondance de l'épanchement, dont nous connaissons le danger, est sous la dépendance thérapeutique de la ponction, qui peut facilement en être maîtresse ; resterait comme facteur essentiellement péricardique la symphyse cardiaque.

En dehors de certaines causes locales de voisinage, l'anévrisme aortique, les adénites et les tumeurs du médiastin, cette complication reste sous l'influence des causes générales de la maladie. Dans le rhumatisme elle s'associerait à la marche chronique de la maladie : « les poussées aiguës, frappant le cœur à chaque nouvelle attaque de rhumatisme, conduisent à la chronicité et à la symphyse une péricardite qui avait d'abord été nettement aiguë (2) ».

Pour les anatomo-pathologistes la tuberculose est une des causes les plus certaines de la symphyse ; M. Cornil en fait la cause presque exclusive : « L'asystolie chronique d'origine péricardique, dit M. Letulle, n'appartient guère aux symphyses rhumatismales, non plus qu'aux autres infections aigues compliquées de péricardite. Dans la très grande majorité des cas, les symphyses fibroïdes du péricarde sont avant tout tuberculeuses (3). »

Lorsque nous aurons complété l'étiologie de la symphyse cardiaque par le mal de Bright et, avec M. Lancereaux, par l'alcoolisme et l'artério-sclérose, nous aurons reconnu qu'elle est loin de s'adapter aux évolutions des états aigus, nous aurons dit aussi dans quelle mesure la péricardite peut faire partie des processus des déchéances cardiaques, nous aurons

---

(1) LETULLE Loco citato, p. 149
(2) THOINOT. Loco citato, p 50.
(3) LETULLE. Loco citato, p 149.

enfin terminé la nomenclature des états qui peuvent se lier à l'artério-sclérose que nous allons étudier dans le chapitre suivant.

Nous avons noté plus haut que la pathogénie de la sclérose cardiaque pouvait remonter à certaines myocardites aiguës, mais ce sont certainement des cas exceptionnels.

Cependant trois théories restent encore aujourd'hui en présence quant au processus scléreux cardiaque ; la question se pose entre ceux qui font commencer le travail pathologique par le muscle, le tissu conjonctif interstitiel, ou les vaisseaux. Pour ces derniers c'est la théorie de l'artério-sclérose que nous étudierons au chapitre suivant. Des deux autres la première est née des travaux de Keysig, Simonet, Andral, Bouillaud ; c'est encore « l'irritation de transformation » de Cruveilhier, reprise par Pelvet, lorsqu'il fait de l'altération des coronaires un phénomène consécutif et non causal de l'anévrisme pariétal du cœur ; par les auteurs allemands Rühle, Riegel, Koster, lorsqu'ils font de la nécrobiose de l'élément musculaire le phénomène primordial, et des lésions du tissu conjonctif et des vaisseaux des actes secondaires ; enfin dans le domaine de laquelle rentrent encore M. Renaut (de Lyon) (1) et son élève Mollard, avec la forme sénile de *myocardite segmentaire* due à la dissociation des cellules musculaires par suite de la fonte du ciment qui réunit normalement celles-ci.

« La symptomatologie de cette affection, dit M. Huchard (2), reproduit le tableau clinique des cardiopathies artérielles, tel que je l'ai exposé dès 1885, ce qui ne doit pas surprendre ; car cette myocardite segmentaire est le plus souvent un des résultats de la sclérose dystrophique due à l'altération sénile des artères cardiaques. Du reste, la dissocia-

______

(1) J. Renaut. Acad. de méd., 1889

    L. Mollière. *Thèse.* Paris, 1889.

(2) Huchard. Traité clinique des maladies du cœur et des vaisseaux, 1893, p. 156.

tion des fibres musculaires du myocarde ne peut et ne doit
pas être élevée à la hauteur d'une maladie distincte ; elle est
seulement une simple lésion, commune à des états morbides
très divers ; elle se rencontre en effet dans l'asystolie
des cardiopathies valvulaires, dans les cas d'inertie cardiaque (1), dans l'hypertrophie cardiaque consécutive au
mal de Bright ; dans la phtisie pulmonaire, la cachexie cancéreuse, la fièvre typhoïde (2), dans le cœur forcé et le
surmenage (3), enfin chez les sujets prématurément sénili-
sés par les excès, l'alcoolisme, la goutte (4), chez les femmes
enceintes, etc. (5). »

Enfin la seconde théorie, celle de l'inflammation interstitielle du cœur, défendue tour à tour par Meckel, Corvisart,
Britowe, qui la dénommaient *cirrhose cardiaque*; par Fried-
reich, Dittrich, qui placent le point de départ de la maladie
dans le tissu interstitiel du muscle et dans sa prolifération, est
encore, celle de la *myocardite proliférative* de Lancereaux,
interstitielle de Bard et Philippe (6). M. Huchard croit ici
encore retrouver des similitudes : « Ces deux derniers
auteurs, sans nier absolument la sclérose d'origine artérielle,
cherchent à prouver que, dans la plupart des cas, le processus scléreux est indépendant de celui des vaisseaux, et que,
s'il prédomine davantage autour de ceux-ci, c'est parce que
c'est dans cette région que le tissu conjonctif est le plus
abondant. Je ferai remarquer qu'ici encore la symptomatologie de cette *myocardite interstitielle* reproduit celle que

---

(1) RENAUT et LANDOUZY Soc. de biologie, 1877
    J RENAUT. Altérations de myocardite. *Gaz hebd* , 1877
(2) COLBAT Contribution a l'étude des myocardites, etc *Lyon méd.*, 1879.
    DURAND. *Thèse* Paris, 1879.
    CHALOT *Thèse* Paris, 1880
(3) A ROBIN Clin. et thérap , Paris, 1887.
(4) MOLLARD Loco citato
(5) BUDIN et LEGRAND Un cas d'asystolie gravidique. *Progrès médical*,
1889
(6) *Revue de méd* , 1891

j'ai depuis longtemps établie au sujet des cardiopaties artérielles. Il doit y avoir entre tous ces auteurs une différence
d'interprétation au point de vue anatomique, puisque nous
nous rencontrons sur le terrain clinique (1). »

C'est précisément cette identité des phénomènes cliniques
qui permet d'envisager les scléroses cardiaques et vasculaires à un point de vue qui nous conduit à en faire une
étude d'ensemble.

« La pathogénie des scléroses cardiaques ne laisse pas
d'être fort obscure, l'observateur n'ayant à sa disposition,
quoi qu'il fasse, que des lésions établies. Laissons de côté,
vu leur exceptionnelle rareté et leur corrélation discutable
avec les scléroses du cœur, toutes les observations de
myocardite aiguë consécutive à la variole, à la fièvre
typhoïde, et surtout au rhumatisme aigu. Pour cette dernière
affection, il semble acquis que, dans de très rares circonstances, l'infection rhumatismale enflamme largement l'endocarde et le péricarde, et en même temps le myocarde
lui-même, produisant ainsi une variété de cardite, aiguë
d'abord, bientôt chronique et cicatricielle, des plus remarquables. Pour ma part, j'ai pu en observer deux ou trois
exemples indiscutables, affirme M. Letulle.

Ceci dit, ajoute-t-il, le problème se concentre autour de
l'artério-sclérose, le véritable terrain des différentes variétés de scléroses du cœur. Tout d'abord une remarque s'impose : on doit distraire de ce vaste cadre, si mal limité,
toutes les observations d'artérite subaiguë végétante thrombosique, survenant chez des individus jeunes, et se circons-
crivant d'une manière plus ou moins manifeste au niveau des
artères coronaires. Les artérites syphilitiques (pour ne citer
qu'un exemple), capables, lorsqu'elles produisent une aortite
aigue, d'oblitérer l'origine même d'une des deux coronaires,
ou encore de rétrécir un de leurs rameaux importants, lors-

(1) HUCHARD Loco citato, p. 156

qu'elles se développent dans l'intimité du cœur, occasionnent une série de désordres complexes ; ces désordres sont
si éloignés de ceux propres aux cœurs artério-scléreux, qu'il
est sage de n'en point tenir compte à propos de la pathogénie générale des cirrhoses cardiaques.

Ainsi c'est à l'*artério-sclérose* proprement dite, à cette
maladie lente, insidieuse, reliquat possible d'une foule
d'intoxications soupçonnées ou connues (alcoolisme, saturnisme, dyspepsie, goutte, diabète, etc.), qu'il faut s'adresser
pour demander la raison d'être des cardio-scléroses. S'il est
vrai que, dans un grand nombre d'observations, la sclérose
cardiaque s'accompagne de lésions chroniques des artères
coronaires, du tronc de l'aorte ou des autres branches artérielles de l'organisme, cette coïncidence ne saurait être
considérée comme une loi absolue ; elle n'est ni constante
ni nécessaire. Nous savons d'ailleurs qu'au point de vue
microscopique, les vaisseaux du cœur ne sont pas inévitablement atteints dans tous les cas de sclérose myocardique (1). »

Pour résumer les nombreuses discussions qui ont agité
la question de la sclérose cardiaque M. Letulle divise les
explications pathogéniques proposées en deux groupes : les
théories ischémiques et les théories de l'action directe.

Le fait de faire rentrer dans le cadre pathogénique de
l'artério-sclérose les scléroses cardiaques, détruit les
théories ischémiques de ces scléroses, la sclérose dystrophique
de H. Martin limitée à « l'endartérite oblitérante d'un rameau
de la coronaire, artère nourricière du département musculaire qui sera frappé de sclérose », et l'infarctus nécrosique
de Ziegler par endartérite thrombosique du rameau
coronaire ; ceci, dit M. Letulle (2), s'appuyant sur les recherches de tous les auteurs français, constitue « une exception,
un accident des cardio-scléroses, et non la règle ».

---

(1) LETULLE Loco citato, p. 84.
(2) LETULLE. Loco citato, p. 85.

Nous nous trouvons donc réduit à la théorie de l'action directe demandant au tissu lui-même en entier (squelette conjonctivo-vasculaire et cellules contractiles) l'origine et la raison de ses souffrances, résumée aujourd'hui dans les opinions de MM. Brault, Letulle et Nicolle, dans l'interprétation des deux hypothèses qui restent en présence, à savoir : les perturbations pathogéniques qui frappent le tissu conjonctif du cœur (de la même façon, d'ailleurs, qu'elles atteignent le tissu conjonctif des vaisseaux), portent directement leur action sur le squelette interstitiel, ou si elles agissent d'une manière indirecte, morcellent tout d'abord l'élément noble, la fibre musculaire, pour irriter ensuite la gangue.

Le mode d'envahissement dégénératif sur le cœur ne peut pas, dans cette question, avoir grande importance, bien que l'on ait remarqué que les lésions d'adipose et de sclérose ne coïncident guère habituellement sur le même organe et qu'en tout cas chacune d'elles offre une prédilection manifeste pour l'un des cœurs, la graisse s'accumulant dans l'épaisseur du cœur droit, alors que les scléroses frappent presque exclusivement le cœur gauche (1).

Le rhumatisme aigu vrai semble, d'après ce que nous avons dit, pouvoir accepter dans son domaine un processus de dégénérescence qui, par des manifestations dont l'acuité serait en décroissance progressive, arriverait à l'établissement des lésions chroniques de la sclérose. Est-ce donc là une preuve d'une influence diathésique ? Nous ne devons pas oublier ce que nous avons déjà dit de l'influence de l'infection dans l'évolution de la sclérose et des preuves expérimentales qui en ont été données.

La sclérose du cœur pourrait donc être « le résultat d'un travail lent de dégénérescence provoquée par des toxines élaborées dans l'organisme à un moment donné, au cours

(1) Letulle. Loco citato, p. 59

d'une maladie infectieuse : ces toxines, charriées dans le sang, produiraient dans certains cas des effets plus marqués sur le myocarde que sur les autres viscères. Des coupes faites par MM. Charrin (1) et Brault (2) chez des lapins tués à l'aide du bacille du pus bleu, semblent confirmer cette façon de concevoir la pathogénie des dégénérescences chroniques du cœur (3). »

Avant d'abandonner l'examen des lésions qui peuvent être encore, il est vrai, sous la dépendance de l'ischémie d'origine artérielle, mais qui intéressent directement la vitalité du cœur, nous devons dire un mot de cette stagnation lymphatique dont nous avons remarqué la localisation aux régions déclives du cœur, qui sont aussi celles où s'accumule de préférence la graisse.

L'œdème lymphatique du cœur, dont M. Letulle a pu donner les preuves histologiques, trouve sa raison d'être dans la richesse lymphatique du myocarde, si bien étudiée par Ranvier qui montre chaque cellule du myocarde baignant dans la lymphe ; dans son état chronique, elle a été souvent méconnue et décrite comme inflammation interstitielle aiguë, myocardite interstitielle. M. Letulle lui dénie alors toute corrélation avec les phénomènes aigus de l'hyperdiapédèse, et lui reconnaît pour cause l'ischémie excessive du myocarde, due par exemple à l'oblitération de la coronaire à son origine (aortite aiguë), et la stase cyanotique du ventricule gauche secondaire à la sténose mitrale. Mais, le plus souvent, l'œdème lympathique ne passant que progressivement à la chronicité « sitôt que la circulation collatérale ou veineuse du cœur est mise en défaut, la lymphe, suc nutritif de la myosine, se trouve aussitôt adultérée ; il en résulte que la vie même du cœur est menacée. Dilatation des cavités, diminution ou augmentation de la tension sanguine intra-cardiaque, inflammation

---

(1) Charrin. La maladie pyocyanique Paris, 1889, Cong de Berlin, 1890
(2) Brault. Soc. anat., 1890.
(3) Wurtz Loco citato, p. 228

aiguë de l'une des séreuses du cœur ou même du muscle, comme cela s'observe dans nombre de maladies aiguës, voilà, sans détails, autant de causes de gêne circulatoire, et, par suite, de stase lymphatique interstitielle, pour le myocarde.

Ces causes accidentelles éteintes, tout peut et doit rentrer dans l'ordre. Mais, quand une lésion chronique s'est définitivement installée dans l'intimité de l'organe, qu'il s'agisse d'une affection valvulaire, d'une symphyse cardiaque, ou d'une altération progressive de la substance contractile, alors la stase de la lymphe intervient inévitablement ; elle va jouer un rôle pathogénique dans la série des lésions consécutives (1). »

L'anatomie pathologique peut paraître se trouver quelquefois en désaccord avec certains faits cliniques ; la raison n'en est-elle pas dans la différence du terrain sur lequel on opère ; l'anatomie pathologique, c'est le cadre hospitalier qui la fournit, l'organisme du travailleur qui a subi les à-coups et les fatigues de son métier, et n'a pas toujours trouvé les matériaux de réparation dans une alimentation suffisante ou bien appropriée, dont les écarts de régime, on peut souvent dire presque habituels, ont été ceux de l'alcoolisme, et d'un alcoolisme inférieur par la qualité des liquides absorbés ; ce n'est pas le terrain des virulences diathésiques d'ordre alimentaire, comme celui qu'offre la goutte, ·maladie des écarts de régime, habituels aussi, mais d'ordre d'emmagasinement de substances alimentaires riches et d'une virulence spéciale (2).

En tout cas, en tant que travail de dégénérescence, c'est toujours de la nutrition de l'organe qu'elle dépend ; ce sont les viciations de nutrition qui l'autorisent ; ce sont peut-être des virulences individuelles qui se combineront aux toxicités d'origine microbienne dans la préparation du terrain d'évo-

---

(1) LETULLE. Loco citato, p. 60.
(2) HUCHARD. *Revue de méd.*, 1892.

lution ; c'est certainement aux phénomènes de cette nutrition que l'œuvre thérapeutique devra s'adresser, soit pour relever les forces de défense lors des premières attaques, soit pour enrayer les progrès de l'invasion lorsque les frontières auront cédé.

CHAPITRE IV

NATURE ET ÉVOLUTION DES AFFECTIONS VASCULAIRES
LEURS TENDANCES A LA CHRONICITÉ

A. Artérites et artério-sclérose. — Appareil circulatoire et localisations morbides. — Lésions vasculaires : rétrécissement, dilatation, rupture, localisation. — Altérations du sang; coagulation; hydraulique, pression artérielle; sténose et spasme; modifications du pouls et du rythme cardiaque; anémie et congestion. — Troubles viscéraux, polyurie, oligurie. — Artério-sclérose lesions des petits et des gros vaisseaux, endartérite, endartérolite, athérome; anatomie pathologique ; théories inflammatoire, dégénérative, dystrophique ; atherome et artérites aigues ; artério-sclérose, maladie généralisée, proteiforme; scléroses isolées et associées (théories du retentissement fonctionnel, des dyscrasies sanguines, arterielles). — Artério et phlébo-scléroses. — Sclerose et néphrite artérielle. — Sclérose et thérapeutique. — Distribution de la sclérose. — Pathogénie : traumatisme ; intoxications, hypertension ; surmenages . intellectuel, moral. physique, goutte ; arthritisme; infections; action nerveuse; rhumatisme aigu et chronique. — Artérite et phlébite. — Artérite et coagulation — Artérite aiguë, anatomo-pathologie. — Artérite et infections ; histologie artérielle; nutrition ; processus inflammatoire. — Artérite syphilitique. — Rôle des vasa-vasorum, plaque gélatiniforme ; chronicité. — Thrombose, gangrène, guérison, sclérose. — Infections. fièvres éruptives, tuberculose. — Artérite pariétale. — B Phlébites et phlébo-sclérose. — Cœur et fonctions motrices, artère et contractilité ; capillarité; canaux de dérivation ; activité circulatoire périphérique , lenteur circulatoire veineuse; cœur veineux plantaire. — Varices et vices de nutrition ; dilatation. — Attitudes physiologiques · repos et mouvement. — Varices : par distension forcée, par atonie; localisation; varices de la grossesse ; varices et sclérose ; phlébite chronique; phlébite sténosante; erethisme veineux, varices et sciatiques, anatomo-pathologie des varices ; calcification; adhérences, phlebite variqueuse traumatique ; ulcérations et phlébites variqueuses infectieuses; phlébite variqueuse spontanée thrombosique ou périphlébite; troubles de nutrition ; topographie des varices — Phlébites chroniques. — Phlebite aigue; historique · la théorie inflammatoire et la théorie de la thrombose, leurs auteurs ; lois de Lancereaux, points morts; Vulpian, la réaction actuelle repose sur l'expérimentation. — Anatomie pathologique. — Phlebite septique, suppurative , thrombose aigue; altérations et lésions endothéliales macroscopiques adhérences du caillot, dépoli granuleux et épaississement des tuniques, bourgeon endophlébitique interne ; rôle des vasa-vasorum. — Histologie : phlébite et périphlébite; période pré-oblitérante; endophlébite insulaire; progression. — Phlébite atténuée et hyperseptique; oblitération. — Localisations, lois de Lancereaux et cœur veineux plantaire. — Formes cliniques, varices et phlébites aseptiques et septiques. — Etiologie : thrombose marastique, phlébites infectieuses, constitutionnelles, spontanées, chirurgicales — Acte infectieux direct;

adultération sanguine ; phlébites constitutionnelles — Phlébite rhumatismale , historique , état actuel de la question — Phlébites du rhumatisme subaigu et chronique, de la goutte, phlébites constitutionnelles — Terrain d'observation de clinique thermale. — Fluxions rhumatismales et congestions goutteuses ; périphlébites rhumatismales et endophlébites goutteuses , goutte veineuse ; rhumatisme veineux ; arthritisme veineux — Phlébites spécifiques, tuberculeuses, cancéreuses, syphilitiques. — Thromboses des cachexies. — Varices, phlébite et sciatique. — Impotence et douleur , éréthisme et induration, troubles trophiques — Troubles nerveux précoces et tardifs — C THROMBOSES ET ŒDÈMES. — Historique. — Expérimentation, genèse thrombosique, contribution des parois ; formations thrombosiques, rôle des altérations du sang. — Fibrine et leucocytose, urée, acétone, micro-organismes et métastases, toxines et virulences, taux de coagulabilité, évolution du caillot — Œdèmes mou et blanc, dur, marche de l'œdème , œdème précoce et tardif , œdème et thrombose ; évolution œdémateuse, circulation collatérale. — Rôles diathésiques et infectieux dans les phlébites.

A. — ARTÉRITES ET ARTÉRIO-SCLÉROSE

« Toute lésion préalable de l'appareil circulatoire favorise la localisation des causes morbides, » a écrit M. Achard ; la pathogénie de l'endocardite en fournit la preuve à la fois par l'observation chez l'homme et par l'expérimentation. Les effets que produisent sur l'appareil circulatoire les différentes causes pathogènes, portent non seulement sur les organes qui le constituent, mais aussi sur leur contenu sanguin.

Dans les vaisseaux, les lésions inflammatoires et dégénératives que ces causes déterminent sur leurs parois, peuvent amener le rétrécissement des conduits, ou plus fréquemment leur dilatation, ou parfois leur rupture. Elles peuvent siéger dans tous les points de l'appareil ; mais celles des petits vaisseaux sont liées d'une façon tellement étroite aux maladies des tissus et des organes auxquels ils se distribuent, qu'il est impossible de les en distraire.

Au cœur, ces lésions, lorsqu'elles siègent sur les orifices valvulaires, ont des conséquences mécaniques qui peuvent retentir sur tout l'ensemble de la circulation. Tantôt elles produisent le rétrécissement de l'orifice malade, tantôt elles mettent obstacle à sa parfaite occlusion et entraînent son insuffisance.

Quant aux altérations du sang, ce sont d'abord des altérations primitives qui peuvent entraîner certaines lésions de ces conduits ; ce sont ensuite des altérations secondaires. La plus importante est la coagulation du sang dans les voies circulatoires (thrombose). Cette coagulation a pour conséquence le transport possible de caillots par *embolie*, des accidents d'origine mécanique, produits par l'oblitération d'une portion plus ou moins étendue et plus ou moins importante du champ circulatoire, et souvent en outre des accidents spécifiques, lorsque le caillot migrateur est chargé de microbes ; l'embolie est alors un moyen de dissémination des agents pathogènes, et la lésion locale devient infectieuse.

Des accidents d'un autre ordre sont déterminés, non plus par des altérations histo-chimiques du sang, ni par des lésions anatomiques des conduits qui le renferment, mais par des troubles qui surviennent dans l'hydraulique de la circulation. Ces troubles consistent dans les modifications qu'éprouve la pression de la masse sanguine et dans l'inégalité de sa répartition parmi les divers territoires de l'appareil.

Les modifications de la pression sanguine varient souvent d'une façon inverse dans les artères et dans les veines ; le syndrome asystolie est l'expression d'une semblable inversion ; il résulte de l'exagération de la tension veineuse avec abaissement de la tension artérielle. Ce sont surtout les modifications de la pression sanguine dans les artères, qui présentent un intérêt pathologique. L'excès de cette pression est la conséquence de tout ce qui diminue la capacité des conduits artériels, et, par conséquent, de la sténose congénitale des artères, des lésions d'artério-sclérose un peu étendues ; on l'observe aussi dans le saturnisme, dans les néphrites chroniques où l'hypertrophie cardiaque joint son action à celle des altérations artérielles ; peut-être aussi le spasme des artérioles joue-t-il parfois un certain rôle. L'abaissement de la pression artérielle résulte des conditions inverses, qui sont réalisées notamment dans les fièvres infectieuses.

Ces modifications de la pression entraînent comme conséquence diverses modifications du rythme cardiaque et du pouls ; elles produisent aussi certains troubles viscéraux, dont l'un des plus remarquables intéresse la sécrétion urinaire ; l'élévation de la pression artérielle donne lieu à la polyurie, son abaissement à de l'oligurie.

La diminution de l'irrigation sanguine produit *l'anémie* du territoire correspondant. Elle résulte d'une compression, d'un rétrécissement dû à des lésions pariétales, d'une obstruction par thrombose ou embolie, ou encore d'un spasme des artères ; elle peut aussi être l'effet d'un trouble apporté aux fonctions motrices du cœur gauche, par exemple, dans les lésions de l'orifice aortique ; l'anémie est alors générale. L'excès du sang dans une portion du champ circulatoire produit la *congestion* ; celle-ci peut être active (fluxion) lorsque ces parties reçoivent par les artères une quantité de sang surabondante ; par exemple lorsque les vaisseaux sont dilatés par action nerveuse (paralysie des vaso-constricteurs, excitation des vaso-dilatateurs), ou bien elle est passive (stase) lorsqu'il existe un obstacle mécanique au retour du sang vers le cœur, tel qu'une obstruction ou une compression des veines, ou encore une gêne de la déplétion du cœur droit, par exemple dans l'insuffisance tricuspide.

Ces troubles qui portent sur la répartition du sang dans les diverses parties de l'appareil circulatoire, se traduisent par des symptômes qui varient suivant l'étendue, et surtout l'importance fonctionnelle des organes atteints ; aussi leur histoire appartient-elle à l'histoire des maladies de ces organes (1). »

Tel est l'ensemble des troubles fonctionnels constitués par les affections de l'appareil cardio-vasculaire, et dont la localisation en un point quelconque de son système peut et

---

(1) Achard. Manuel de méd., t. II, 1893, p. 6.

doit, pourvu qu'elle soit suffisante, réagir sur tout le reste
du système. Ce qui est vrai pour le cœur l'est donc aussi
pour les vaisseaux, et de même qu'une lésion cardiaque
peut amener une hypertension ou une hypotension dans le
réseau vasculaire, de même les variations de tension de
celui-ci réagissent sur le cœur qu'elles fatiguent et dont
elles peuvent consécutivement produire des lésions.

Un obstacle circulatoire placé sur un des gros vaisseaux,
tout près du cœur, aura certainement une influence très
grande sur celui-ci, par les efforts auxquels il l'obligera ;
mais un obstacle généralisé dans un département un peu
important de la circulation, comme celui du poumon pour
la petite circulation, ou encore du foie ou du rein pour
la grande, devra avoir une importance de retentissement déjà considérable. Que sera-ce donc si l'obstacle se
généralise à tout l'arbre vasculaire, s'il est maladie générale
de tout ce réseau, bien plus s'il atteint lui-même la vitalité
de l'organe central? Or telle est l'importance de l'artério-
sclérose, artério-fibrose, que caractérise une lésion plus ou
moins généralisée des petits vaisseaux viscéraux, aussi bien
que celle des vaisseaux les plus importants, et qui se relie
comme nous l'avons dit à la sclérose cardiaque. C'est par
les différents troubles qu'elle détermine du côté des viscères, rein, cœur, cerveau, etc., qu'elle est surtout intéressante ; mais elle produit aussi de graves lésions du côté des
gros vaisseaux, et nous avons vu son action de dégénérescence sur le cœur.

Enfin nous venons de dire que c'est elle qu'intéressent
surtout ces phénomènes de tension vasculaire dont l'effet,
comme causalité ou comme résultante de la morbidité, a
donné lieu à tant d'interprétations diverses.

Quelle est donc cette lésion de l'artério-sclérose, et
d'abord de l'athérome qui, pour certains, la relie à l'artérite
aiguë par un processus inflammatoire, qui, pour d'autres,
n'est qu'un seul et même processus essentiellement chronique ?

« Sous le nom d'*athérome artériel* on désigne une altération, le plus souvent généralisée, du système artériel, se caractérisant par un épaississement de la paroi du vaisseau, et souvent par une transformation calcaire de celle-ci ; l'artère est tortueuse, dilatée, variqueuse, et, suivant la prédominance de telle ou telle lésion, on a voulu distinguer deux types : l'*endartérite déformante* et l'*artérite généralisée variqueuse* (Lancereaux) ; ce ne sont cependant que des lésions de même ordre, de même nature et qui peuvent se combiner entre elles.

Sous le nom d'*artério-sclérose*, dénomination qu'en clinique on prend souvent indifféremment pour désigner l'athérome, il faut entendre une lésion qui porte, non plus sur les gros vaisseaux ou les artères de moyen calibre, comme dans l'athérome, mais qui atteint surtout les petits vaisseaux, et en particulier les petits vaisseaux viscéraux ; c'est une endartérite ou endartériolite, avec épaississement scléreux de la tunique interne, et que l'on peut, en raison de ses tendances, appeler endartérite oblitérante.

Ces deux lésions cependant, artério-sclérose et athérome, si différentes au premier abord, ne sont, nous le verrons, que les manifestations d'un même état morbide sur le système vasculaire ; bien plus, l'athérome lui-même, qui est une lésion des gros vaisseaux, ne serait que la manifestation clinique de l'artério-sclérose des vasa vasorum de ces vaisseaux. La lésion essentielle, primitive, c'est l'artériosclérose, la lésion secondaire c'est l'athérome artériel.....

Les uns, depuis Morero, Broussais, Frayer, Bouillaud, Virchow, et surtout M. Lancereaux, admettent que l'athérome représente l'inflammation chronique des artères ; c'est un *processus inflammatoire* qui se caractérise au début par une prolifération, dans la tunique interne au voisinage de l'endothélium, d'éléments embryonnaires ; à côté de ces éléments jeunes, on trouve encore des cellules plus grandes, fusiformes, étoilées, comme le sont les cellules à l'état normal ; dans un second stade, ces cellules, étant privées d'un apport nutritif suffisant, subissent la dégénérescence graisseuse, puis calcaire.

D'autres, parmi lesquels il faut citer surtout Laënnec, puis Andral et enfin Cornil et Ranvier, admettent que la lésion est toujours au début une lésion de dégénérescence, de nécrobiose de la couche la plus profonde de l'endartère (1). »

Hip. Martin explique là lésion athéromateuse par une endartérite des vasa vasorum; jamais, dit-il, la lésion de l'artère nourricière de la région dégénérée ne fait défaut, si l'examen en est pratiqué avec soin. Cette endartériolite est caractérisée par la prolifération de la tunique interne et l'épaississement des autres parois; c'est une endo-vascularite proliférante.

« C'est par la face profonde de la tunique externe que pénètrent, on le sait, les artérioles nourricières de la paroi du vaisseau. Or, si on examine attentivement toutes ces fines artères qui cheminent en tous sens dans un tissu conjonctif, d'ailleurs normal, on les trouve généralement saines à l'exception de celles qui correspondent au foyer athéromateux. A ce niveau, l'artériole nourricière de la région dégénérée présente, surtout lorsqu'elle a été sectionnée bien perpendiculairement à son grand axe, une belle *endartérite proliférative* qui, dans le cas où le foyer athéromateux est réduit à l'état de caverne, oblitère presque entièrement la lumière du vaisseau, de façon à rendre à peu près impossible la circulation sanguine à ce niveau. C'est là une lésion qui ne fait jamais défaut, mais elle est quelquefois difficile à constater, et il est bon d'être prévenu afin de ne pas la laisser passer inaperçue (2). »

Ainsi se sont affirmées les trois théories qui ont voulu expliquer l'athérome artériel par des processus *inflamma-*

---

(1) A. PETIT. Traité de méd., t. V, 1893, p. 397.

(2) H. MARTIN. *Revue de Méd.*, 1881. Athér. art. gén. Acad. de méd., 1882.

-*toire, dégénératif, dystrophique*, du dernier desquels M. Huchard s'est institué le défenseur.

Ce que l'étude histologique a permis de bien établir, c'est que : « Dans l'artérite chronique des petits vaisseaux, on constate que la tunique interne est considérablement épaissie, et qu'au lieu d'être représentée par une couche très mince, très fine, elle est constituée par une membrane pouvant atteindre à elle seule l'épaisseur des autres tuniques réunies. Cette couche est formée par les éléments enflammés et multipliés qui se transforment d'abord en corps fusiformes, puis en amas de tissu fibreux ; d'autres fois, cet épaississement se fait d'une façon un peu irrégulière et forme de véritables excroissances fibreuses, ou fibro-sarcomateuses, faisant saillie dans l'intérieur du vaisseau.

Quelquefois l'épaississement n'est pas exclusivement localisé dans la tunique interne ; bien plus, il est prédominant dans la tunique moyenne ;... la couche musculaire elle-même peut être notablement épaissie (Ewald, Senator, Brault) par une véritable hyperplasie des fibres-cellules musculaires (1), mais ce ne sont que des faits accessoires ; par ses caractères principaux l'artério-sclérose, ou artérite des petits vaisseaux, est, on le voit, une *endartérite ;* c'est en outre une endartérite *oblitérante*, que l'on peut appeler encore endartérite *progressive...* Les liens qui rattachent l'athérome proprement dit à l'artério-sclérose sont nombreux, et il est logique d'admettre que ce sont là des lésions de même ordre ou plutôt que la lésion primaire essentielle est l'artério-sclérose, et que l'athérome n'en est qu'une manifestation ; ce que l'anatomie pathologique démontre ainsi, la clinique l'avait depuis bien longtemps laissé supposer (2). »

Mais ces lésions de l'athérome ne sont pas toujours à l'état de pureté ; et par là on retrouve le lien entre les

____

(1) LETULLE. De l inflammation. *Arch. gén. de méd* . 1892.
(2) A. PETIT. Loco citato, p. 403.

artérites aiguës et chroniques par une phase subaiguë qui rend les transitions insensibles eu égard au peu d'acuité, à l'insidiosité d'un grand nombre d'observations recon= nues aiguës surtout par le fait de leurs lésions histolo- giques.

« Les artérites chroniques ont une allure progressive quel- quefois si accusée que, même au point de vue clinique, un certain nombre de cas pourraient rentrer dans le cadre des inflammations subaiguës de l'endartère.

Malgré ses diversités d'aspect, l'artérite chronique est une, considérée au point de vue de la pathologie générale : elle se caractérise par une inflammation, une transformation fibroïde des parois vasculaires. Il est inutile d'ajouter que, dans la série des lésions, c'est l'endartère qui doit tenir la première place, puisque, suivant les circonstances ses lésions sauront respecter, modifier ou supprimer le courant san= guin.

Selon le siège des lésions inflammatoires, l'artérite chro- nique est couramment désignée par des termes différents. Au niveau de l'aorte et des gros troncs artériels, c'est l'athé- rome, avec ses différentes formes macroscopiques que nous verrons plus loin ; sur les artères de petit calibre, et en particulier sur les artérioles, l'artérite chronique devient l'artério-sclérose. D'ailleurs, dans la pratique journalière, les termes d'artério-sclérose et d'athérome sont volontiers confondus, employés indifféremment.

La pathologie générale, plus éclectique, les utilise d'ail- leurs et démontre que l'artério-sclérose n'est jamais une maladie uniquement circonscrite au système artériel, puis- qu'elle atteint aussi les autres vaisseaux. Elle démontre encore que l'artérite chronique généralisée s'accompagne souvent d'autres lésions, également chroniques, non seule- ment des différents départements du tissu conjonctif (vari- ces, ostéo-arthrites), mais encore de la plupart des tissus et des viscères (dilatation cardiaque, emphysème pulmonaire, néphrite chronique, ramollissement cérébral).

Les placards d'artérite aiguë (plaques gélatiniformes) s'entremêlent d'ordinaire avec les îlots d'athérome (1). »

Ces processus anatomo-pathologiques doivent naturellement retrouver leur contrôle dans l'étude des faits cliniques. « Ce qui frappe dans l'histoire de l'artério-sclérose, dit M. Huchard, c'est la variété de ses aspects : elle porte son action sur le système artériel tout entier ; tous les organes de l'économie peuvent être atteints. C'est ce qui avait si bien fait dire à Fabre (de Marseille) : Il n'y a pas de maladie plus protéiforme que l'artérite (2). »

Protéiforme, elle l'est en effet par son siège, elle l'est aussi par ses accidents, car elle se traduit ici par l'hémorragie ou le ramollissement cérébral, là par des gangrènes, ailleurs par les cirrhoses, produits des scléroses viscérales.

A côté des scléroses isolées, c'est-à-dire n'atteignant qu'un seul organe de même que le processus peut se localiser tout entier aux gros vaisseaux artériels, à l'aorte par exemple, il existe de véritables scléroses associées qui ont autorisé les théories des retentissements fonctionnels, que la lésion cardiaque fût primitive (Rayer, Bamberger), ou que le rein fût le premier en cause (Dickinson, Grainger, Stewart) ; puis les théories des dyscrasies sanguines : irritation par adultération sanguine due à la néphrite (Bright), ou exagération de la tension artérielle, par disparition des capillaires des reins (Traube) ; enfin les théories artérielles de l'athérome (Kirkes), de la dégénérescence hyaline des réserves capillaires (Gall et Sutton), de l'hypertrophie de la tunique musculaire des vaisseaux par effort de la gêne circulatoire due à la rétraction rénale (Johnson), par l'élévation de la tension artérielle (Gordon, hypertension de Huchard), enfin par névrose réflexe du cœur (Gilewski et Oscar Weitling).

---

(1) Letulle Anat. path., p 164.

(2) Huchard. Traité clin. des maladies du cœur et des vaisseaux, 1893, p 86

La généralisation de l'évolution scléreuse non seulement à tout l'arbre artériel, mais encore au système veineux où le processus peut précéder, accompagner ou suivre celui du système artériel, a fait dire à M. Huchard (1) que l'artériosclérose devait être envisagée d'une façon très générale au point de vue de la généralisation et de l'ubiquité de ses lésions dans les départements les plus divers et les plus éloignés de l'organisme.

Cette généralisation impose son retentissement aux fonctions des divers organes ; en 1871, M. Lancereaux écrivait : « Il n'existe pas, à vrai dire, de maladie des reins, et l'altération de ces organes est l'expression anatomique d'une maladie plus générale (2) ; » M. Huchard a ajouté : « La néphrite interstitielle, avant d'être une maladie des reins, est une affection de tout le système cardio-artériel ; aussi, pour en expliquer la vraie nature, faut-il substituer au nom de néphrite interstitielle celui de *néphrite artérielle* ; en un mot, la cardiopathie artérielle comme l'affection rénale dépendent d'une lésion commune qui les domine, et cette lésion c'est l'artério-sclérose. Debove et Letulle n'ont pas dit autre chose en affirmant que les néphrites et myocardites scléreuses sont les « coeffets d'un état général et d'une sorte de diathèse fibreuse » ; ils ont admis que le cœur subit les mêmes altérations que les artères, que la sclérose dans ce premier organe envahit plus spécialement les piliers du ventricule gauche, pour s'étendre de là au cœur droit, fait anatomique qui ruine absolument la théorie mécanique de Traube. L'hypertrophie du cœur n'était plus seulement motivée par la nécessité de vaincre un obstacle rénal, comme le voulait Traube, elle avait sa raison d'être dans un obstacle *intra-pariétal*, dans la sclérose cardiaque elle-même.

Féconde en applications cliniques, puisqu'elle permet de comprendre dans les affections scléreuses du type rénal les

(1) Huchard. Loco citato, p. 93.

(2) Lancereaux. Loco citato.

lésions si fréquentes qui relient le cœur au rein et réciproquement, cette théorie n'en est pas moins féconde au point de vue de la pathologie générale. Dès lors, on comprend que les lésions cardiaques et rénales procèdent de la même origine, d'une origine vasculaire. Si ces considérations ne s'appliquent pas seulement à la pathologie cardio-rénale, elles sont encore vraies pour d'autres organes et d'autres maladies (cérébrale, gastrique, hépatique, etc.) (1); » et ainsi la maladie étend son vaste domaine sur tous les organes.

La conclusion clinique en est que toute cette pathologie dérive de la même maladie artérielle, l'artério-sclérose. « Ces considérations ne sont pas d'ordre purement spéculatif, elles ont une portée plus étendue, un intérêt plus pratique et plus direct : la thérapeuthique les revendique, car on doit les utiliser pour établir que la médication doit viser, non pas tel ou tel organe malade, mais tout un système anatomique, le système artériel (2), » on pourrait même dire le système circulatoire dans son ensemble, s'il peut se trouver une thérapeutique appropriée, ou plutôt s'il est possible de leur approprier une thérapeutique générale.

« Si l'artério-sclérose est une maladie de généralisation, elle a cependant ses territoires de prédilection dont M. Huchard a établi le degré de fréquence, le premier rang étant occupé par l'aorte et ses branches. Une conclusion s'impose à l'esprit, remarque M. Letulle : le traumatisme exercé par l'ondée sanguine sous pression joue un rôle dans le mécanisme des désordres inflammatoires. La longue série, encore incomplètement connue, des causes toxiques, pathogènes de l'artérite, ne viendrait qu'ensuite.

A ce point de vue, les intoxications aiguës, conséquence des maladies infectieuses, ont autant d'importance que la goutte, le saturnisme, le diabète, le rhumatisme ou la dys-

_____

(1) Huchard. Loco citato, p. 88.
(2) Huchard. Loco citato, p. 93.

pepsie, ces sources multiples de poisons transportés par le sang. L'arthritis de nos pères, l'herpétisme de Lancereaux, la scrofulo-tuberculose, l'impaludisme et la syphilis, se rangent à côté de causes plus discutées, comme l'alcoolisme, l'absinthisme, le tabagisme.

Cependant, l'hérédité de l'artério-sclérose apparaît à d'autres comme une cause unique, vraiment indiscutable, comme une variété de l'hérédité arthritique (aortisme héréditaire de Huchard). Enfin les troubles dyspeptiques chroniques (perturbations du chimisme gastrique) et les troubles fonctionnels du rein, précurseurs de la néphrite chronique atrophique, paraissent à nombre d'auteurs contemporains la source la plus certaine des poisons irritants de l'endartère (1). »

D'un autre côté, si l'ondée sanguine peut exercer un traumatisme sur les premières voies artérielles, les hypertensions généralisées reconnaissent aussi les causes que M. Huchard a invoquées ; de toutes récentes expériences viennent encore le démontrer.

MM. A. Binet et M. Vaschide ont répété pendant trois mois des expériences sur six sujets à l'étude du sphygmomanomètre et en employant le procédé de la pression graduelle avec adjonction d'un appareil à poids. Leurs résultats ont été qu'en moyenne une douleur forte augmente la pression de 15 millimètres de mercure ; des excitations sensorielles fatigantes et un calcul mental difficile, de 20 millimètres ; des émotions spontanées très vives, tristes ou agréables, de 35 millimètres. Toutes ces expériences de psychologie ont donc provoqué une augmentation de pression sanguine ; pour ne pas généraliser indûment cette proposition, ces auteurs ont donné à chacune de ces expériences une durée maxima de quatre minutes. De même, un effort musculaire très fatigant (soulèvement d'une jambe

---

(1) LETULLE. Loco citato, p. 174,

pendant quatre minutes), sans suspension de la respiration, augmente la pression de 35 millimètres, tandis que si l'effort est accompagné d'une suspension de la respiration la pression s'abaisse légèrement (1).

Ceci pourrait donc venir à l'appui de l'opinion de M. Huchard, qui avance, en effet, que les émotions sont les causes les plus fréquentes du développement de l'artério-sclérose en général, et de l'artério-sclérose du cœur en particulier, tout l'arbre circulatoire entrant en contraction sous l'influence d'une émotion. Des émotions prolongées ou subintrantes créent un état presque permanent de spasme vasculaire et d'hypertension artérielle ; or, d'après 'M. Huchard, celle-ci est la cause prochaine de l'artério-sclérose. « Quelques faits observés récemment, dit M. Marfan, nous portent à accepter l'influence du surmenage passionnel sur les vaisseaux ; des sujets jeunes, sans aucun antécédent héréditaire ou personnel, sans taré diathésique, toxique ou infectieuse connue, ont présenté de l'artério-sclérose à la suite de malheurs, d'émotions et de déceptions de toute sorte...

Mais l'ingénieuse explication proposée par M. Huchard nécessite de nouvelles recherches. Nous savons que les actes physiques qui accompagnent l'attention, avec ou sans émotion, sont des actes d'excitation inhibitoire ou dynamogénique, suivie de dépression proportionnelle. Et si nous ne considérons que le résultat final, les recherches de M. Ch. Féré et M. S. Chéron (2) contredisent celles de M. Huchard ; d'après ces auteurs, le surmenage mental sous toutes ses formes a pour effet d'abaisser la tension artérielle ; et l'hypotension serait même, d'après Chéron, le lien commun qui unit le surmenage mental aux divers états morbides qu'il engendre. Enfin, pour M. Charrin (3), ce sont

---

(1) Académie des sciences, 4 janvier 1897.

(2) S Chéron. Introduction à l'étude des lois de l'hyperthermie. Paris, 1893.

(3) Charrin. Aperçu général sur l'étiologie. *Semaine méd* , 1893, p. 357.

surtout les -oscillations fréquentes de la pression, de la vitesse du sang sous l'influence des émotions, qui fatiguent à la longue le cœur et les vaisseaux (1). »

Pour d'autres, le surmenage physique chronique expliquerait la fréquence de l'artério-sclérose chez les sujets dont les professions exigent un grand déploiement de force. « Le surmenage chronique produirait une auto-intoxication chronique, latente pendant longtemps, mais dont un des effets éloignés serait la sclérose artérielle. Ce qui rend cette assertion discutable, c'est d'abord la difficulté de faire la part des infections et des intoxications auxquelles le sujet a pu être soumis pendant son existence ; et c'est ensuite que d'autres auteurs attribuent au surmenage intellectuel et au surmenage moral une influence au moins égale à celle du surmenage physique (2). »

Il ne nous paraît en effet pas possible de ne pas faire une large part aux toxicités de quelque ordre qu'elles soient, et d'abord il faut admettre que les sujets soumis à un surmenage d'efforts physiques sont très généralement adonnés à des habitudes alcooliques pour la classe ouvrière, souvent aussi de gros mangeurs pour une classe plus élevée. De plus, il est difficile de ne pas reconnaître les liens de l'artério-sclérose et de l'arthritisme, de la goutte en particulier.

« Un certain nombre de goutteux, dit M. Rendu, versent vers l'artério-sclérose. La lésion fondamentale de la goutte chez eux se traduit par de l'artérite chronique, avec les lésions irritatives et destructives qui en sont la conséquence. De là tendance aux troubles circulatoires, à l'hypertrophie du cœur, aux scléroses viscérales et tout particulièrement à la sclérose rénale (3). »

L'artério-sclérose et l'athérome s'observent tout d'abord avec une extrême fréquence chez certains individus rentrant

---

(1) MARFAN. Traité de pathog., t. Ier, p. 5o6.

(2) MARFAN. Loco citato, p. 487.

(3) RENDU. Traité de thérap., fasc. 1, p. 72.

dans la grande classe de ceux qu'on a, désignés du nom d'*arthritiques*, d'*herpétiques* (Lancereaux), car le rhumatisme chronique est une des manifestations de cette grande diathèse, mais il n'y aura rien d'étonnant à ce qu'on voie figurer à côté, comme causes athéromigènes ou sclérogènes, tous les autres termes de ce grand ensemble morbide, la goutte, le diabète, etc.

Cette disposition générale de l'organisme que nous désignons sous le nom d'arthritisme est, avant tout, une disposition manifestement héréditaire ; « Il n'est donc point surprenant que les lésions artérielles puissent quelquefois présenter les apparences d'une *maladie héréditaire ;* en réalité, ce n'est pas de l'athérome qu'hérite le fils d'un athéromateux, mais bien de l'arthritisme de son père. C'est une hérédité qui, d'après Huchard, paraîtrait parfois plus directe encore puisqu'on verrait de bonne heure, chez les enfants d'artério-scléreux, apparaître des lésions aortiques ; il propose de désigner cette lésion sous le nom d'*aortisme héréditaire.*

Il faut placer, à côté de l'arthritisme, les intoxications comme conditions étiologiques de l'artério-sclérose, mais lorsqu'il s'agit d'intoxications lentes et prolongées (1). »

Enfin, après d'autres causes (alcoolisme, saturnisme, tabagisme), il existe tout un ensemble de causes dont la pathogénie est difficile à donner, mais qui n'en sont pas moins évidentes ; tel est le *surmenage*, soit *physique* comme on l'observe dans certaines professions nécessitant un exercice musculaire, soit *intellectuel* ou *moral.* Quand à ces causes viennent se joindre des *excès alimentaires*, l'*abus de la bonne chère*, le développement de la lésion artérielle s'explique encore plus facilement, Il n'est pas rare, en effet, d'observer l'artério-sclérose et l'athérome chez des hommes jeunes encore, indemnes souvent de toute tare héréditaire, goutteuse ou autre ; ceux qui en sont atteints dans ces condi-

---

(1) A. Petit Loco citato, p. 406.

tions sont précisément ceux que leur genre de vie a voués à un surmenage exagéré, préoccupations morales de toute espèce, excès de fatigues, veilles prolongées, abus des plaisirs, etc. L'artério-sclérose est souvent la maladie des joueurs, des spéculateurs, souvent aussi celle des médecins, dont la profession n'est exempte ni de surmenage physique, ni de préoccupations morales.

« Nous ne croyons pas qu'il faille invoquer l'existence antérieure de maladies aiguës pour expliquer l'artério-sclérose généralisée ; la maladie infectieuse produit des lésions localisées de l'endartère ; celles-ci ne se généralisent pas. Qu'on mette sur le compte d'une artérite infectieuse des lésions de l'aorte, ou des coronaires, ou des artères du myocarde (Landouzy et Siredey), rien n'est plus logique ; la chose semble moins vraisemblable si l'on veut étendre cette étiologie à une lésion vasculaire aussi généralisée que l'artériosclérose (1). »

Il est probable que le système nerveux joue aussi un rôle important dans la genèse des lésions artérielles ; il exerce d'abord une action trophique sur l'artère. Giovanni, après avoir sectionné les cordons du grand sympathique cervical chez un chien, observa plus tard des taches athéromateuses de la crosse de l'aorte et des lésions de l'aorte descendante:

Huchard (2) a rappelé récemment avoir signalé des lésions athéromateuses très prononcées sur les artères du bras d'un individu qui avait souffert antérieurement de névralgie brachiale du même côté

Si l'existence des nerfs trophiques peut encore être discutée, il n'en est pas de même des nerfs vaso-moteurs. Ceux-ci, en dilatant et resserrant les vaisseaux, les petits capillaires, sont les véritables régulateurs de la circulation générale. Or, ils subissent constamment des changements

---

(1) A. Petit. Loco citato, p. 407.
(2) *Gaz. hebd. de méd. et de chir..* 1892.

brusques de diamètre. Les influences nerveuses, physiques, morales et psychiques, les émotions, produisent des différences de pression sur les petits vaisseaux, et nul doute que ces divers phénomènes fréquemment répétés né puissent produire des lésions vasculaires. En tout cas, au point de vue clinique, M. Huchard s'est efforcé de démontrer que le spasme des artérioles, déterminant l'hypertension artérielle, était un phénomène précoce de l'artério-sclérose, et qu'il précédait souvent de longtemps la lésion matérielle proprement dite. Il admet en outre que ce spasme, cette hypertension connue et décrite depuis longtemps dans la néphrite interstitielle par Gull et Sutton, Mohamed et Jonhson, n'appartient pas exclusivement à cette maladie, mais que c'est un des symptômes importants de l'artério-sclérose dont la néphrite n'est qu'une des manifestations.

Le spasme vasculaire agirait ici, d'après Thomas, parce que lorsqu'il y a obstacle et ralentissement au cours du sang, la tunique interne s'épaissit, et qu'il s'y forme une production nouvelle de tissu conjonctif (1).

Nous sommes peu renseignés sur la pathogénie réelle de l'artério-sclérose et de l'athérome, et l'on ne peut à ce sujet édifier que des hypothèses. Il est probable cependant que plusieurs facteurs étiologiques se trouvent réunis ; sous l'influence de l'état général, arthritisme, goutte, surmenage, etc., le sang est vicié dans ses qualités chimiques et devient une cause d'irritation pour les artérioles ; en même temps, il peut en déterminer le spasme, soit en agissant directement sur elles, soit en agissant par l'intermédiaire du système nerveux central.

« Toute substance irritante, ayant pénétré dans le sang, peut devenir pour les vaisseaux une cause d'irritation, et l'inflammation est d'autant plus rapide à se produire que cette cause se répète d'une façon plus continue et plus fré-

---

(1) Thoma. *Arch f. path. Ann med. phys.*, CIV, CV et CVI.

quente (saturnisme, arthritisme, diabète, etc., gros mangeur, vieillard) (1). »

En somme, ce serait tout le tableau des causes prédisposantes que nous avons donné (page 11), qu'il faudrait reprendre ici cette fois comme causes déterminantes, leur continuité d'action étant la raison de ce changement effectué par une transition insensible.

Parmi les causes diathésiques, nous nous contenterons de rappeler que, si c'est le rhumatisme chronique qui donne lieu ordinairement aux indurations artérielles, on observe cependant « des cas où des malades, ayant été atteints de plusieurs attaques de rhumatisme articulaire franchement aigu, sont devenus artério-scléreux à la longue (2) » ; cette observation conforme à l'opinion de Bouillaud, qui affirmait que cette maladie porte son action non seulement sur le cœur, mais parfois aussi sur les vaisseaux, et soutenue par M. Guéneau de Mussy, a été cependant combattue par M. Lancereaux qui, opposant les altérations viscérales observées dans le rhumatisme articulaire aigu et ce qu'il appelle l'herpétis, affirme que le premier affecte le cœur et non les artères, tandis que les manifestations articulaires de l'herpétis, « à peu près sans effet sur le cœur, sont presque toujours suivies, sinon accompagnées de lésions généralisées du système artériel (3) ».

Des faits indiscutables nous rattachent d'autant plus volontiers à l'opinion de Bouillaud que nous voyons là un exemple non isolé de ces phénomènes de transition entre des affections que la pathogénie voudrait séparer entièrement, mais dont l'observation clinique révèle quelques liens secrets dont nous avons déjà eu la preuve dans notre revue des affections rhumatismales.

---

(1) A. PETIT. Loco citato, p. 407.
(2) HUCHARD. Loco citato, p. 120.
(3) LANCEREAUX. Loco citato.

Un de ces liens secrets, nous le retrouvons dans l'étude des artérites rhumatismales.

Dans une thèse (1) soutenue en 1869, et où il étudie d'une façon très complète, suivant les données de l'époque, les artérites et les phlébites rhumatismales aiguës, sujet qu'il se croyait en droit de traiter en rappelant en exergue cette parole de Fernet : *quo minus nota, eô magis exploranda sunt*, M. H. Lelong s'exprimait en ces termes :

« Avec Bouillaud commence une phase nouvelle dans l'histoire du rhumatisme ; il découvre le rhumatisme cardiaque, et le décrit, du premier coup, avec tant de perfection qu'il ne laisse aux innombrables observateurs qui lui succèdent que des points de détail à élucider.

Depuis lors, maîtres et élèves, tous ont tenu à honneur de vérifier ses découvertes; mais les lésions des vaisseaux sanguins ont été pour ainsi dire reléguées au second plan dans cette série d'études. Signalées pourtant par Bouillaud, elles ont été plus tard négligées par les observateurs, et aujourd'hui les pathologistes semblent s'accorder à croire que le rhumatisme n'exerce sur ces organes qu'une influence secondaire à longue échéance. L'artérite chronique et ses conséquences jouissent à peu près seules du privilège d'appeler leur attention. »

La parole de Fernet est restée vraie en ce sens que, si le jour ne s'est pas fait entier sur cette question, elle a du moins, dans ces dernières années, donné lieu à de nombreux et importants travaux; ceux-ci ont surtout eu pour objet les phlébites et les coagulations intra-vasculaires, mais nous verrons dans l'exposé que nous ferons de ces deux questions revenir, presque les mêmes que pour les artérites aigues et chroniques, les questions étiologiques et pathogéniques qui nous ont déjà tant de fois arrêté dans nos recherches sur les affections cardiaques : infections, intoxications, efforts, diathèses.

---

(1) Th. Lelong. *Thèse* Paris, 1869.

« Nous n'avons pas vu, disait M. Lelong, l'artérite se développer, comme la phlébite, dans le cours du rhumatisme, et l'on verra plus loin combien peu les auteurs nous fournissent de renseignements à cet égard. Quelques traités classiques admettent pourtant l'influence du rhumatisme sur l'endartère ; mais cette influence ne serait en quelque sorte que dynamique ; elle aurait pour résultat, dans le présent l'exagération des contractions du vaisseau, dans l'avenir les modifications lentes connues sous le nom d'athéromes (Monneret, Trousseau et Pidoux).

Quant à l'artérite aiguë, il n'en est nullement question. Y a-t-il donc quelque raison, anatomique ou physiologique, qui nous échappe, et en vertu de laquelle l'artérite serait plus rare que la phlébite, ou bien cette dernière entraînant seule avec elle la coagulation du sang et les phénomènes qui en résultent, l'artérite nous serait-elle inconnue pendant la vie faute de symptômes, et après la mort faute de lésions suffisantes ?

En l'absence d'observations précises, on peut se demander par quels symptômes se traduiraient, le cas échéant, ces lésions étudiées par MM. Cornil et Ranvier (1).

Les symptômes subjectifs ne sauraient être considérables ; la membrane interne des artères est douée, comme celles de l'endocarde, d'une sensibilité obscure, et l'on sait que les malades atteints d'endocardite aiguë ne s'en plaignent pas ; c'est au médecin à rechercher et à leur faire connaître la lésion. Quant aux symptômes physiques d'une si mince altération, nous ne pouvons avoir la prétention de les connaître, alors qu'à grand'peine nous soupçonnons les abcès dont j'ai parlé plus haut, ou les lésions athéromateuses les plus étendues, qui font perdre à l'artère ses propriétés physiques et physiologiques. Restent les troubles de la circulation périphérique qui seraient dus à une sorte de réac-

---

(1) *Archives de physiologie*, juillet-août 1868.

tion active de l'artère malade, mais nous ne saurions les démêler des troubles dus à l'affection rhumatismale primitive, ils ont été jusqu'à présent trop peu étudiés pour que nous songions actuellement à y attacher une grande importance.

Quant à la coagulation sanguine, conséquence fréquente de l'artérite aux yeux des auteurs qui nous ont précédés, elle est extrêmement rare; j'en trouve un seul exemple dans l'ouvrage de Stokes (1).

Nous avons dit combien peu avaient examiné les artères des sujets morts dans le cours d'un rhumatisme aigu; les lésions caractéristiques de l'artérite ont donc pu passer inaperçues. On s'en convaincra à la lecture du mémoire de MM. Cornil et Ranvier, relatif à des cas d'artérite aiguë, étrangers d'ailleurs au rhumatisme. On verra que des anatomistes consommés peuvent seuls affirmer aujourd'hui, *post mortem*, qu'il a existé une artérite aiguë.

En somme, nous croyons pouvoir tirer de ces considérations les conclusions suivantes :

1° Il existe une endartérite sous-séreuse dont les symptômes sont fort obscurs pendant la vie, qui ne se révèle que par la présence d'un abcès troublant la circulation mécaniquement par son volume, ou dont l'ouverture dans l'intérieur du vaisseau donne lieu à des phénomènes d'infection purulente. L'origine rhumatismale de cette forme d'artérite est indiquée dans un cas que nous citons ; nous ne pouvons dire s'il existe d'autres cas semblables ;

2° Les auteurs ont signalé et étudié dans ces derniers temps une autre forme d'endartérite occupant la séreuse elle-même. Les lésions qu'ils lui assignent ne sont appréciables qu'à un examen approfondi. Cet examen n'a été fait que rarement, peut-être jamais dans les cas de rhumatisme. Les symptômes que l'on a lieu de croire légers, difficiles à

---

(1) Stokes. Traité des maladies du cœur

constater, n'ont pas été recherchés soigneusement jusqu'à présent. Nul ne peut donc affirmer ou nier l'existence de l'endardérite rhumatismale avant que de nouvelles recherches aient été faites à ce sujet (1). »

Les recherches anatomo-pathologiques que réclamait M. Lelong ont certainement été poussées avec une grande activité par les hommes les plus compétents.

Lorsque les recherches de Trousseau et de Rigot, appuyées sur celles déjà anciennes de Laënnec, mais qui n'avaient pu entamer la doctrine de Pinel (fièvre angioténique), furent venues démontrer que cette rougeur de l'endartère, si caractéristique de l'inflammation, n'était qu'un phénomène d'imbibition cadavérique, la doctrine de l'artérite avait vécu ; comment, en effet, pouvait-on admettre qu'une membrane dépourvue de vaisseaux était susceptible de s'enflammer ? Puis la grande théorie de Virchow sur la thrombose et l'embolie avait porté le dernier coup de grâce à l'artérite en venant montrer la fréquence des coagulations intravasculaires, et le retentissement qu'elles déterminaient sur les vaisseaux ; c'était à la thrombose marastique qu'on rattachait les nombreux cas de gangrène rapportés par Roche et François, et que ces auteurs attribuaient à l'inflammation artérielle. La réaction cependant s'est faite peu à peu entre ces idées trop exclusives, et si l'artérite aiguë n'est plus aujourd'hui ce que Frank la voulait il y a un siècle (2), une maladie *totius substantiæ* de tout l'arbre circulatoire, elle n'en existe pas moins avec son anatomie propre, ainsi que le montrent les recherches cliniques et plus récemment encore l'étude expérimentale.

L'anatomie pathologique des artérites diffère d'une manière très notable suivant la membrane atteinte. Les lésions de la péri-artère (péri-artérite des auteurs) sont imputables soit aux infections de voisinage, soit même aux vasa vasorum

---

(1) Th. Lelong. *Loco citato*, p. 15-25.

(2) *De curandis hominum morbis epistolæ*

(embolies infcctieuses, artériolites aiguës, etc.); l'endartérite relève directement des infections et des auto-intoxications du plasma sanguin. Les mêmes lésions inflammatoires qui envahissent le tissu conjonctif du cœur, ainsi que ses enveloppes séreuses, peuvent frapper de même les vaisseaux sanguins. M. Letulle nous en donne la raison histologique dans une description très lumineuse.

« Les artères, lames de tissu conjonctivo-élastique tassées et abouchées en canaux cylindriques de plus en plus petits, sont justiciables d'inflammations aigues, subaigués ou chroniques. Toutefois, certaines conditions de structures, jointes à la fonction toute particulière de l'organe, font qu'une artère est accessible à des altérations inflammatoires extrêmement variées.

Une artère, abstraction faite de son volume, est toujours composée de trois couches distinctes.

a). L'endothélium, lame d'une extrême minceur, consiste en une seule rangée de cellules plates, anguleuses, dont les bords sinueux s'engainent avec ceux du voisinage et leur adhèrent par un ciment.

b). Cette mince couche vernissée recouvre une couche sous-endothéliale épaisse, invasculaire, constituée par plusieurs séries superposées de cellules connectives rameuses, munies d'un noyau, anastomosées les unes avec les autres dans tous les plans. Une substance connective interstitielle, dense, vaguement fibrillaire, sépare ces cellules rameuses.

D'ordinaire, la couche sous-endothéliale s'arrête brusquement au niveau d'une bande épaisse de tissu élastique, appelée lame élastique interne, qui sépare d'une manière très nette l'endartère de la membrane moyenne.

Même sur les artères les mieux musclées, les vaisseaux dits nourriciers ne dépassent guère la moitié externe de la couche musculo-élastique. L'aorte, bien qu'à peu près dépourvue de fibres musculaires, est couverte d'un riche lacis de vaisseaux sanguins. Sa membrane moyenne est pour ainsi dire invasculaire.

La nutrition de la membrane interne et d'une grande partie de la mésartère ne peut se faire qu'aux dépens des sucs plasmatiques circulant, à travers l'endothélium, parmi les interstices des couches sous-endothéliales.

Le liquide sanguin, qui baigne la membrane interne, la nourrit donc par imbibition. De même à l'état pathologique, les sucs insterstitiels influenceront les éléments constitutifs au moyen des substances toxiques que le sang véhicule, peut-être aussi par le contact direct des microbes pathogènes libres ou englobés dans les leucocytes le long de la couche limitante de Poiseulle.

Ces détails expliquent pourquoi l'anatomie pathologique des artérites diffère, d'une manière très notable, suivant la membrane atteinte. Les lésions de la péri-artère (péri-artérite des auteurs) sont imputables, soit aux affections du voisinage, soit même au vasa vasorum (embolies infectieuses, artériolités aiguës, etc.), l'endartérite relève directement des infections et des intoxications du plasma sanguin (1). »

M. Letulle reconnaît donc la délimitation très exacte des tuniques interne et externe, mais le processus inflammatoire qui envahit de préférence l'une ou l'autre de ces membranes ne respecte cependant pas toujours cette barrière topographique. Pour Cornil et Ranvier l'endartérite, réservée au gros vaisseau, se caractérise par un gonflement de la tunique interne sous forme de plaques saillantes plus ou moins étendues, à contours plus ou moins réguliers et en général circulaires. Ces plaques gélatiniformes peuvent subir la régression, mais le plus souvent sont la première phase d'une plaque d'athérome. « La membrane moyenne est généralement indemne. La péri-artérite, quand elle existe, se caractérise par un épaississement inflammatoire de la tunique externe, avec néoformation cellulaire entre les vaisseaux conjonctifs qui composent cette tunique (2). »

(1) Letulle. Loco citato, p. 153-154.
(2) L. Thoinot. Loco citato, p. 361.

Pour les artères de moyen et de petit calibre, la périartérite est la règle, la tunique moyenne est prise aussi, et « finalement les différentes tuniques artérielles se confondent dans des zones plus ou moins étendues (1) ».

Pour M. Letulle, « les artérites aiguës sont de deux ordres, très dissemblables :

a). L'artérite aigué suppurée, affection exceptionnellement rare, est constituée pâr des foyers de suppuration, logés dans la péri-artère ou dans l'épaisseur de la membrane moyenne. Cette variété de lésion suraiguë occupe, de préférence, les gros vaisseaux, l'aorte en particulier. Le pus ne se vide pour ainsi dire jamais dans la cavité vasculaire, car le plus souvent il respecte l'endartère. Le vaisseau, dans la plupart des cas, n'est pris qu'accidentellement ; une culture microbienne, embolisée dans un département du tissu conjonctif, s'est faite au hasard des territoires envahis, et s'est logée au contact d'un vaisseau artériel. Il s'agit bien plûtôt d'un abcès péri-vasculaire que d'une artérite véritable.

b). L'artérite aiguë végétante a pour prototype l'aortite aiguë ; mais il faut l'étudier aussi sur les artères de moyen et de petit calibre, à cause de ses conséquences multiples, telles que la sténose et les oblitérations vasculaires (2). »

M. Letulle, d'ailleurs, reconnaît que le travail inflammatoire peut se propager d'une membrane à une autre : « On reconnaît assez fréquemment des leucocytes immigrés dans l'épaisseur des placards endartéritiques. S'il s'agit d'une artère munie d'une membrane moyenne puissamment musclée il n'est pas exceptionnel de trouver, parmi les faisceaux de cellules musculaires lisses, de nombreux leucocytes, infiltrés assez souvent jusqu'au contact de la lame élastique interne. Parfois, enfin, la péri-artère est, au niveau même de la plaque d'endartérite, le siège d'une inflammation subaiguë, caractérisée par l'ectasie des vaisseaux

---

(1) Cornil et Ranvier. Loco citato.

(2) Letulle. Loco citato, p. 155.

nourriciers, la diapédèse péri-veineuse de leucocytes et l'accumulation de cellules lymphatiques dans les mailles du tissu conjonctivo-élastique (1). »

C'est la dissémination de ces lésions qui a fait dire à M. Œttinger « qu'il n'y a pas à conserver l'ancienne division des artérites et endartérites, mésartérites, péri-artérites, division schématique qui ne répond plus à l'ensemble des lésions. L'artère est atteinte dans toutes ses tuniques, mais c'est la tunique moyenne, grâce aux éléments qui la constituent, qui résiste le plus longtemps au processus inflammatoire; quant à la tunique externe qui se confond pour ainsi dire avec le tissu conjonctif voisin, dont elle n'est qu'une émanation, elle est plus ou moins altérée, suivant la nature de l'inflammation, et elle le sera naturellement davantage si l'agent irritant agit directement sur elle (abcès de voisinage, inflammation périphérique, etc.). Servant en outre de soutènement aux vasa vasorum qui, en raison de la seconde circulation sanguine à leur niveau, subissent facilement l'influence de l'agent irritatif ou infectieux, elle est altérée aussi au prorata des lésions de ces vaisseaux nourriciers qui, à leur tour, retentissent sur la vitalité de la tunique interne (2). »

L'artérite syphilitique semble au contraire offrir plutôt l'exemple d'un début par la tunique externe. Il est si exceptionnel qu'on puisse constater le début de l'artérite syphilitique que l'on comprend qu'il soit difficile de trancher absolument la question de la localisation initiale de la lésion spécifique; en effet les tuniques sont toutes altérées quand on a l'occasion de faire l'étude de la lésion.

Cependant aujourd'hui on tend plutôt à penser que, dans un certain nombre de cas du moins, la lésion débute dans la tunique externe, très probablement au niveau des vasa vasorum, et on se base, pour admettre cette opinion, d'une

---

(1) Letulle. Loco citato, p. 159.
(2) Œttinger. Traité de méd., t. V, 1893, p. 376.

part sur les constatations de Rumpf dans la syphilis, et, d'autre part, sur ce que l'on a observé dans d'autres circonstances.

En effet, dans les maladies infectieuses, dans la fièvre typhoïde, dans la diphtérie, le maximum des lésions vasculaires s'observe toujours au niveau des petits vaisseaux; c'est cette même lésion qui commande un grand nombre de lésions parenchymateuses; enfin, dans l'athérome artériel, M. Martin a montré que la lésion initiale siégeait toujours au niveau des artères nourricières des vaisseaux. N'est-il pas logique de penser que dans la syphilis, maladie infectieuse, le virus, soit microbe, soit poison, produise également des lésions de même ordre?

« Si l'on admet le début par les vasa vasorum, on comprend alors comment la lésion, d'abord cantonnée dans leur voisinage, diffuse à la périphérie et dans la tunique moyenne dont elle dissocie et lèse les éléments, et qu'en même temps elle puisse altérer la vitalité de la tunique interne. Pourquoi, du reste, celle-ci, en contact direct avec le sang, ne pourrait-elle pas être atteinte pour son propre compte? l'artère alors est attaquée à la fois en dedans et en dehors par l'intermédiaire des vasa vasorum. Un fait certain, en tout cas, c'est que là comme dans la plupart des artérites, la tunique moyenne est celle qui résiste le plus longtemps au processus inflammatoire.

Dans la plupart des cas on voit les trois tuniques artérielles épaissies, infiltrées; leurs éléments distinctifs ont été transformés, et c'est à grand'peine qu'on peut retrouver encore des débris de cette membrane élastique interne si caractéristique (1). »

« En somme les points qu'il nous importe surtout de retenir, c'est en premier lieu que la règle commune, sinon constante, est que la plaque gélatiniforme fait dans la

----

(1) Œttinger. Loco citato, p. 384.

lumière du vaisseau une saillie qui, bien que libre de tout exsudat, pourra oblitérer complètement par elle-même la lumière du vaisseau, ou être le point de départ du phéno-mène de la thrombose ; c'est, en second lieu, que toutes les lésions d'artérite aiguë ont une fâcheuse tendance à s'organiser, à passer à l'état chronique, en d'autres termes à déterminer la sclérose de l'artère (1). »

Mais ce sera là une sclérose localisée qui ne tient pas sous sa dépendance l'artério-sclerose généralisée, comme le fait observer M. Œttinger :

« L'artérite ne se termine pas toujours par thrombose ou par gangrène ; lorsque la lésion artérielle est localisée, elle a une tendance naturelle vers la guérison ; le tissu embryon-naire devient scléreux, les fibres musculaires lisses cèdent la place au tissu conjonctif, les fibres élastiques se laissent fragmenter ; elles deviennent vitreuses, rigides, et ces divers tissus subissent peu à peu la transformation calcaire.

C'est ce qu'ont vu Gilbert et Lion dans leurs études sur les artérites expérimentales. Est-ce à dire que cette transfor-mation calcaire, cet athérome artériel, puisse se généraliser? faut-il supposer, en un mot, que l'artério-sclérose n'est qu'une conséquence d'une artérite aiguë, d'une infection ?

Nous croyons que ce serait trop vite généraliser les faits ; l'athérome, l'artério-sclérose, est avant tout une affection qui se relie à des troubles généraux de la nutrition ; que l'infection puisse produire une lésion localisée du côté des artères, avec toutes ses conséquences (plaque calcaire, ossiforme, etc.), la chose est évidente, mais elle n'est pas, croyons-nous, justiciable d'expliquer la lésion artérielle généralisée, qui apparaît dans des conditions étiologiques très spéciales, et à laquelle on doit réserver le nom d'artério-sclérose (2). »

Cependant nous avons vu les raisons qui militent en

---

(1) Thoinot. Loco citato, p. 362.
(2) Œttinger. Loco citato, p. 378.

faveur de la pathogénie de l'infection dans le processus scléreux, et de même que l'on peut remonter, en le recherchant, de la sclérose cardiaque aux endocardites et aux myocardites aiguës, de même en est-il pour l'artério-sclérose et les artérites aiguës. C'est naturellement sur ce point que les découvertes microbiennes récentes ont concentré les efforts des bactériologues.

Mais dès avant ces recherches spéciales, des faits d'ordre clinique avaient attiré l'attention des praticiens sur certains symptômes qui pourraient être imputés aux artérites ; tels sont certains cas de gangrènes que Roche et François avaient, sans preuves concluantes d'ailleurs, imputées à des lésions artérielles. Puis on a étudié les artérites survenant au cours des maladies générales, de la fièvre typhoïde en particulier ; celles-ci, depuis le mémoire de Taupin (1), furent l'objet de nombreux essais dont les plus récents furent ceux de M. Potain (2) et de M. Barre (3) : ces études amenaient aux recherches dans les maladies infectieuses qui se succédèrent avec les travaux de M. Brouardel (4) pour la variole, de Martin (5) pour la diphtérie, de Legroux (6) dans le rhumatisme articulaire aigu, de Simpson dans la fièvre puerpérale, d'Estlander dans le typhus exanthématique, sans compter ceux de MM. Patry de Saint-Maure (7), Lereboullet (8), Burlureaux, Guyot (9), Vulpian (10). L'influenza de 1889-1890 a donné lieu à un

---

(1) Taupin *Journal des conn. méd.*, 1839, p. 247.

(2) Potain. Soc de méd. des hôp., 8 février 1878.

(3) Barré. *Revue de méd.*, 1884.

(4) Brouardel. Etudes sur la variole. *Arch. gén. de méd.*, 1874, t. II, p. 641.

(5) Martin. *Revue de méd.*, 1881.

(6) Legroux. Soc. méd. des hôp , 5 novembre 1884.

(7) Patry de Saint-Maure. *Arch. gén. de méd.*, 1883, p. 129 et 549.

(8) Lereboullet. *Un. méd.*, 1878.

(9) Guyot. *Un. méd.*, 1882.

(10) Vulpian. *Revue de méd.*, 1883.

mémoire très complet de Guttmann et Leyden (1) qui citent huit cas d'artérite née dans la convalescence de l'affection.

Le rapprochement de tous ces cas a bien fait connaître par la clinique l'étiologie infectieuse de ces artérites aiguës dont l'allure, d'ailleurs, ne présente aucun phénomène éclatant : « L'origine des thromboses consécutives à la fièvre typhoïde, dit Leyden, et aux autres maladies aiguës est impossible à déterminer ; chez un malade il n'y avait aucune cause de compression du vaisseau, aucune affection des gros troncs artériels. C'est probablement à une artérite que dut être attribuée dans ce cas la thrombose (2). »

En règle générale, toute artérite est infectieuse, ce qui ne veut pas dire que des colonies microbiennes, implantées sur l'endartère, soient la cause nécessairement décelable et constante de tout placard d'endartérite.

Cette affection frappe souvent des régions privilégiées, en rapport avec la moindre résistance, les efforts plus considérables, les traumatismes habituels, quasi physiologiques, subis par tel ou tel vaisseau, par telle ou telle portion d'une paroi vasculaire. A ce titre, la crosse de l'aorte, soumise à l'occasion de chaque contraction ventriculaire au choc énergique de l'ondée sanguine, constitue un des points faibles les mieux connus. Les éperons vasculaires et la vive arête dessinés par l'origine des rameaux collatéraux ou des branches de bifurcation de l'arbre artériel, sont également des régions d'appel pour l'inflammation aiguë. Dans le même ordre d'idées, on comprendra que les artérites aiguës infectieuses frappent de préférence les membres inférieurs (fémorale, tibiale postérieure). Enfin les artères plus petites, et surtout les artérioles viscérales, sont journellement atteintes d'artérite aiguë, au cours des différentes maladies infectieuses.

Parmi les fièvres éruptives, la variole semble tenir le

____

(1) Guttmann et Leyden. Die influenza epidemie. 1889-1890.
(2) Leyden. Soc. méd. de Berlin, séance du 4 avril 1892.

premier rang ; puis, de toutes les infections aiguës, la fièvre typhoïde est sans contredit la cause la plus commune d'artérite aiguë. Les maladies infectieuses plus habituellement chroniques, comme la syphilis et la tuberculose, en font de même.

A l'exemple de ce qui se passe lorsque toute membrane séreuse est envahie par des lésions infectieuses, les germes pathogènes qui causent ces lésions inflammatoires sont souvent des microbes banals : tels le pneumocoque et principalement le streptocoque, peut-être aussi le bacterium coli commune. L'ignorance où nous sommes des germes spécifiques de la plupart des maladies infectieuses de l'homme fait qu'il est impossible d'affirmer le rôle propre, ou la simple coopération des microbes communs, dans la genèse des artérites infectieuses. A plus forte raison en est-il de même lorsque l'examen bactériologique n'y peut révéler aucun microbe : cet accident, communément noté par différents observateurs, n'est pas spécial aux lésions aiguës des artères.

Au cours de la tuberculose chronique, l'artérite aiguë, accident rare qui se localise de préférence le long d'un membre, n'est presque jamais déterminée par le bacille tuberculeux. Inversement, l'artérite tuberculeuse complique fréquemment la méningite tuberculeuse.

La syphilis, maladie infectieuse qui frappe, avec la prédilection la plus marquée, les vaisseaux sanguins et les lymphatiques, détermine dans les artères une série de lésions inflammatoires aigues, subaiguës et chroniques, des plus remarquables.

Pour ce qui est de la localisation à tel ou tel vaisseau de telle forme d'artérite, on a observé que l'artérite des typhiques avait une prédilection marquée pour les membres inférieurs ; de même on a remarqué que l'artérite de l'influenza s'était plus fréquemment développée dans la poplitée ; faut-il voir là un simple effet d'une circulation moins complète, plus facilement entravée ? A côté de la forme d'artérite avec oblitération du vaisseau, M. Barié a décrit une forme d'artérite avec phénomènes moins accusés; la coagulation se fait alors sur une partie seulement de la lumière du vaisseau. Nous rapprocherons ces faits de phénomènes semblables que nous rencontrerons dans l'étude des phlébites.

B. Phlébites et phlébo-scléroses

« Le cœur, dit M. Achard, doit à sa structure essentiellement musculaire ses fonctions motrices, qui consistent en une contraction rythmique, et dont l'exercice est réglé par les connexions de cet organe avec le système nerveux central, ainsi que par les éléments nerveux jouissant d'une certaine indépendance qu'il porte en lui-même. Les artères, grâce à l'élasticité et à la contractilité de leurs parois, soutiennent l'impulsion donnée par le cœur, et transforment en un mouvement continu le débit saccadé de l'ondée cardiaque, de manière à distribuer régulièrement le sang dans les capillaires. Là, l'étendue du champ circulatoire s'accroissant ainsi que l'étroitesse des conduits, sous cette double influence le cours du sang se ralentit, et ce ralentissement, de même que l'extrême minceur des parois vasculaires, favorise puissamment les échanges qui s'accomplissent entre le liquide nourricier et les tissus qu'il traverse, échanges qui constituent en quelque sorte l'objet suprême de la fonction circulatoire. Puis le sang passant dans les veines est ramené au cœur par des canaux pourvus de valvules dont l'effet compense, dans une certaine mesure, le ralentissement du courant sanguin, conséquence obligée de l'éloignement du centre d'impulsion (1). »

L'étroitesse extrême des ramifications capillaires et la

(1) Achard. *Arch. de méd.*, t. II, p. 3.

rapidité avec laquelle le sang passe des artères dans les veines, ont pu faire douter qu'il n'y eût pas d'autre passage pour le sang que par les capillaires eux-mêmes. Sucquet (1) a en effet cru voir, et a décrit, l'existence de canaux de dérivation dans les régions les plus périphériques de la capillarité, à la tête et dans les membres. Mais M. Lejars, en recherchant ces mêmes canaux de dérivation, ne les a plus retrouvés.

« Lorsqu'on injecte, dit-il, par la méthode des injections pénétrantes, les veines par les artères, on est surpris de la rapidité du passage, et l'on vient à se demander s'il n'existe pas, en réalité, des communications plus directes et plus larges que le fin treillis des capillaires. Ajoutons à cela que l'examen minutieux des pièces injectées est souvent de nature à entretenir l'erreur, et la théorie de Sucquet tout entière repose sur de pareilles apparences. Les planches de Sucquet semblent, à première vue, très séduisantes, et, de mon côté, ayant obtenu maintes fois des aspects analogues, je crus presque à l'existence des vaisseaux dérivatifs. Je les cherchai sur toutes mes pièces, variant mes injections et mes modes d'expérience, jetant des ligatures préalables sur la continuité des membres pour forcer les prétendus canaux à se révéler ; jamais je n'ai pu en découvrir un seul qui fût authentique. A mon tour je viens donc dire : les canaux de dérivation n'existent pas tels que Sucquet les a décrits et figurés, et la conception d'Harvey et de Malpighi reste entière (2). »

Cette rapidité normale du cours du sang à la périphérie, et qui a pour but d'activer la nutrition par l'apport du sang artériel, la combustion des déchets par le décours du sang veineux, rencontre dans le système veineux, en dehors des cas de morbidité, et du fait même des dispositions anato-

---

(1) Sucquet. Circulat. dérivat. dans les membres et dans la tête de l'homme. (Mém. Acad. de méd., 1862.)

(2) Lejars. Etude sur le syst. circulat., Paris, 1894, p. 10.

miques, quelques obstacles à son libre exercice. De ces obstacles les plus souvent accusés dans la genèse et la localisation des affections veineuses sont, en dehors des lois de la pesanteur, certains rapports de gros troncs profonds avec les organes adjacents, le croisement de la veine iliaque gauche et son passage au-dessous de l'artère iliaque primitive droite, l'abouchement à angle droit de veines spermatiques gauches dans la veine rénale du même côté, les dispositions structurales et le jeu normal d'équilibre circulatoire qui associent les systèmes veineux superficiel et profond du membre inférieur.

Mais en regard de ces causes de prédisposition aux stases locales, il y a un fait anatomique qu'il nous paraît utile de ne pas perdre de vue.

Déjà M. Le Dentu (1) avait attiré l'attention sur « une sorte de cœur situé à l'extrémité inférieure du membre, aux confins des systèmes artériel et veineux », et dont le mécanisme, qui n'est plus fonction vitale, est dû simplement à l'action physiologique de la marche. Nous avons dit, avec M. Achard, que l'éloignement du cœur a pour conséquence, dans une certaine mesure, le ralentissement du courant sanguin dans le système veineux. Il paraîtra donc logique que la nature cherche à compenser d'autre sorte un état de défectuosité qui se manifeste surtout dans la station debout par le fait de la pesanteur de la colonne sanguine. Or la station debout n'est pas l'acte physiologique normal de la vie, elle ne le devient que lorsqu'elle s'adjoint pour complément le mouvement dont le type est la marche. Eh bien ! c'est précisément dans cette circonstance que se produit un phénomène dont la régularité à chaque pas a autorisé la comparaison de M. Le Dentu, et dont M. Bourceret (2) indique la nature quand il décrit « à la face plantaire du pied une véritable couche vasculaire formée surtout de veines

(1) Le Dentu. *Thèse*, Paris, 1867.
(2) Bouveret. Note à l'Acad. des sciences (lue par Vulpian), 1885.

d'un calibre de un demi, un et deux millimètres, tellement pressées les unes contre les autres que la dissection en est presque impossible, et qui forme une véritable semelle vasculaire ».

C'est de cette difficulté de dissection, que M. Bourceret avait rencontrée du fait de l'obstacle des valvules aux injections, que s'est rendu maître M. Lejars, par son procédé d'injections par la voie artérielle. Dès lors il a pu démontrer les faits suivants :

« Aux doigts, on ne trouve pas seulement un gros réseau veineux à mailles longitudinales sur la face dorsale, mais il existe aussi un réseau palmaire presque aussi développé, et, sur les côtés, une série d'arcades anastomotiques ; il y a là, à proprement parler, une gaine veineuse péridigitale.

Cette gaine se retrouve aux orteils ; à la plante des pieds, c'est un lacis serré de grosses veines sinueuses et bosselées qui émanent en avant des orteils et des espaces interdigitaux, s'irradiant et s'inclinant vers les deux bords du pied, pour se jeter dans les origines des saphènes. De parois fort minces, intimement accolées à la face profonde du derme, se pressant avec les lobules de graisse dans les aréoles fibreuses sous-cutanées, elles forment une véritable semelle veineuse, qu'on prendrait volontiers pour une lame érectile.

A une circulation locale si nettement spécialisée est dévolu sans doute un rôle spécial aussi, rôle de calorification pour les doigts et les orteils, rôle de soutien pour la peau de la plante du pied. Nous marchons sur une nappe de sàng (1). »

Nous le voyons, cette sorte de sustentation et d'amortissement des chocs de la progression est en réalité un treillis veineux renfermant un lac sanguin, sur lequel la pression doit produire des phénomènes déterminés ; c'est le cœur

______

(1) LEJARS. Loco citato, p. 8.

veineux, à battements isochrones à chaque pas ou à chaque mouvement similaire.

A la main, M. Lejars a démontré que le type était le même qu'au pied, avec des différences de volume aussi accusées que la différence des fonctions entre le pied et la main. A quoi donc attribuer cette richesse du plexus plantaire ? A quoi sert-il ?

« Sucquet voyait là des canaux dérivatifs ; mais ses belles injections ne prouvent rien de ce qu'il avance. Ici, pas plus qu'à la main, une dissection fine ne révèle nulle part une continuité d'une artériole et d'une veinule. On retrouve toutes les dispositions que Sucquet figure dans ses planches, mais on arrive toujours à constater qu'il s'agit d'entrecroisements et non d'inoscultations.

Ce sont des veines, et le rôle même de la plante du pied suffit à expliquer leur nombre et leur volume, surtout au niveau des trois talons, des points de pression.

Dans le plexus plantaire superficiel, aussi bien que dans les veines profondes, le courant sanguin marche de la plante vers le dos du pied ; à chaque pression sur le sol, dans la marche, le sang est refoulé dans les veines marginales et leurs affluents dorsaux. Nous savons aujourd'hui que cette force impulsive porte non seulement sur les veines plantaires profondes, mais sur cette nappe sanguine considérable qui s'étale au-dessous de la peau. Le lac plantaire se remplit de nouveau dès que le pied se soulève, et ces alternatives sans cesse renouvelées de distension et d'affaissement sont bien faites pour en déterminer la dilatation progressive.

Ce développement veineux qui procède des fonctions mêmes du pied a-t-il, en retour, quelque utilité physiologique ?

Il sert d'abord à la circulation veineuse, et ce jeu de pompe foulante (Pumpwerk, Braune), n'est pas d'action minime sur la marche ascensionnelle du sang. Mais il sert aussi à la sustentation.

Ce serait un leurre de croire que cette nappe veineuse

puisse résister, comme une lame de liquide incompressible, à la pression du sol, et qu'il y ait là une semelle de sang, qui soit en quelque sorte comme les semelles à air des chaussures exploratrices de Marey. Les valvules s'ouvrent largement sur tout le pourtour de la plante, et laissent passer le sang qui s'échappe du réseau sous-cutané ou des veines profondes.

Mais les veines sont enchâssées dans l'épaisseur même du derme, elles s'y renflent en bosselures ; une partie de la pression s'épuise à vider ces canaux intra-dermiques, et la peau en est soulagée d'autant. En outre, et c'est là à n'en pas douter son rôle principal, ce riche plexus entretient la caléfaction de la peau plantaire si lointaine et soumise à tant d'intermittences circulatoires.

Du reste, tout est combiné, au pied, pour ménager la nutrition de la peau : c'est la forme voûtée de la plante qui l'empêche d'être comprimée en même temps sur toute son étendue ; chez les animaux, où la base de sustentation semble plane, de nombreux accidents de surface, les reliefs de la couche cornée diminuent encore la charge sur un certain nombre de points ; c'est aussi une couche cornée épaisse, c'est une lame graisseuse segmentée de cloisons fibreuses et résistantes chez l'homme, ou agglomérée en coussinets (animaux) ; enfin c'est encore un volumineux plexus veineux.

Ainsi le fonctionnement du pied crée le plexus veineux, et le plexus à son tour devient une condition du fonctionnement normal.

Chez les nouveau-nés, les veines de la plante sont d'une extrême finesse, relativement ; avec l'âge, avec la marche, elles se développent pour acquérir ces larges proportions qu'on leur trouve chez l'adulte. Il n'y a là du reste qu'une application de la loi générale de l'adaptation évolutive des organes chez les individus comme dans les espèces (1). »

---

(1) Lejars. Loco citato, p. 26.

Il y a donc pour la circulation veineuse, comme on devait le supposer, un jeu physiologique capable de lutter contre les causes défectueuses anatomiques, et aussi contre la tendance à la stase qui se produit du fait des seules lois de la pesanteur ; aussi dirons-nous avec M. Letulle : « Être atteint, à n'importe quel âge, de varices au mollet, c'est être victime d'une nutrition défectueuse du tissu conjonctivo-vasculaire (1). »

Dans le premier stade de leur production, les varices ne sont en effet qu'une simple dilatation, un aveu de faiblesse de la paroi des veines. Or si on envisage d'une manière générale les aptitudes physiques du corps humain, on peut dire que celui-ci a deux attitudes contraires dans lesquelles se résument ses fonctions, repos et mouvement ; l'une a pour type la position couchée ; la seconde, la marche. La station verticale sans mouvement est pour ainsi dire une position antiphysiologique, puisqu'elle empêche de se produire ce phénomène que nous venons d'étudier du cœur veineux plantaire ; c'est tout au moins une attitude antihygiénique des variqueux, auxquels une marche modérée est au contraire préférable.

Il n'est donc pas logique d'incriminer au même titre dans la pathogénie variqueuse la station verticale habituelle et les efforts prolongés des muscles de la jambe qu'elle nécessite, les fausses positions dans la station assise avec ou sans tension des muscles (cochers), et les marches forcées. Celles-ci deviennent nuisibles par les contractions musculaires désordonnées qu'elles engendrent; et aussi par un autre facteur, le surmenage de ces muscles et les effets locaux sur la circulation qu'il produit, tandis que les contractions régulières et physiologiques de ces mêmes muscles continueraient l'action du cœur veineux en imprimant aux vaisseaux veineux avec lesquels ils sont en rapport, une sorte de contractilité comparable à la contractilité artérielle.

----

(1) Letulle. Loco citato, p. 199.

Les varices ne sont pas toujours à leur début un état dont l'étiologie de faiblesse de tonicité, de nutrition défectueuse, affirme absolument la chronicité acquise.

« Les varices désignent, en clinique, la dilatation permanente ou tout au moins prolongée des veines superficielles ou profondes, que cet état pathologique soit ou non appréciable à nos moyens habituels d'investigation.

Bien que la distinction qui va suivre n'ait rien d'absolu, il est bon de reconnaître, au point de vue anatomique, deux variétés de varices : celles qui résultent de la distension forcée des parois veineuses par un obstacle invincible au débit de leur contenu, et celles qui se produisent sous l'influence d'un affaiblissement de la tonicité des couches musculeuses du vaisseau par asthénie symptomatique (altérations matérielles des tissus constitutifs de l'organe). La différence reste, un certain temps au moins, capitale puisque dans le premier cas tout rentre dans l'ordre, l'obstacle une fois levé, alors que les lésions histologiques causant les varices dites diathésiques sont irrémédiables et progressives (1). »

Cet ensemble de considérations rend bien compte des localisations les plus fréquentes des dilatations variqueuses. Rares au membre supérieur, elles sont dues alors le plus souvent à des compressions ou des obturations produites par des tumeurs ou par des thrombo-phlébites oblitérantes; en dehors de ces causes nous avons vu quelques cas de ces dilatations symétriques, ou n'occupant qu'un des deux membres supérieurs, chez des jeunes gens bien portants d'ailleurs, et nous n'avons pas toujours pu admettre l'origine congénitale comme le voudraient certains auteurs. Elles nous ont paru alors bien fonction d'une faiblesse de tonicité des parois dont on retrouvait d'autres phénomènes. C'est aussi cette forme de dilatation veineuse qui se géné-

---

(1) Litullt. Loco citato, p. 198.

ralise le plus naturellement à la presque totalité des veines.

Les varices des membres inférieurs, le varicocèle, les hémorrhoïdes, quand ils sont spontanés, reconnaissent d'ordinaire pour origine première une asthénie vasculaire consécutive à certaines intoxications chroniques. Inversement, les varices de la paroi abdominale, du tronc, des membres supérieurs, de la tête, se rattacheraient presque uniquement à des obstacles mécaniques, et seraient, par conséquent, symptomatiques d'une lésion matérielle.

« Cette distinction n'a rien d'absolu, dit M. Letulle. La grossesse, pour ne prendre qu'un exemple, ne dilate pas seulement les veines originelles de la veine cave inférieure, en comprimant les veines iliaques et les honteuses, ainsi que les hémorrhoïdales ; nombreux sont les exemples de varices de la jambe ou de la vulve se montrant presque au début, avant le quatrième mois, alors que le volume de l'utérus gravide est encore incapable de causer pareils désordres. L'afflux énorme du sang dans les organes pelviens, les actions réflexes vaso-motrices secondaires à l'imprégnation ovarienne, jouent là un rôle indiscutable. Le poids des organes génitaux extraordinairement hypertrophiés sous la charge de l'œuf humain intervient d'une manière singulièrement active après quelques mois.

Les causes des varices sont donc complexes. Les tumeurs pelviennes, les oblitérations des veines iliaques ou fémorales par une phlébite infectieuse ou cancéreuse, viennent, elles aussi, dilater à l'extrême les veines des membres inférieurs. Les affections chroniques du foie, les maladies du cœur, produisent, à distance, la dilatation des veines hémorrhoïdales, aussi énergiquement que fait la pléthore abdominale, commune chez les goutteux, les diabétiques, et parmi les populations des pays orientaux, voués à la constipation et aux poussées congestives du foie et de la rate (1). »

(1) LETULLE. Loco citato, p. 201.

La constitution de la paroi de la veine révèle d'ailleurs ses causes de faiblesse relative si on la compare à celle de l'artère. La membrane interne, l'endophlèbe, ne présente pas de différenciation notable d'avec l'endartère ; quant à la membrane moyenne, ses fibres musculaires diffèrent beaucoup, comme richesse et topographie, suivant le siège des vaisseaux ; mais le fait capital réside dans l'absence de cette lame élastique interne, limite rigoureuse dans les artères entre la membrane interne et la membrane moyenne, et qui lutte longtemps avant de se laisser envahir par le processus morbide. Elle est remplacée par un tissu conjonctivo-élastique tout autrement disposé à s'associer aux lésions, de quelque côté qu'elles lui viennent, de l'endophlèbe ou de la périphlèbe ; celle-ci, *membrane adventice* des auteurs, contient toujours les vaisseaux nourriciers, qui entrent pour une bonne part, par leur dilatation, dans le processus de la sclérose veineuse, au point que Cornil a comparé cet îlot à un véritable tissu caverneux. « Ces ramifications, poussées à l'infini dans l'intimité de la paroi extérieure, et même de la membrane moyenne, établissent une voie facile de dérivation du sang, par des conduits accessoires, à peu près parallèle au vaisseau malade ; mais, d'autre part, formant une disposition déplorable pour la nutrition des faisceaux conjonctifs et musculaires, les seuls éléments de défense pour le vaisseau en question. Mauvaise nutrition et stase sanguine associées ne peuvent qu'aggraver la situation de ces organes malades (1). »

Dans ces conditions, les varices dues à l'affaiblissement primitif de la tonicité des couches musculeuses du vaisseau absorberaient presque tout l'intérêt de la question, s'il n'était juste de reconnaître que cette atonie primitive doit être invoquée aussi comme cause étiologique de la pathogénie des varices par obstacle à leur débit, au point

---

(1) LETULLE. Loco citato, p. 209.

que, d'une part, des varices peuvent se produire avec un obstacle d'importance très médiocre et que, d'autre part, le développement de telles varices s'exagère du fait de cette même cause, et aussi en ce sens que l'état d'atonie vasculaire, étant sous la dépendance d'un état général constitutionnel diathésique, conduira les lésions à leur transformation de chronicité progressive ; nous sommes ici sur le terrain de la sclérose, nous avons à envisager la phlébosclérose. A plus forte raison rentreront dans cet ordre de chose, les varices qui surviennent aussi bien chez les gens sédentaires que chez les grands marcheurs, sitôt qu'une certaine prédisposition, volontiers héréditaire, commence à intervenir, et celles qui se montrent sous l'influence de cette même prédisposition chez des jeunes gens, dès l'âge de quatorze ou quinze ans par exemple, comme nous l'avons souvent constaté. Les varices spontanées, celles qui ne se rattachent à aucune compression, ressortissent donc le plus habituellement à un état général que nous avons déjà rencontré bien des fois, et que résume cette expression communément employée, à l'artério-sclérose.

Telles que nous venons de les exposer, « les varices doivent être considérées comme une variété intéressante de phlébite chronique scléreuse. Au même titre, les dilatations chroniques des artères, avec sclérose et athérome, rentrent dans la série des artérites chroniques. Les recherches récentes de Spilmann et de son élève Thiébaut sur les veines des malades atteints d'artério-sclérose prouvent l'analogie, sinon l'identité, des altérations artérielles et veineuses. Les gros troncs veineux sous-diaphragmatiques sont souvent, d'après ces auteurs, le siège de lésions diffuses, ou réunies en foyers ; on y trouve des plaques gaufrées, des plaques blanches athéromateuses, et même des îlots calcaires qui ne diffèrent guère des placards artériels. On remarque seulement l'absence de ramollissement et de bouillie athéromateuse à leur niveau. Au microscope, la phlébo-sclérose se caractérise par une prolifération cellulaire et néo-vasculaire du tissu conjonctif fondamental des membranes veineuses, par la dilatation des vasa vasorum, enfin par la tuméfaction mamelonnée de la membrane interne : autant de caractères identiques à ceux que nous avons assignés aux varices proprement dites.

Les varices ne sont donc que des veines atteintes de phlébite chronique avec distension forcée de l'organe ; les parois ont été affaiblies par la destruction des fibres musculaires et des trousseaux élastiques de soutènement.

L'identité se poursuit jusqu'aux phlébo-scléroses accompagnées de rétrécissement, et non plus d'ectasie, de la lumière vasculaire. Cette forme de phlébite sténosante n'est pas aussi rare que l'artérite homologue, mais l'histologie n'en est pas encore bien fixée. Son existence en clinique (induration chronique des veines) a été établie par des travaux nombreux. Il y a quelques raisons de supposer qu'il s'agit d'endophlébite chronique hypertrophique, comme la sténose persistante de la lumière vasculaire.

La marche progressive, l'incurabilité trop connue des varices dites diathésiques, bien qu'aujourd'hui les diathèses ne soient plus de mise, la corrélation évidente qui rattache cette variété de phlébite à l'ensemble des manifestations de l'artério-sclérose, justifient tous les traitements, palliatifs ou chirurgicaux, tentés contre elle (1). »

Cependant telle n'est pas toujours la marche évidente du processus variqueux chez des sujets arthritiques, rhumatisants et plutôt goutteux. Chez certains l'ectasie simple du vaisseau semble, tout au moins pendant un temps plus ou moins long, s'associer à un autre phénomène, la turgescence, et une turgescence douloureuse à paroxysmes. Le vaisseau est dilaté, flexueux souvent, mais moins que dans la varice scléreuse, moins ampoulaire aussi. La paroi, au lieu d'être épaisse, indurée, semble plutôt mince et flasque ;

____

(1) LETULLE. Loco citato, p 209.

gonflé par le sang au point de paraître souvent tendu, le vaisseau semble à d'autres moments contenir moins de sang, la turgescence n'est pas continue ; elle nous a paru souvent en rapport avec l'état gastrique de sujets dyspeptiques, avec l'approche de la période menstruelle, même avec l'état barométrique. La peau est très fine et très sensible à la moindre pression, les veines se rompent avec une facilité extrême sous le plus léger traumatisme. Une très faible pression éveille souvent une douleur vive, mais les paroxysmes douloureux sont ramenés par la simple turgescence. Nous sommes tenté de rapprocher cet état, que nous avons surtout remarqué aux membres inférieurs, de certains autres faits d'*éréthisme* veineux que nous avons observés au bras et même à la main, et caractérisés aussi par de la turgescence douloureuse des vaisseaux. Nous y reviendrons, mais il n'y a là rien d'identique avec un autre phénomène douloureux du processus variqueux, bien étudié par Quénu (1); nous voulons parler de la névralgie sciatique très légère, très tenace aussi, qui précède souvent l'apparition des varices dans le membre inférieur gauche.

Les recherches contemporaines, en particulier celles de Guérin, tendent à établir que les veinules satellites du tronc du nerf sciatique, ectasiées pour leur propre compte, occasionnent une sclérose atrophique intra et extra-fasciculaire du nerf : d'où les douleurs persistantes, irradiées dans la totalité des nerfs de la jambe. Nous avons vu dans le service de M. le professeur Potain un exemple très remarquable de sciatique très tenace chez un malade mort d'une maladie intercurrente ; la pièce anatomique montrait les fibres nerveuses dissociées par des dilatations et flexuosités veineuses importantes, pièce qui n'avait d'ailleurs pas le mérite d'une découverte nécropsique, mais d'une simple constatation, puisque Guérin avait fait l'objet de ses

---

(1) Quénu. *Revue de chir.*, 1882 et Soc. de chir., 1888.

remarques et que Bichat conservait dans ses collections
« le sciatique d'un sujet qui éprouvait une douleur très
vive dans tout le trajet de ce nerf et qui présentait à la
partie supérieure une foule de petites dilatations variqueuses (1) ».

Nous voyons que ces douleurs, toujours très tenaces du
fait de la persistance de leur cause même, deviennent très
vives par suite de la progression pathogénique; nous les verrons s'exaspérer aussi par moments, et être alors imputées
à de la phlébite de ces varices.

L'étude anatomo-pathologique des varices a révélé les
lésions des veines variqueuses, tant dans l'intimité des
parois vasculaires qu'à distance, c'est-à-dire dans l'épaisseur des tissus adjacents, irrigués par ces canaux atteints
d'une maladie chronique, irréparable pour l'immense majorité des cas.

« Ectasiée, la veine s'indure de plus en plus ; elle se
sclérose, ce qui est un moyen insuffisant pour résister à la
pression centrifuge exercée par la colonne sanguine. Ces
irritations fibroïdes ne sont d'ordinaire que partielles,
disséminées le long du canal variqueux qui cède davantage
dans les intervalles. En outre, le tissu fibroïde néoformé est,
à dire vrai, de mauvaise qualité ; mal nourri il s'organise
mal, et doit succomber dans la lutte en s'infiltrant de masses
calcaires. Il obéit aux mêmes lois que tout département
conjonctif mal vascularisé ; il est voué à la sclérose, autrement dit à l'inflammation chronique. Cette calcification des
parois veineuses, appréciable au doigt, n'est pas le phénomène le moins curieux de la pathologie des varices. Suivant les cas, la paroi malade et dilatée se transforme en un
placard ligneux, fibroïde, rappelant, toutes choses égales
d'ailleurs, les lésions scléro-athéromateuses des artères.
Ailleurs, un dépôt de masses calcaires a lieu, tantôt dans un

---

(1) Bichat. Traité d'anatomie, édition de 1830.

segment des parois scléreuses, tantôt dans une des nombreuses ampoules collatérales échelonnées le long des veines, au hasard des effondrements pariétaux.

La conséquence de cette mortification calcifiante est la formation d'un phlébolithe, d'un calcul veineux, que complète souvent un coagulum sanguin enchatonné dans l'ampoule vasculaire.

Les varices contractent des adhérences avec les tissus voisins. Cette dilatation chronique avec allongement anormal ne va pas sans irriter le tissu cellulaire péri-veineux qui se sclérose à son tour, et s'épaissit quelquefois même d'une manière prédominante. Les veines ectasiées, énormes, cèdent sous une pression modérée, et semblent s'enfoncer dans les rigoles sinueuses qui serpentent au-dessous de la peau. Cette disposition est surtout marquée le long du tibia dont le périoste s'enflamme et peut donner naissance à des lésions hyperostosiques considérables.

Le même phénomène plus redoutable s'opère à la face profonde de la peau amincie, usée par les masses variqueuses.

La rupture d'une varice profonde est suivie d'une thrombose inflammatoire (phlébite variqueuse), simple le plus souvent, mais nécessitant cependant de grands ménagements par le danger, toujours à craindre, d'embolies veineuses à distance (infarctus pulmonaire).

Cette phlébite, traumatique à proprement parler, est la plus bénigne des phlébites variqueuses.

On voit journellement les varices superficielles non ulcérées devenir le siège d'un foyer de phlébite aiguë spontanée, partielle, fort douloureuse. Deux variétés de la phlébite variqueuse spontanée doivent être isolées : la phlébite thrombosique et la périphlébite aiguë.

Dans la *phlébite thrombosique*, le rôle pathogénique des microbes véhiculés dans le sang a paru plus d'une fois indiscutable. Le caillot ne s'étend pas très haut; il s'embolise rarement. Toutefois, les varices de la grossesse, par exemple, favorisent la propagation de la phlébite (depuis les veines iliaques jusqu'aux canaux profonds du mollet), au cas d'infection puerpérale des sinus veineux utérins.

La *périphlébite aiguë* peut être légère et localisée, sur une faible étendue, au pourtour d'une varice. D'habitude, la lésion se termine par une induration pigmentée des téguments, indélébile ; d'autres fois, la périphlébite variqueuse est pyo= génique : une collection purulente se forme autour ou le long du vaisseau, et s'ouvre à l'extérieur. Le pus fuse rarement dans la profondeur ; il n'occasionne pour ainsi dire jamais d'accidents pyohémiques par effraction intra-vasculaire.

On doit se garder de confondre les ruptures des varices et leurs ulcérations. Les pertes ne sont pas fréquemment suivies d'une ulcération véritable ; la perte de substance de la peau se répare plus ou moins vite. Tout autre est l'ulcère variqueux. Délabrement atonique, logé le plus souvent à la face interne de la jambe, sur le trajet de la saphène interne, plus rarement développé sur le domaine de la saphène externe, l'ulcère variqueux est une plaie de mauvaise nature. Le processus destructif naît sous l'in= fluence des troubles nutritifs complexes auxquels sont condamnés les tissus arrosés par des veines malades ; il est entretenu par le défaut de soins, la station verticale et la mauvaise hygiène du membre malade. D'ailleurs, l'athérome des artères accompagne si souvent les varices veineuses qu'il peut réclamer sa part dans tous ces désordres.

L'œdème chronique du membre, les érythèmes eczéma= toïdes et les pigmentations anormales de la peau, les phlébites et les eschares, les poussées de dermatite subaigue et de lymphangite érysipélatiforme, compliquent, d'une façon commune et itérative, l'allure chronique de l'affection ; ces accidents ont le droit de compter au nombre des phéno- mènes anatomo-pathologiques des varices, dont ils font pour ainsi dire partie (1). »

____

(1) Letulle. Loco citato, p. 206.

De ce que nous avons dit de l'étiologie mécanique des varices, ressort facilement le fait de leur localisation très fréquente au membre inférieur ; leur présence au membre supérieur, en l'absence d'un obstacle au cours du sang, relève d'un état général de phlébectasie constitutionnelle. Au membre inférieur lui-même nous savons que la varice doit souvent être recherchée, et que le diagnostic de varices profondes s'impose souvent sans qu'il soit possible de constater sa présence. Bien que cette question ait paru bien résolue par Verneuil (1), quelques auteurs soutiennent encore que les varices profondes de la région interne du mollet ne réagissent que sur les vaisseaux de la sphère de la saphène interne, et les veines profondes dilatées de la région péronière retentissent sur la saphène externe exclusivement. Cette opinion nous a paru, en effet, quelquefois répondre à la topographie des ectasies variqueuses que nous avons observées.

En dehors de cette localisation du membre inférieur, on connaît les dilatations veineuses abdominales, en rapport le plus souvent avec les affections hépatiques, et qui peuvent éprouver, du fait de la nature et de la marche de celles-ci, des complications variables parmi lesquelles nous noterons la phlébite.

« On voit quelquefois encore d'énormes dilatations variqueuses partir des membres inférieurs ou seulement de l'aine, monter en serpentant le long des parois abdominales, et gagner le thorax ; elles suivent le trajet des mammaires, et se terminent dans les creux sous et sus-claviculaires. Elles indiquent ainsi un large courant anastomotique entre les vaisseaux des membres inférieurs et la veine cave supérieure. Il ne faudrait pas croire que, dans ces conditions, l'obstruction complète de la veine cave inférieure, avec envahissement des veines azygos, soit constante. Si le

---

(1) Verneuil. Du siège réel et primitif des varices des membres inférieurs.

cancer du foie, la phlébite du tronc de la veine cave, l'anévrisme de l'aorte abdominale, ont été surtout signalés comme cause d'une pareille dilatation variqueuse, dans nombre d'autres observations, il s'agissait seulement de ce qu'on pourrait appeler la diathèse variqueuse, c'est-à-dire d'une tendance progressive et vraisemblablement congénitale des veines à la phlébo-sclérose ectasique généralisée (1). »

En somme, nous reconnaissons dans le processus variqueux un *locus minoris resistentiæ,* qui, s'il est augmenté par le fait de l'ectasie variqueuse, de la stase qu'elle détermine, semble lui-même un état primitif dépendant, dans la grande généralité des cas, de la sclérose diathésique, de l'artério-sclérose, de l'arthritisme. Cette parenté d'origine établit, par la chronicité, les liens de la varice et de la phlébite, la phlébo-sclérose n'étant qu'une forme de phlébite chronique, comme l'artério-sclérose résume l'artérite chronique.

Sous le terme de phlébites chroniques, on décrit cependant plusieurs variétés de lésions veineuses très dissemblables.

« Certaines sont le reliquat d'une endophlébite aiguë thrombosique. L'organisation fibro-vasculaire du caillot obturateur l'a transformé en un cordon scléreux complètement plein, plus souvent lacunaire. L'altération occupe une étendue très variable, par exemple la totalité de la veine fémorale et de l'artère poplitée.

D'autres cas ont trait à des altérations chroniques d'emblée, circonscrites à la membrane interne ou généralisées à l'ensemble des parois veineuses.

Ces phlébites partielles sont souvent entremêlées à des îlots d'endophlébite subaiguë, végétante, progressivement organisée et devenue fibreuse à son tour. La cavité vasculaire, dans ces circonstances, est normale ou dilatée,

---

(1) Letulle. Loco citato, p. 201.

c'est-à-dire variqueuse : la phlébite chronique ressortit alors aux varices, comme nous le verrons bientôt.

Il est d'autres variétés encore de phlébite chronique, caractérisées non plus par la dilatation, mais par le rétré=cissement de la lumière vasculaire. L'induration des parois est générale. Le microscope montre, en même temps qu'une transformation fibroïde de la membrane adventice et de la couche musculeuse, un épaississement énorme, endophlébi=tique, de la membrane interne, parsemée de vaisseaux capillaires. Une lame élastique interne très épaissie sépare la membrane moyenne de la membrane interne. L'endo-thélium seul est demeuré normal (1). »

Nous voyons donc que, de ces trois ordres de phlébites chroniques, l'un, tout au moins, ressortit directement aux varices ; chroniques d'emblée, elles le sont du fait même de l'état des tissus dans lesquels il se produit, et de l'état général du sujet qui en est porteur ; cette phlébite chronique n'est qu'un des éléments du processus variqueux lui-même ; nous verrons que des poussées subaigues, et même de franchement aiguës, peuvent se produire dans ces conditions sous quelque influence de détermination nouvelle de renforcement. Pour celles qui ont trait à la forme chronique d'emblée, nous ne croyons pas qu'il soit possible de les différencier de l'évolution de la phlébo-sclérose. Quant à celles qui sont le reliquat d'une endophlébite aigue throm-bosique, nous les retrouverons dans l'étude de cette der-nière. Enfin les autres variétés ne sont que des différencia-tions anatomo-pathologiques que ne reconnaît guère la clinique et dont les indications thérapeutiques ne diffè=rent pas davantage. Il est donc inutile de nous y arrêter davantage, et nous devons passer à l'étude de la phlébite aiguë.

La *phlébite aiguë* est une question tout à l'ordre du jour,

______

(1) LETULLE. Loco citato, p. 190.

et que n'ont pas épuisée les nombreux travaux qu'elle a inspirés depuis Cruveilhier, et qui se sont, en particulier, multipliés dans ces dernières années sous l'influence des connaissances nouvelles et des découvertes bactério-logiques.

Un nom domine toute son histoire, celui de Cruveilhier. Chose remarquable, ce puissant observateur non seulement établit la connaissance exacte des lésions de l'inflammation veineuse, mais semble entrevoir la grande série des causes qui sont capables d'irriter la membrane interne au moyen d'un sang devenu phlogogène.

Lorsqu'en 1818 Breschet (1) créait le mot de phlébite, il avait été précédé par les travaux de Hunter, qui, en 1775, signalait comme une conséquence de la saignée l'inflamma-tion de la membrane interne des veines : c'était la phlébite septique, la piqûre du nerf de A. Paré.

Parallèlement à ces études de la phlébite chirurgicale, d'autres auteurs publiaient leurs recherches sur la phleg-matia puerpérale. Dès 1784, White, à la suite de Moriceau, de Puzos, sous le nom de dépôt laiteux des femmes en couches, en publiait des observations cliniques ; et, en 1826, Guthrie, puis Robert Lee abordaient l'étude anatomo-pathologique ; ce dernier fit même ressortir l'analogie entre la phlegmatia des accouchées et la phlébite des opérés. Mais c'est avec David Davis (2) qu'est apparue, en 1823, la théorie de la phlébite oblitérante avec coagulations sanguines et altérations des tuniques veineuses. Cet auteur admettait la compression des veines par l'utérus gravide comme cause prépondérante, puis l'inflammation et l'épais-sissement des tuniques, la formation de fausses membranes dans leur intérieur et la coagulation graduelle du sang contenu ; pour lui, l'inflammation des veines est due à une

---

(1) Breschet. Dict. des sciences médic.

(2) Davis. An Essay on the proximate cause of the disease called phleg-matia dolens.

ırritation agissant sur l'appareil vasculaire, sans expliquer davantage cette irritation.

Enfin, dans un troisième ordre d'idées, à la même époque, Bouillaud (1) recueillait des observations d'hydropisie partielle chez des cancéreux, des tuberculeux, des typhiques, qu'il attribuait justement à l'oblitération de troncs veineux.

Ainsi s'indiquaient, dès lors, les trois grandes formes qui, jusqu'à notre époque, ont donné lieu à tant de discussions : la phlébite opératoire, la phlegmatia puerpérale, les coagulations marastiques.

Mais ces différentes données n'avaient pas encore trouvé une base scientifique suffisante pour permettre d'édifier une théorie rationnelle, celle-ci apparaît avec les travaux de Cruveilhier (2), qui marquent une ère nouvelle dans l'historique de la phlébite.

« L'expression de phlébite, écrivait-il, dont je me suis constamment servi pour caractériser l'oblitération veineuse par concrétion sanguine adhérente, aussi bien que l'oblitération veineuse par suppuration, prouve assez que je considère ces deux ordres d'oblitérations comme le résultat de l'inflammation de la membrane interne des veines..... Je me demande si les objections que l'on fait à la doctrine de la phlébite oblitérante ne sont pas plus dans les mots que dans les choses. Dans nos idées, pour qu'il y ait phlébite spontanée ou non traumatique, il faut, de toute nécessité, une cause d'irritation qui agisse sur les parois veineuses ; or cette cause d'irritation ne peut lui arriver que par le sang. Le sang, chargé de principes irritants, irrite les parois veineuses, et le premier phénomène de cette inflammation, c'est la coagulation du sang. »

L'idée que Cruveilhier émettait d'une façon aussi catégo-

---

(1) Bouillaud. De l'oblitération des veines et de son influence sur les hydropisies partielles. *Arch. de méd.*, t. II, 1823, p. 188, et t. IV, 1824, p. 94.

(2) Cruveilhier. Traité d'an. path., 1833, et Dict. en 15 volumes, art. Phlébite, 1834.

rique fut d'abord admise en principe par la plupart des auteurs. C'est ainsi qu'en 1838, époque à laquelle parut la thèse de M. Hardy (1), les opinions de Cruveilhier sont acceptées comme faisant loi. En 1840, tous les cliniciens, Andral, Piedagnel, Trousseau, adoptaient la théorie de la phlébite (2).

Cependant une opinion contradictoire devait s'élever ; elle s'indiqua d'abord en 1844 et 1845 dans deux mémoires où Bouchut (3), s'appuyant sur la fréquence relative de la *phlegmatia alba dolens* dans le cours des cachexies et des maladies chroniques, ajoutait : « Aucune analyse du sang ne fait connaître la composition de ce liquide lors de sa coagulation dans les maladies chroniques. Il est cependant certain que c'est là ce qu'il nous faudrait connaître pour déterminer les causes du phénomène qui nous occupe ».

Cruveilhier n'avait pas nié que « les oblitérations veineuses spontanées ne s'observent pas plus souvent dans certaines conditions de l'organisme que dans les circonstances ordinaires », mais il possédait des faits de phlébite oblitérante, ou œdèmes douloureux, soit du membre supérieur, soit du membre inférieur, « survenus dans les conditions de santé ordinaire, chez des individus qui n'offraient aucun signe de maladie ». Il ne pensait pas non plus que la fréquence de la phlébite chez les cachectiques fût suffisante pour faire admettre la théorie de la coagulation spontanée, « théorie, disait-il, habilement soutenue par M. Bouchut », mais que Raige-Delorme estimait également une hypothèse sans fondement.

Alors apparaît dans la question la personnalité de Vir-

---

(1) Hardy Recherches sur les concrétions sanguines formées dans le cœur et les gros vaisseaux. *Thèse agrég.*, 1838.

(2) Vaquez. Phlébite des membres. In *Clinique méd. de la Charité.* 1894, p. 754.

(3) Bouchut Mémoire sur la phlegmat. alb. dol. *Gaz méd. de Paris*, 1844, p. 249 et 297, et Mémoire sur la coagulation du sang veineux dans la cachexie et dans les maladies chroniques. *Gaz. méd.*, 1845, p. 241.

chow, dont les premiers travaux sur cette question (1) datent de 1854 et 1856.

Avec l'illustre pathologiste allemand, en effet, commençait, il y a quelque quarante ans, une théorie nouvelle : microscope en main, Virchow et ses élèves rejetèrent l'idée de l'inflammation primitive de l'endophlèbe dans la plus grande majorité des phlegmatia trouvées à l'autopsie d'individus cachectiques (cancéreux, phtisiques, etc.) Virchow créait, de toutes pièces, la thrombose marastique.

L'absence de lésions endothéliales au niveau des coagulations sanguines adhérentes, l'engageait à admettre le double mécanisme pathogénique suivant : *a*, altérations chimiques spéciales du liquide sanguin, consécutives à la cachexie ; *b*, perturbations mécaniques survenant dans le débit du sang veineux. Les remarquables études de Virchow sur la thrombose, l'autorité attachée à son nom et à ses travaux, amenèrent à lui, pendant nombre d'années, la plupart des observateurs. La phlegmatia alba dolens redevint une entité nosologique : le ralentissement de la circulation veineuse était la cause presque unique de la formation du caillot sanguin. O. Weber (2) incriminait la diminution de tonicité des parois veineuses et l'inocclusion des valvules dans l'acte thrombosique, et Lancereaux en établissait les lois mécaniques : « Si l'on remarque, dit-il, que les principaux vaisseaux où siègent les thromboses sont précisément situés au niveau des points où les parois des veines cessent d'adhérer aux toiles fibreuses du voisinage, et, par conséquent, là où la force d'aspiration thoracique tend à diminuer et à disparaître, on arrive à cette conclusion que la coagulation spontanée du sang est réglée par une loi purement physique, que nous énoncerons comme il suit : les thromboses marastiques se produisent toujours au niveau des

____

(1) Virchow. Handbuch der spec. Path. und Therapie. Erlangen, 1854, et Gesammelte abhandlung. zur wissensch medicin. Frankfurt, 1856.

(2) O. Weber. Pitha's und Billroth's Handbuch, B. I, p. 78.

points où le liquide sanguin a le plus de tendance à la stase, c'est-à-dire à la limite d'action des forces d'impulsion cardiaque et d'aspiration thoracique (1). » En exagérant encore ces données, on imagina les *points morts*, où certains auteurs crurent voir la coagulation spontanée.

La réaction allait se faire ; il est intéressant de remarquer que, si elle se produisit du fait même de la continuation et de la progression des recherches que Virchow avait lui-même instituées, les premières objections naquirent de la reprise d'expériences plus anciennes et provisoirement oubliées, de Tackrah (2) et de Scudamor (3) qui, en 1817 et 1824, avaient déjà pratiqué la double ligature des veines sur le vivant, et observé que, dans la jugulaire du cheval, le sang ainsi immobilisé n'avait pas encore subi la coagulation au bout d'une heure et demie, bien qu'il n'eût perdu aucune de ses propriétés coagulantes, qu'il retrouvait aussitôt qu'on le versait dans un verre.

Les expériences donc, tentées alors en vue de confirmer la doctrine de Virchow, ne donnèrent, à la presque totalité des observateurs, que des faits négatifs. Brucke (4), reprenant ces recherches anciennes, constatait que le sang isolé dans un segment de veine vivante ne parvient à se coaguler qu'après une altération évidente des parois vasculaires. Zahn (5) démontrait, à l'aide de l'imprégnation des endothélium par les sels d'argent, que la coagulation du sang, dans une veine mésentérique exposée à l'air, commence toujours à la hauteur des endothéliums altérés. Frantz Glénard (6) perfectionnait bien-

---

(1) Lancereaux. Traité d'anat., t, Ier, p. 604.

(2) Tackrah. On Blood., 1817.

(3) Scudamor. Essay on Blood, 1824.

(4) Brucke. Ueber die Ursache der Gerinnung des Blutes. *Arch. f. path. Anat.*, 1857, p. 81.

(5) Zahn. Untersuch uber thrombose. *Virchow's Arch.*, Bd. LXII, 1874, p 81-124.

(6) Fr. Glénard. Contrib. à l'étude des causes de la coag. spont. du sang à l'issue de son organisme *Thèse* Paris, 1875.

-tôt l'expérience de Brucke ; il montrait que l'apparition du caillot dans un segment de veine liée et extraite hors de l'animal, est consécutive à la nécrose des parois veineuses. Durante, Baumgarten, Hayem ont confirmé et complété ces expériences.

Nous reviendrons sur ces diverses données à propos de la thrombose, il doit nous suffire actuellement de voir par quelle progression on est arrivé à un état de choses qui faisait, dès 1874, réclamer par Vulpian la reprise de l'examen microscopique des veines- thrombosées, et prévoir la découverte de lésions endothéliales protopathiques : « Les coagulations marastiques, disait-il (1), sont-elles vraiment spontanées ? Leur formation n'est-elle pas précédée par le développement d'un état morbide des parois des veines ? Il me semble difficile qu'il en soit autrement, car on ne voit pas pourquoi les coagulations naîtraient plutôt dans certaines veines que dans d'autres. Je sais bien que l'examen des veines dans lesquelles on a trouvé des coagulations récentes -n'a fourni que des résultats négatifs. Mais c'est une étude à reprendre. Il y a évidemment là quelque lésion, non connue jusqu'ici, qui modifie les propriétés vitales de la membrane interne des veines. »

Ce sont les études des lésions des tuniques veineuses, jointes aux recherches des agents infectieux, nées sous l'influence des découvertes de Pasteur, qui ont donné lieu, depuis cet encouragement de Vulpian, à tant de travaux importants, et qui ont déterminé la réaction, qui paraît aujourd'hui si complète, contre les idées de Virchow, et l'hommage qu'il est juste de rendre à la clairvoyance de Cruveilhier et à sa création de la phlébite.

La phlébite aiguë, son nom l'indique, se réclame de l'inflammation de la paroi veineuse. L'anatomie pathologique des phlébites aiguës les divise en suppuratives et en exsudatives.

---

(1) Vulpian. Cours, 1874.

La phlébite suppurative, dont le type est la phlébite septique opératoire, tend à disparaître de nos jours, et ne se trouve plus guère que dans les infections utérines dues au streptocoque pyogène, élément du puerpérisme infectieux, et dans la pyléphlébite de la veine porte, le plus souvent d'origine microbienne intestinale (dysenterie, ulcérations typhiques ou tuberculeuses, appendicite et typhlite ulcéreuse), ou encore par voisinage de certains abcès phlegmoneux avec ulcération des parois veineuses; c'est un processus de périphlébite suppurée.

La phlébite suppurative n'est, en somme, que la complication suppurée de la phlébite exsudative. Celle-ci correspond en réalité à la majorité des cas décrits sous le nom de phlegmatia alba dolens : c'est la trombose aiguë et circonscrite d'une cavité veineuse

On retrouve encore aujourd'hui dans l'infection puerpérale les types divers de phlébite purulente, si fréquents jadis, que les auteurs Hervieux (1) et Siredey (2) continuèrent de donner à la septicémie puerpérale le nom de phlébite, alors que celle-ci ne convenait déjà plus à la septicémie chirurgicale ; mais les descriptions qui se rapportent à ce sujet se retrouvent surtout dans les auteurs anciens, Cruveilhier, Velpeau, Sedillot.

« Ici la difficulté, dit M. Letulle, n'est point tant de savoir si le caillot thrombosique s'est déposé primitivement sur un endothélium sain, auquel il s'est accolé, ou si les altérations aigues de l'endothélium ont précédé nécessairement la formation du thrombus. Le problème s'est modifié par suite des données microbiques modernes.

Lorsqu'on ouvre une veine atteinte de phlegmatia alba dolens récente, on constate toujours, sur un point déterminé du caillot cruorique, quelle qu'en soit la longueur, une région intimement adhérente à la paroi interne de la veine.

---

(1) HERVIEUX. Maladies puerpérales, Paris, 1870.
(2) SIREDEY. Les maladies puerperales, 1884, p. 584.

En ce point, il est fréquemment possible de reconnaître, même à l'œil nu, un épaississement plus ou moins régulier de la paroi veineuse. D'ordinaire, cette tuméfaction de l'endophlèbe n'est point annulaire ; elle n'occupe point, sur une surface donnée, la totalité de la lumière du vaisseau... Les parois de la veine sont toujours épaissies dans la hauteur des lésions internes. Les vasa-vasorum et le tissu cellulaire qui les accompagne, parfois même les artères et les nerfs satellites de la veine, sont englobés dans un tissu conjonctif densifié, chroniquement irrité. Les veines collatérales sont toujours extasiées (circulation collatérale). Lorsque l'oblitération de la veine est définitive, le vaisseau apparaît transformé en un cordon fibreux, dur, lisse, souvent beaucoup plus petit que n'était la veine normale. L'organe est supprimé, comme sa fonction, et l'examen microscopique y révélera l'organisation définitive des caillots en un tissu fibroïde de cicatrice. La disparition totale d'une veine atrophiée est même possible ; sa sténose générale post-phlébitique n'est pas rare (1). »

Telles sont les lésions macroscopiques ordinaires de la phlébite aiguë ; nous en retiendrons déjà deux points : l'adhérence du caillot en un point de la paroi veineuse où la tuméfaction de l'endophlèbe est prépondérante et qui, d'ordinaire, n'est point circulaire ; et le dépoli et granuleux de la membrane interne avec l'épaississement en bloc des tuniques, l'irritation de voisinage englobant, dans un tissu conjonctif densifié et chroniquement irrité, les artères et les nerfs satellites de la veine. Endophlébite, phlébite de toute la paroi et périphlébite seraient donc le processus complet de la phlébite aiguë ; nous aurons à voir s'il se réalise dans son ensemble dans tous les cas de phlébite aiguë ; les lésions histologiques doivent d'abord nous arrêter. Celles de la forme suppurative se résument dans l'infiltration des trois

---

(1) LETULLE. *Loco citato*, p. 184.

tuniques veineuses par une multitude de leucocytes et de germes pathogènes signalés par Doléris et surtout par Widal; c'est le procédé septicémique, dont la détermination phlegmoneuse pariétale se localise plutôt soit du côté de la membrane interne, soit du côté de la membrane externe, par progression de dehors en dedans et hyperdiapédèse leucocytique.

Dans la phlébite exsudative, les travaux récents, ceux de Vaquez en particulier, ont mis en lumière certains points très intéressants.

« Avant de voir l'inflammation se manifester sur la paroi vasculaire, écrivait Virchow, nous trouvons un caillot au début (1). » — « Au niveau des caillots les plus récents des phlegmatia cachectiques, j'ai toujours vu l'endothélium desquamé, » a dit de son côté M. Renaut (2). Il y a là un point d'interprétation délicate auquel Vaquez répond à son tour en corrigeant légèrement l'assertion de M. Renaut : « Il n'y pas de phlegmatia dans laquelle on ne puisse, en quelque point, trouver l'endothélium desquamé. Or, ce point, ou ces points, sièges des lésions initiales, peuvent être aisément retrouvés, si on veut bien les rechercher attentivement. Ils sont souvent multiples, comme Cruveilhier l'avait vu, et ils ne se reconnaissent pas exclusivement à la desquamation de l'endothélium, laquelle, à elle seule, pourrait ne pas prouver grand'chose, mais surtout à l'existence du *bourgeon endophlébitique interne*, témoignage irrécusable de l'endophlébite (3). »

Ceci laisse encore place pour le cas d'une coagulation interceptant presque entièrement, et depuis quelques jours, la lumière d'un vaisseau dans lequel l'intégrité de l'endothélium peut être conservée, pourvu qu'il s'agisse d'une coagulation secondaire. Mais le bourgeon endophlébitique

---

(1) Virchow. La pathologie cellulaire, 1874, p. 234.
(2) Renaut. De la phlegmatia alba dolens. *Revue de méd.*, 1880.
(3) Vaquez. In *Clinique de la Charité*, 1894, p. 862.

interne, voilà le témoin irrécusable de la phlébite, de l'endovascularite qui leur a donné naissance, et qui s'est d'abord traduite par un léger dépoli de la membrane interne.

« Au début de la phlébite infectieuse subaiguë, on constate des lésions déjà manifestes de la veine, qui n'ont rien à voir avec la présence du caillot dont elles provoquent la formation, et dont elles ne dépendent pas. Ces lésions, qui évoluent lentement, atteignent la veine dans sa totalité, respectant cependant la tunique moyenne, mais attaquant la couche interne dont elles font gonfler, proliférer, puis desquamer les éléments, provoquant une réaction vive de la couche externe, et ne laissant pas indemne le système circulatoire des vasa vasorum qui semble fréquemment guider et entretenir l'évolution de la phlébite (1). »

Durante (2) a montré le rôle considérable joué par les vasa-vasorum sur la nutrition des parois de la veine : les altérations de la paroi veineuse, telles qu'on les voit dans les veines des variqueux, rendent compte de la fréquence des coagulations que déterminent chez ces sujets les phlébites même aseptiques. Ces coagulations, ces oblitérations surtout, sont moins fréquentes chez les femmes enceintes, car, chez elles, les lésions des parois des veines sont moins profondes.

M. Letulle a contrôlé les recherches de Vaquez : « La thrombo-phlébite, dit-il, ordinairement partielle et localisée aux régions déclives des membres, est presque toujours caractérisée, au moins sur quelques points de son étendue, par des lésions d'endophlèbe ; c'est donc plutôt une endophlébite végétante, et par conséquent subaiguë, non pyohémique, qu'une phlébite exsudative aiguë, purement endothéliale. Il suffit de rechercher avec soin dans les points les plus adhérents du caillot, pour trouver, reconnaissables à l'œil nu,

---

(1) VAQUEZ. Loco citato, p. 866.

(2) DURANTE. Recherches expérimentales sur l'organisation du caillot dans les vaisseaux. *Arch. de Phys.*, 1872.

ces bourgeonnements punctiformes, arrondis, de la paroi interne de la veine. Enchâssés dans l'intimité des blocs fibrino-leucocytiques, ils apparaissent comme la signature d'un processus réactionnel moins violent, plus réparateur aussi que celui qui caractérise les phlegmasies aiguës hyper-infectieuses (1). »

Déjà, en 1890, Vaquez avait donné la description histologique de ces bourgeons ; à l'autopsie d'une phlébite typhoïde observée dix jours après son début, à côté des points où l'oblitération paraissait complète, on en voyait d'autres où la phlébite n'était qu'à son début.

« Dans la veine fémorale jusqu'au niveau de la partie moyenne du triangle de Scarpa, le caillot ne présente pas de points adhérents ; la moindre traction le détache facilement, excepté en quelques points où la surface interne de la veine présente, à différentes hauteurs, de petits bourgeons d'endophlébite, d'aspect rouge brunâtre, mous au toucher, et ne dépassant pas la grosseur d'une lentille. Au pourtour de ces bourgeons, les vasa vasorum et les petites veinules aboutissant à la grosse veine sont chargés de sang, en même temps que la surface interne de la veine prend une teinte plus sombre. Sur d'autres points, on constate seulement un dépoli manifeste de la veine sans traces de néoformation... Dans tous les points qui présentaient des bourgeons d'endophlébite, toute la paroi du vaisseau était épaissie (2); cet épaississement était dû à la péri-phlébite accompagnant habituellement l'inflammation de la tunique interne des veines. »

C'est ce premier stade de la phlébite que Vaquez a nommé, avec raison : *période pré-oblitérante*, la phlébite de grosses veines n'étant pas oblitérante d'emblée, ce qui n'arrive que pour les veines de tout petit calibre, et l'oblitération étant déjà

---

(1) Letulll. Loco citato, p. 185.
(2) Vaquez. *Thèse*, 1890, p. 115.

plus lente à se produire dans les veines de moyen calibre.

Ainsi se trouvent rattachées par l'anatomie pathologique à l'œuvre de Cruveilhier ces phlébites que Virchow avait cru pouvoir en distraire, prétendant qu'elles n'étaient que secondaires à une thrombose spontanée et primitive du sang.

« Les lésions circonscrites de l'endophlèbe auront eu le temps de naître silencieusement, d'irriter la membrane interne (en la desquamant sur un ou plusieurs endroits), de solliciter la réaction végétante de la paroi, d'une façon identique aux processus évoluant à la surface de l'endocarde ou de toute autre membrane séreuse enflammée. Les lésions mécaniques ne seront qu'un second acte, une manifestation deutéropathique... L'endophlébite insulaire qui caractérise la phlegmatia débute donc sourdement dans des points variables de la séreuse. La desquamation de l'endothélium est constante dans ces zones premièrement frappées. Un exsudat s'y produit, qu'il ne faut pas considérer, à tout prix, comme uniquement produit par la coagulation du sang circulant dans la cavité veineuse... Au bout d'un temps très court, l'irritation inflammatoire de l'endophlèbe détermine sa tuméfaction. La prolifération des cellules fixes de la couche sous-endothéliale en est la conséquence. Un bourgeonnement de l'endophlèbe a lieu; il s'accompagne d'un mince exsudat superficiel... Les choses peuvent en demeurer là... Plus souvent à la vérité la maladie locale progresse; la totalité des parois veineuses prend parti dans cette lutte exercée contre les microbes ou leurs poisons déposés à sa surface. La membrane moyenne s'irrite, se laisse envahir par des proliférations embryonnaires nées des vaisseaux de la membrane adventice... On assiste à une végétation néo-vasculaire qui pousse perpendiculairement aux couches connectives et musculaires. L'endophlèbe se vascularise à son tour... Alors, si la cause qui a créé la phlébite interne est permanente, surtout si elle a suscité d'emblée une réaction violente de l'endophlèbe, on voit d'énormes bourgeons connectifs et néovasculaires se glisser au milieu des blocs fibrineux adhérents (1). »

En disant phlébite atténuée, il ne faut donc pas entendre par là phlébite non infectieuse ; c'est au contraire au niveau même de ces bourgeons endartériques que les recherches microbiennes ont souvent fait découvrir des agents infectieux. Il y a seulement lieu de dire que la coagulation du sang est surtout l'expression d'une phlébite atténuée. Lorsque la phlébite est hyperseptique, quand elle est la manifestation de l'infection purulente, il ne se produit pas habituellement des caillots intraveineux. Il ne serait cependant pas exact de dire que la coagulation et la suppuration s'excluent réciproquement, on peut trouver à la fois un caillot dans la veine et du pus dans le tissu cellulaire périveineux ; ce fait s'observe dans les phlébites variqueuses. Hervieux (2) l'a démontré dans la phlegmatia des accouchées. L'oblitération peut même être connective à une suppuration externe.

Inversement, sur un sujet mort de tuberculose et atteint à la fin de sa vie d'une phlébite du membre inférieur gauche à signes atténués, Vaquez avait observé que les lésions habituelles de la phlébite, faciles à constater, n'avaient cependant pas déterminé l'oblitération du vaisseau ; il n'y avait pas eu phlegmatia au sens ancien du mot (3).

D'autre part, encore, chez un autre tuberculeux mort dans le service du professeur Strauss, Vaquez trouvait, à la place des bourgeons endophlébitiques, une phlébite diffuse ayant déterminé un caillot fibrineux pariétal sous forme d'une sorte de fausse membrane tapissant l'intérieur de la veine, et il supposait, sans avoir pu le vérifier, que c'était peut-être là une forme exclusivement tuberculeuse (4).

---

(1) LETULLE. Loco citato, p. 186.
(2) HERVIEUX. Maladies puerpérales, Paris, 1870.
(3) VAQUEZ. *Bulletin de la Soc anat.*, juin 1892.
(4) VAQUEZ. *Clinique de la Charité*, p. 866.

Ailleurs, citant une autopsie du Dʳ Suchard, où, au-dessus
de caillots adhérents à la partie inférieure des veines
tibiales et se prolongeant dans la fémorale avec quelques
rares points d'émergence, on trouvait, au bout de celle-ci,
un caillot adhérant de date récente, Vaquez ajoute que : « en
résumé, la dissection attentive des veines du membre inférieur montre, dans la grande majorité des cas, que la phlébite
procède par poussées, et que l'oblitération, stade terminal
du processus, peut débuter aussi bien dans les veines profondes du mollet que dans la poplitée ou la fémorale, d'où
l'on peut conclure que le début subit et d'emblée par la
fémorale à la racine de la cuisse, comme on le trouve repré-
senté dans une figure de l'atlas de M. Lancereaux, paraît
exceptionnel. Quand cela a lieu, et que l'oblitération semble
débuter à la partie supérieure de la fémorale, ce n'est pas
au niveau de l'arcade de Fallope, mais plus bas, au con-
fluent de la saphène dans la fémorale, qu'elle s'effectue le
plus habituellement (1). »

De plus, nous avons vu qu'il est fréquent de rencontrer
des coagulations intra-veineuses d'âge différent, suivant les
points observés, alors même que la phlébite semble s'étendre à la plus grande partie du système veineux du membre.
Cruveilhier avait déjà remarqué que la phlébite ne procède
pas d'une façon continue, uniforme, mais qu'elle évolue
souvent par poussées successives. De même, la règle qu'avait
voulu établir M. Lancereaux, du début de la coagulation au
niveau des éperons ou des nids valvulaires, n'est pas toujours confirmée par l'observation.

« Ces caillots valvulaires, disait Trousseau (2) au sujet
d'une observation de M. Duguet (3), se font consécutivement
à l'oblitération d'une portion supérieure du système veineux, et par le fait du remous et de la stase qui s'opèrent

---

(1) Vaquez. Loco citato, p. 869.

(2) Trousseau. t. III, p. 727.

(3) Duguet. *Soc. anatomique*, 1862.

alors dans la portion inférieure de ce système. » Ceci est aussi l'opinion qu'a soutenue M. Troisier (1). Vaquez a démontré que c'était sans doute une erreur due à une faute de technique dans les préparations de laboratoire (2). « Quant à la possibilité de voir le caillot débuter au niveau des confluents veineux, elle n'a rien que de très naturel. Les lésions artérielles et les lésions veineuses affectent pour ces points une prédilection manifeste, et nous ne pensons pas que celle-ci s'explique par un retentissement de la circulation, dont le rôle apparaît de plus en plus comme phénomène d'ordre tout à fait secondaire (3). » N'est-ce pas plutôt un phénomène semblable à celui des localisations valvulaires endocardiaques, du fait du frottement plus grand, en ce point, exercé par le courant sanguin.

Ce que nous avons dit du renforcement de l'impulsion cardiaque pour la progression du sang veineux, du fait du lac sanguin plantaire, du cœur veineux dont nous avons signalé l'existence et le mécanisme, a-t-il quelque chose à voir avec la loi de Lancereaux et les localisations thrombosiques ? Nous devons répondre négativement, en ce sens que la phlébite est une manifestation morbide qui admet généralement un état antérieur ayant nécessité le repos. Il n'en sera plus de même lorsque nous aurons à envisager les embolies, surtout celles du début de la phlébite, qui se produisent brusquement lorsque se lève une femme récemment accouchée, chez laquelle une phlébite légère a passé inaperçue, et a déterminé la formation d'un caillot peu adhérent, incomplet, facile à détacher ou à fragmenter.

D'un autre côté, M. Œttinger défend, dans une certaine mesure, la loi de M. Lancereaux :

« Il y a entre la thrombose et la phlébite suppurée, dit-il, telles que les comprenaient les anciens, toute une série

---

(1) TROISIER. *Thèse d'agrég*, 1880.

(2) VAQUEZ. Loco citato, p. 869.

(3) VAQUEZ. Loco citato, p. 870.

graduée de types morbides que la pathologie infectieuse nous permet aujourd'hui de rattacher les uns aux autres en une série ininterrompue. Est-ce à dire que les troubles de la circulation, le ralentissement du courant sanguin, que les modifications chimiques du plasma sanguin ne jouent aucun rôle ? Ce serait aller trop loin que de leur dénier toute influence ; la bactériologie se trouverait alors en désaccord avec la clinique. Ces causes-là, en effet, sont éminemment des causes prédisposantes, mais elles ne font que préparer le terrain à l'infection. Rien n'est plus logique, du reste, que d'admettre, avec la doctrine infectieuse de la thrombose, que l'état de la circulation joue un rôle considérable ; en effet, ce sera nécessairement aux points rétrécis des vaisseaux, au niveau des nids valvulaires, là où, suivant la loi de Lancereaux, se trouve la limite entre la force d'impulsion cardiaque et l'aspiration thoracique, que les agents infectieux circulant dans le sang auront le plus de chances de s'arrêter ; mais les exceptions à cette règle prouvent qu'elle n'est pas toujours, et dans tous les cas, applicable.

Enfin, si l'infection joue un certain rôle, il faut évidemment ne pas oublier, non plus, que c'est par la lésion qu'elle détermine sur la paroi qu'elle produit la thrombose ; en conséquence, toute lésion, qu'elle soit d'ordre infectieux, d'ordre toxique, d'ordre constitutionnel ou diathésique, pourra produire les mêmes effets. Entre la phlébite des accouchées et celle des goutteux, ou des variqueux, il n'y a souvent qu'une différence étiologique (1). »

Mais, comme on le voit, ceci nous ramène aux questions étiologiques, qui nous intéressent à un si haut point, et que nous reprendrons dans un moment ; nous devons d'abord voir comment Vaquez résume la question anatomo-pathologique :

« En résumé, dit-il, lorsqu'on veut se rendre compte de

____

(1) Œttinger. Traité de méd., t. V, 1893, p. 363.

la constitution et de la disposition générale d'une phlébite des membres, il importe d'examiner dans sa presque totalité le système veineux du membre atteint. Nous savons en effet qu'il n'est plus suffisant de connaître si la fémorale, l'axillaire, sont oblitérées ; cette constatation, suffisante pour confirmer le diagnostic clinique, ne nous autorise à aucune déduction anatomique sur le siège primitif de la phlébite, ni sur les lésions qui l'ont provoquée. Il faut donc rechercher avec soin quel est l'état des veines du mollet, du creux poplité, des veines superficielles développées anormalement en réseau supplémentaire. Nous savons même qu'il n'est pas sans intérêt de rechercher s'il n'existe pas, dans la profondeur du membre, des dilatations variqueuses de nouvelle formation, lesquelles jouent un rôle si important dans certains des troubles nerveux des phlébites. Dans nombre de cas, on se contente de savoir s'il y a au niveau de la fémorale un caillot oblitérant, et, trop souvent, cette simple constatation, unie au souvenir de la douleur accusée en ce point par le malade, autorise à conclure d'une façon hasardée que la coagulation a débuté en ce point (1). »

Les phlébites aseptiques se terminent par guérison complète ou par oblitération adhésive ; les phlébites septiques peuvent encore guérir de la même façon, mais elles ont, en plus, un mode de terminaison qui leur est propre : c'est la terminaison par suppuration, diffuse ou localisée. Celle-ci est en effet bien spéciale à cette sorte de phlébite, car elle peut se retrouver à tous les degrés de l'infection septique ; parfois les phlébites à septicité très atténuée peuvent, sous certaines influences, recouvrer leur nature infectieuse en s'accompagnant de suppurations, d'abcès, etc. Les exemples ne manquent pas dans la phlébite puerpérale, mais nous savons aussi que certaines phlébites des maladies aiguës ou des cachexies peuvent parfois révéler de la même façon leur origine septique.

---

(1) Vaquez. Loco citato, p. 870.

La phlébite aiguë est, on le voit, loin d'être une dans la forme de ses lésions anatomo-pathologiques ; multiples aussi sont les formes cliniques, et non moins compliquée se présente la question étiologique. Est-il donc nécessaire de chercher à établir ici des divisions, des catégories ? Les auteurs nous répondent négativement.

« Il nous est permis actuellement, a écrit M. Œttinger dans le *Traité de Médecine*, d'écrire un chapitre *Phlébite*, dans lequel on peut comprendre la thrombose veineuse marastique, c'est-à-dire la phlegmatia alba dolens, la thrombose des cachexies et des fièvres, à côté d'autres lésions veineuses, dans lesquelles l'infection joue un rôle moins certain, et où l'altération primitive de la veine, plus sensible, plus visible, n'a jamais été mise en doute, telle par exemple que la phlébite goutteuse, la phlébite syphilitique, la phlébite des variqueux, etc. En résumé on peut étudier les phlébites médicales, en les classant en deux grandes catégories : les *phlébites infectieuses*, les *phlébites constitutionnelles* (1). »

De son côté, dans son mémoire sur la phlébite des membres, Vaquez commence en ces termes son étude clinique : « Le temps est venu, croyons-nous, où l'on peut présenter une étude d'ensemble de la phlébite sans tenir compte des dénominations dissemblables que l'on croyait devoir attribuer à ses modalités étiologiques ou cliniques. Que la phlébite évolue rapidement ou lentement, à la suite d'un traumatisme, sous l'influence d'un processus infectieux ou du fait de certaines actions toxiques, cela ne saurait expliquer les titres différents qu'on lui donne..... Nous croyons que l'on pout ranger dans une même étude les phlébites dites chirurgicales, puerpérales, les thromboses médicales ou spontanées, etc., car c'est faire œuvre artificielle que de vouloir les maintenir dans des catégories spéciales. La diffé-

(1) ŒTTINGER. Traité de méd., t. V, p. 421.

rence étiologique constitue seulement des modalités cliniques pour lesquelles une épithète suffit (1). »

Nous allons voir qu' « un nombre considérable de phlébites aigues, ordinairement secondaires (convalescence d'une maladie infectieuse, cachexies tuberculeuse, cancéreuse ou chlorotique, cardiopathies chroniques), ressortissent à une infection pariétale de la veine, causée par l'une quelconque des familles microbiennes connues et banales. La preuve en a été fournie maintes fois.

« Les cas négatifs, dont il faut tenir compte, peuvent s'expliquer par plusieurs raisons : l'examen trop tardif de la région malade, la phlébite aiguë, qui guérit souvent, permettant une survie prolongée favorable à l'extinction des germes pathogènes ; l'étude incomplète ou mal topographiée de la veine malade, car c'est aux points les premiers frappés qu'il faut s'adresser pour trouver la cause, le reste du thrombus demeurant souvent aseptique, et la recherche des microbes-pathogènes devant porter sur la totalité des parois, notamment les couches adventices et les vasa vasorum (2). »

Il est certain que l'infection microbienne directe doit occuper une place importante comme cause déterminante dans la pathogénie des phlébites. Dans les phlébites chirurgicales la chose n'est plus discutable et ne demande même pas à être recherchée. De même dans les phlébites suraiguës, hyperinfectieuses, où les tuniques infiltrées sont bourrées des micro-organismes que charrie également le liquide sanguin : rappelons simplement que leur processus rejette la coagulation. Quant aux formes atténuées, la chose demande à être examinée de plus près. Nous avons noté la présence des micro-organismes dès la période préoblitérante de Vaquez au niveau même du dépoli où se forme le bourgeon endartérique.

Nous savons que des recherches affirmatives publiées par

---

(1) Vaquez. *Clinique de la Charité,* p. 770.
(2) Letulle. Loco citato, p. 188.

les auteurs les plus compétents affirment le processus infectieux.

En 1880, un élève de Pasteur, M. Doléris (1), décrivait et figurait des colonies microbiennes à la face interne des grosses veines atteintes de phlébite puerpérale, et l'on savait déjà par les travaux du Maître que la présence de ces agents infectieux avait été constatée dans le sang. En 1883, M. Hutinel (2) trouva des micro-organismes dans les veines de sujets atteints de phlébite au cours de la fièvre typhoïde, et en 1884, M. Cornil (3) déclarait avoir montré parfois des microbes en zooglées dans la couche interne des veines ; l'année suivante, M. Weigert (4) étudiait d'une manière toute spéciale le rôle de la phlébite tuberculeuse dans la propagation des accidents dus au bacille de Koch. En 1886, M. Gaucher (5), dans sa thèse d'agrégation, signalait la présence de micro-organismes dans les vaisseaux du rein ; R. Durand-Fardel (6) poursuivait l'acte des bacilles de la tuberculose produisant des thromboses dans les vaisseaux du rein. MM. Cornil et Babès (7) attribuaient à la présence des bactéries dans les petites veines au milieu des parties malades une action directe sur le processus thrombosique ; et M. Dunin (8) admettait que la phlegmatia que l'on voit apparaître dans la convalescence de la fièvre typhoïde reconnaissait pour cause l'altération de la membrane interne

---

(1) Doléris. La fièvre puerpérale et les organismes inférieurs. *Thèse.* Paris, 1880.

(2) Hutinel. Convalescence et rechute de la fièvre typhoïde. *Thèse agrég.,* 1883.

(3) Cornil. *Bullet. Soc. anat.* 10 décembre 1884, p. 666.

(4) Weigert. Die anatomischen Wegen des tuberkelgiftes. *Berl. Klin. Woch.,* 1884.

(5) Gaucher. Pathogénie des néphrites. *Thèse agrég.,* Paris, 1886, p. 15.

(6) R. Durand-Fardel. Contrib. à l'étude de la tuberculose du rein. *Thèse,* Paris, 1886.

(7) Cornil et Babès. Les bactéries, 1886, p. 318.

(8) Dunin. Cause des supp. et des thromb. vein. dans le cours de la fièv. typhoïde. *Deuts. Arch. fur Klin. med.,* B. XXXIX, H. 3, et L. 1886.

des veines par les micro-organismes qui pullulaient sur leurs parois. La preuve microbiologique manque il est vrai à ce travail. En 1889, M. Widal (1) publiait ses recherches sur l'infection puerpérale, la phlegmatia alba dolens et l'érysipèle ; il avait pu retrouver les micro-organismes dans les parois des veines et des cultures lui avaient permis d'apporter à cet examen des preuves certaines de confirmation ; il se croyait donc pleinement en droit de mettre la phlegmatia alba dolens au nombre des phénomènes de l'infection.

Enfin en 1890, Vaquez (2), dans son étude de la thrombose cachectique, rapportait des cas dans lesquels l'origine infectieuse de certaines phlébites ne pouvait être mise en doute, et dans de nombreux travaux qu'il a publiés depuis cette époque (3), il a cherché à relever d'une manière de plus en plus précise la nature des altérations vasculaires et leur rapport avec les infections qui leur donnent naissance, et les liens qui unissent la coagulation du sang aux lésions des veines dans lesquelles il circule. Nous ne pouvons noter toutes les recherches confirmatives qui sont venues de toute part à l'appui de ces beaux travaux, et qui ont établi définitivement les rapports de l'endophlébite avec la maladie qui l'a provoquée.

Nous ne trouvons d'ailleurs ici rien d'étranger à ce que nous avons déjà vu au sujet des artérites et des localisations infectieuses cardiaques, mais nous y retrouvons une preuve de la solidarité des divers segments de l'organisme circulatoire, il nous reste donc à voir si les considérations

---

(1) Widal. Etude sur l'infection puerpérale, la phlegmatia alba dolens et l'érysipèle. *Thèse.* Paris, 1889.

(2) Vaquez. De la thrombose cachectique. *Thèse*, Paris, 1890.

(3) Vaquez. Période préoblitérante de la phlébite des cachectiques. Soc. de biologie, 19 décembre 1891. Phlébite non oblitérante chez un tuberculeux cachectique. Evolution générale des phlébites. Soc. anat., juin 1892. Phlébite des membres. In *Clinique méd. de la Charité* (D' Potain), 1894. Coagulations sanguines intravasculaires. Rapport au congrès de Nancy, 1896.

étiologiques et les formes cliniques nous feront retrouver les mêmes liens constitutionnels que nous avons déjà cherché à mettre en évidence.

Il est intéressant de noter qu'on a pu rencontrer les microbes pathogènes, non seulement à la surface de l'endophlèbe (partie adhérente du caillot), mais encore dans la mésophlèbe et dans la membrane adventice, y compris les vasa-vasorum. Ces vaisseaux, dans quelques cas, se montraient bourrés de germes, et, dans d'autres, totalement oblitérés eux aussi par une thrombose, jugée contemporaine, consécutive ou même préexistante, suivant les circonstances. Voilà pourquoi certains auteurs acceptent, au point de vue pathogénique, l'influence prépondérante des lésions infectieuses des vasa vasorum.

« A cette opinion doctrinale, dit M. Letulle, qui reflète quelque peu les idées concernant l'origine vasculaire des artérites, on a le droit de répondre en réclamant des faits plus démonstratifs. Il paraît aussi simple, et plus logique, d'admettre que les germes pathogènes trouvés dans les parois d'une veine proviennent de sa cavité, qu'ils tendent à quitter, en vertu d'une action diapédétique, accordée, d'ailleurs, à la plupart des microbes. A quoi bon invoquer l'inoculation du vaisseau en deux temps par effraction des germes, d'abord à travers les parois des vasa-vasorum, puis à travers les membranes musculaire et interne du gros tronc veineux? Cette explication trop compliquée du mécanisme des lésions suffirait pour la rendre suspecte. Le discrédit qui, de nos jours, règne sur les vasa vasorum dans leurs rapports avec les artérites subaiguës et chroniques, aggrave encore, si possible, les réserves qu'il me paraît utile de faire à propos de l'origine vaso-vasculaire des endophlébites aiguës infectieuses.

Enfin, il est logique de penser que les substances toxiques incessamment véhiculées dans le sang au cours des maladies aiguës infectieuses et pendant les maladies chroniques (goutte, chlorose), sont capables d'adultérer la membrane interne des veines aussi bien que les germes pathogènes eux-mêmes. En d'autres termes, une phlébite, survenant pendant une maladie infectieuse, peut n'être qu'une manifestation de la toxicité du sang, sans qu'aucun microbe ait eu à intervenir mécaniquement, *loco dolenti*. Ces questions sont encore à l'étude ; elles ne comportent donc pas une solution ferme immédiate (1). »

Tel est, en effet, le nœud de la question, et, à défaut de preuves expérimentales, nous devons nous borner à demander à la clinique de nous renseigner.

Or, comme lien entre les phlébites infectieuses et celles qui portent encore le nom de phlébites constitutionnelles, nous devons placer la *phlébite rhumatismale*. Nous y sommes autorisés par les recherches restées infructueuses non seulement de l'agent infectieux spécifique du rhumatisme, mais même des micro-organismes banaux des phlébites infectieuses communes. La phlébite rhumatismale serait-elle donc une preuve à invoquer en faveur de la nature non infectieuse ou tout au moins non spécifiquement infectieuse du rhumatisme ?

« La phlébite rhumatismale, dit M. Auscher (2), est devenue, depuis le travail de M. Vaquez, une question d'actualité, et le nombre des observations s'en est multiplié depuis quelques années. Les observations anciennes ne sont pas rares, mais, comme l'a fait remarquer M. Letulle (3), le nombre des cas probants, utilisables, se réduisait, en 1885, à . treize environ. Depuis, MM. Letulle, Vaquez, de Saint-Germain, Widal et Picard, Gatey, Achard, etc., en ont rapporté un certain nombre.

La phlébite rhumatismale a une histoire assez courte : elle ne remonte qu'à Bouillaud qui la décrivit le premier. La question fut reprise.

_____

(1) Letulle. Loco citato, p. 188.
(2) Auscher. Man. de méd., t. VIII, 1897, p. 650.
(3) Letulle. *Gaz. méd. de Paris*, 1884, p. 469.

« Depuis l'œuvre magistrale de Bouillaud, la description clinique du rhumatisme articulaire aigu a peu changé ; on n'a fait que mettre en lumière, parce qu'ils ont emprunté aux idées modernes une importance considérable, certains phénomènes jusqu'alors relégués au second plan, l'angine, l'albuminurie, la phlébite par exemple.

Ces symptômes, en effet, figurent parmi les expressions habituelles des maladies générales infectieuses auxquelles on tend de plus en plus aujourd'hui à assimiler le rhumatisme articulaire aigu, et nous avons appris, avec Lancereaux, à donner à la polyarthrite aiguë de Bouillaud le nom de fièvre rhumatismale (1). »

Mais la plupart des observations sur lesquelles il appuyait son opinion ne concernent pas le rhumatisme ; de là la cause que plus tard on nia, en son nom même, la phlébite rhumatismale.

La question fut reprise, en 1864, par Trousseau et Peter, et, en 1868, M. Empis, qui publiait deux cas (2), dont l'un ressortit au rhumatisme franc, l'autre au rhumatisme blennorrhagique, inspirait la thèse, dont nous avons parlé au sujet de l'artérite rhumatismale, de son élève Marcel Lelong (3). Voyons comment à cette époque on interprétait la phlébite rhumatismale.

« Lorsque, dans le courant de l'année 1868, dit M. Lelong, notre maître M. Empis appela notre attention sur la phlébite rhumatismale, nous fûmes étonnés, comme lui, de n'en trouver aucune description dans les auteurs classiques. Quatre faits semblables, qui se présentèrent à nous dans un intervalle de temps relativement restreint, nous engagèrent à étudier la question. La membrane interne des vaisseaux, qui présente avec celle du cœur une analogie si frappante,

---

(1) DE SAINT-GERMAIN. Loco citato, p. 7.

(2) EMPIS. *Gaz. des hôp.*, 1868.

(3) M. LELONG. Etude sur l'artérite et la phlébite rhumatismales aigues. *Thèse,* Paris, 1869.

jouirait-elle du singulier privilège d'être soustraite, dans le plus grand nombre des cas, à l'influence du rhumatisme ? Cette influence, si elle se fait sentir, se traduirait-elle par des symptômes si fugaces qu'ils échapperaient à l'attention des observateurs ; ou bien les auteurs, préoccupés à juste titre de l'étude des lésions cardiaques, auraient-ils recherché avec moins de soin les troubles vasculaires ?

Nous avons appelé la maladie qui nous occupe *phlébite*, ce qui implique sa nature inflammatoire. L'étude des symptômes nous a bien démontré qu'il s'agissait d'une lésion de cette nature ; nous avons vu le début s'accompagner de symptômes généraux (frissons, fièvre, délire même) et de symptômes locaux (chaleur, rougeur, tuméfaction, douleur interne) qui ne laissent aucun doute à ce sujet. L'endocardite rhumatismale, que tous s'accordent à regarder comme une phlegmasie, est loin d'offrir des symptômes aussi franchement inflammatoires ; on ne comparera donc pas la phlébite à la phlegmatia alba dolens, qui en diffère à tant d'égards.

D'ailleurs les connaissances que nous ont acquises les physiologistes sur le mode de nutrition intime des organes, ne permettent plus aujourd'hui de contester les altérations organiques des tissus non vasculaires, tissus qu'on regardait autrefois comme susceptibles de lésions toutes physiques. Nous savons qu'ils sont le siège d'une phlegmasie spéciale qui diffère, il est vrai, de celle des autres tissus, et qui en diffère autant par les produits auxquels elle donne naissance que par son processus originaire. C'est à ces tissus, occupant dans l'organisme une place inférieure, que souvent le rhumatisme s'adresse de préférence (péricardite ou endocardite, arthrite) ; rien d'étonnant donc qu'on observe une phlébite rhumatismale.

Souvent les auteurs ont cherché la cause de cette tendance du rhumatisme à occuper les tissus inférieurs, mais c'est là une question insoluble jusqu'à présent qui tient sans doute à la nature même de la maladie.....

Dans les faits qui forment la base de notre travail, la

membrane interne n'est point elle seule enflammée ; les autres tuniques du vaisseau, ou même les tissus voisins, ont pris part à la phlegmasie à des degrés divers. Il est naturel de penser que, si la tunique moyenne, par exemple, a été malade la première, les troubles de nutrition dont elle était le siège ont pu réagir sur la membrane interne qu'elle tient sous sa dépendance à ce point de vue.....

Une fois l'endophlébite établie, la coagulation du sang ne se fait pas longtemps attendre, si même elle n'est survenue dès le début. A diverses époques les auteurs ont vu, dans une dyscrasie du sang, la cause de cette coagulation ; l'explication est peut-être vraie pour la phlegmatia alba dolens, mais la phlébite est une affection de la paroi, non du contenu. D'autres auteurs ont supposé que la paroi de la veine enflammée sécrétait une quantité de lymphe plastique suffisante pour oblitérer le calibre du vaisseau et emprisonner le sang qu'il contenait. »

Comme on le voit, plusieurs des points aujourd'hui bien établis du processus phlébitique avaient été justement appréciés par l'élève de M. Empis, et l'idée faisait son chemin, comme le prouvent les ouvrages de fond.

« Il semble bien positif, écrivait M. Besnier (1), que le rhumatisme frappe parfois une, plusieurs ou un grand nombre de veines des membres, soit au cours du rhumatisme articulaire aigu, soit en dehors, mais surtout dans les formes anormales, pyhémiques, secondaires, etc. Il n'est pas absolument rare, à la vérité, de rencontrer des cas de rhumatisme articulaire aigu, franc, dans lesquels on observe la phlegmasie, localisée ou généralisée, des veines des membres, l'endophlébite ; il n'est pas impossible qu'une phlébite des veines ne joue un rôle dans quelques cas d'encéphalopathie rhumatismale ; mais, je le répète encore, cela est exceptionnel au cours du rhumatisme articulaire généralisé

---

(1) Besnier. *Dict. encyclop.,* art. Rhumatisme, p. 546.

franc, et ne nous permet pas de ranger cette lésion au nombre des affections propres, des localisations proprement dites, habituelles, du rhumatisme articulaire aigu. »

D'abord influencé par les faits portés à sa connaissance, M. Lancereaux avait été, en 1871, sur le point d'admettre l'entité morbide de la phlébite rhumatismale ; plus tard il revenait à l'encontre de cette tendance : « Les veines, écrivait-il d'abord (1), sont des organes assez peu susceptibles d'altéra-tion, rarement influencés par les maladies constitutionnelles : la tuberculose, le carcinome, la scrofulose ou la syphilis.

Elles sont quelquefois atteintes par les manifestations du rhumatisme et de la goutte. La mobilité, la douleur, le siège de ces phlébites sont autant de caractères qui les rapprochent des manifestations du rhumatisme, et nous pensons qu'on peut admettre une phlébite rhumatismale. » Puis il se rétracte plus tard en partie : « Depuis les recherches de Bouillaud, le rhumatisme a été considéré par plusieurs médecins comme une cause de phlébite, et l'on admet assez généralement qu'il existe une phlébite rhumatismale. Cependant, si on examine avec soin les faits sur lesquels s'appuie cette manière de voir, on s'aperçoit que la plupart manquent au contrôle anatomique et que, dans les cas où ce contrôle a existé, il s'agissait de phlébites suppurées faisant cortège à des arthrites ou des phlébites purulentes survenues chez des personnes jeunes ou surmenées. Or, ce ne sont pas là les manifestations franchement rhumatismales, puisque les exsudats du rhumatisme sont essentiellement séro-fibrineux. Par conséquent, la phlébite rhumatismale ne peut être jusqu'ici définitivement acceptée (2). »

Mais les faits parlaient plus haut. Une leçon de M. Raymond devenait, en 1880, la base de la thèse de M. Viccaji (3) ;

---

(1) Lancereaux. Atlas d'anat. path., 1877, t. Iᵉʳ, p. 152.

(2) Lancereaux. Loco citato, p. 953.

(3) Viccaji. De la phlébite rhumatismale et goutteuse. *Thèse*, Paris, 1880.

la même année paraissait une clinique de M. Blachez (1) sur deux cas nouveaux, et M. Troisier, dans sa thèse d'agrégation (2), citait une observation de M. Hayem. L'année 1881 apportait une observation de M. Launois (3).

Dans ces diverses données il y avait beaucoup à élaguer avant de pouvoir donner de la phlébite une description définitive ; c'est ce que firent M. Schmitt (4) en 1884 et M. Letulle (5) l'année suivante. Nous arrivons donc à la période où les faits vont prendre toute l'exactitude désirable.

En terminant l'exposé des grandes théories qui ont devancé les faits qu'il va exposer, M. Schmitt rappelle que la phlébite rhumatismale est un accident pareil à ceux qui surviennent vers les viscères au cours du rhumatisme et se place, quoique avec un moindre degré de fréquence, à côté des lésions de l'appareil cardio-vasculaire ; il lui attribue donc la valeur donnée par le professeur Jaccoud aux accidents du rhumatisme en général, dans la définition suivante : « Le rhumatisme est une maladie primitive et spontanée, caractérisée anatomiquement par la fluxion ou l'inflammation des divers tissus qui entrent dans la composition de l'appareil locomoteur. Les accidents que présente si souvent le rhumatisme articulaire aigu dans les séreuses viscérales ou dans les viscères ne sont que des complications dont la genèse n'est pas toujours identique.

La phlébite, ajoute M. Schmitt, n'est qu'une de ces complications, et cette détermination veineuse ne reconnaît pas toujours la même pathogénie ; puis, reprenant tous les documents et toutes les observations, il établit, après une longue discussion, la réalité et en même temps la rareté de la phlébite rhumatismale. De tous les cas publiés avant

---

(1) Blachez. *Journal de méd. et de chir. prat.*, 1880.
(2) Troisier. La phlegmatia alba dolens, Paris, 1880.
(3) Launois. *Revue de méd.*, 1881.
(4) Schmitt. De la phlébite rhumatismale. *Thèse*, Paris, 1884.
(5) Letulle. *Gaz. méd.*, 1885.

lui, il ne conserve que quinze auxquels il en ajoute lui-
même deux nouveaux. Plus sévère encore, M. Letulle con-
teste trois de ces faits, qui lui semblent manquer de netteté
dans leur étiologie rhumatismale, et apporte lui-même un fait
précis.

A ces quinze observations restant, nous pourrons ajouter
un cas de source étrangère (1), repris par M. Gatay, et celui
observé par cet auteur dans le service de M. Tapret, et dont
les pièces ont été présentées à la Société anatomique par
MM. Macaigne et Laurens (2), et enfin le cas observé par
M. de Saint-Germain dans le service de M. Duguet; il « s'agissait d'un cas de rhumatisme suraigu survenu chez une
jeune femme qui fut prise successivement d'arthrites multiples, d'endocardite mitrale, de fluxion pleuro-pulmonaire
et enfin de phlébite double. Elle guérit assez lentement de
cette dernière ; de la raideur, des troubles trophiques sur-
vinrent, et nous fûmes obligés de mobiliser les articulations
sous le chloroforme. Nous croyons, dit M. de Saint-Germain, que, dans ce cas, la nature de la phlébite ne peut
guère être mise en doute (3). »

- Enfin, depuis la thèse de M. Gatay, quatre nouveaux cas
ont été apportés à notre connaissance, l'un observé au Val-
de-Grâce, par M. P. Remlinger, ayant présenté une allure
de multiplicité et de mobilité remarquables, et que le peu
d'intensité de l'œdème et de la fièvre rapproche des deux
cas relatés au Congrès de Nancy par M. Achard, et qu'il
qualifie de phlébites rhumatismales légères, probablement
arrêtées au stade préoblitérant. Le quatrième fait a été
apporté à ce même Congrès par MM. Vidal et Sicard; l'observation, complétée par la nécropsie et l'examen histologique et bactériologique, se résume ainsi : phlébite rhumatismale presque complètement indolente, avec lésions de

(1) GIOVANINI. *Riforma medica*, novembre 1891.
(2) MACAIGNE et LAURENS. Soc. d'anat., 1895.
(3) DE SAINT-GERMAIN. Loco citato.

symphyse cardiaque et d'endocardite mitrale, œdème énorme, mort par asphyxie, lésions histologiques banales de la phlébite, absence d'infections secondaires démontrée par les recherches bactériologiques.

C'est sur ce faisceau de 22 observations que repose donc aujourd'hui la preuve de l'entité morbide de la phlébite rhumatismale ; pour peu nombreux, ces arguments n'en sont pas moins sans réplique, vu le soin avec lequel ils ont été fouillés et contrôlés ; ils n'ont apporté, nous l'avons déjà dit, aucun élément nouveau dans la question de l'étiologie infectieuse du rhumatisme ; tout au contraire ont-ils répondu par la négative aux recherches bactériologiques. Ce sont eux cependant qui ont autorisé M. Gatay (1) à dire dans les conclusions de sa thèse :

« A défaut de critérium anatomique ou bactériologique (agent spécifique du rhumatisme), nous devons nous appuyer sur des arguments d'ordre clinique, comme l'ont fait les cliniciens qui ont créé l'histoire de la phlébite rhumatismale.

La phlébite doit être considérée de nature rhumatismale lorsqu'elle apparaît à l'occasion d'un rhumatisme articulaire aigu ou subaigu. Tantôt elle survient au milieu des poussées articulaires, évoluant pour son compte, et ajoutant à la maladie sa note symptomatique ; tantôt c'est à la fin de la poussée articulaire que la veine manifeste sa blessure, et toute la maladie se résume alors dans l'expression de la lésion veineuse. La phlébite apparaît ainsi au même titre que l'endocardite ; c'est une des localisations du processus rhumatismal ; et toutes deux peuvent coexister, contrairement à l'opinion de Trousseau qui pensait que l'endophlébite détournerait à son profit la fluxion rhumatismale au détriment de la séreuse endopéricardique.

En résumé, l'examen de toutes les observations de phlé-

---

(1) GATAY. Contrib. à l'étude de la phlébite rhumatismale. *Thèse.* Paris, 1895.

bite rhumatismale, sévèrement contrôlées, conduit à confirmer cette conclusion déjà proposée par Bouillaud : « ...la phlébite elle-même, comme la péricardite, l'endocardite, etc., peut être le résultat primitif de la même cause qui a produit l'affection articulaire dite rhumatisme aigu... », et corroborée plus tard par M. Empis, disant que l'inflammation rhumatismale pourrait exercer sur les veines une action semblable à celle qu'elle produit sur la membrane interne du cœur, où elle occasionne des désordres si permanents ; « la persistance insolite de l'oblitération des veines pourrait être attribuée ici à un travail pathologique de même nature que celui qui succède à l'endocardite aiguë rhumatismale ».

Autant il est nécessaire en pathologie de s'attacher à la différenciation des types cliniques et des entités morbides, pour éviter des confusions regrettables, autant il faut savoir aussi reconnaître les liens qui peuvent unir entre elles les individualités pathologiques, et qui remontent souvent de leur pathogénie à leur étiologie.

Sans revenir sur ce que nous avons dit des liens possibles entre la polyarthrite aiguë fébrile, le rhumatisme subaigu et le rhumatisme chronique, et même la maladie goutteuse, nous voulons tout au moins rappeler comment M. Bouchard entrevoit la série rhumatismale qui, de la forme aiguë, semble se rattacher au mode chronique.

« Parmi ces maladies diverses que relie une disposition générale commune de l'économie, a-t-il écrit (1), la polyarthrite aiguë fébrile primitive est, en quelque sorte, la tête de file ; elle est le premier terme de la série On lui consacre le nom de rhumatisme articulaire aigu. Les autres maladies de la série sont dénommées par leur processus, par leur évolution, et caractérisées par l'épithète rhumatismales. C'est ainsi qu'on a l'inflammation de la plèvre à évolution rapide et de nature rhumatismale, ou plus simplement la pleurite

---

(1) Bouchard Loco citato, p. 325.

aiguë rhumatismale ; de même la névrite chronique rhumatismale, de même l'œdème aigu rhumatismal, de même la dermite hémorrhagique rhumatismale, etc. »

C'est à ce groupe qu'il nous paraît facile de rattacher la phlébite rhumatismale qui dérive aussi de la même série.

« Il eût été intéressant, dit M. de Saint-Germain (2), de relever des cas d'artérite rhumatismale ; nous n'avons pu en rencontrer un seul exemple incontestable, en dehors, bien entendu, des lésions de l'orifice aortique. Dans l'observation publiée par notre collègue Wassilief dans la *Gazette des Hôpitaux* de 1890, il ne s'agissait certainement pas d'une artérite relevant du rhumatisme articulaire aigu vrai. »

Si au contraire l'artère est facilement intéressée par la goutte, nous savons que c'est du moins, en fin de compte, par une évolution d'ordre chronique, par le processus artério-scléreux ; or, à ce point de vue, la veine ne paraît pas moins sensible à l'action de cette maladie. Mais la forme aiguë de phlébite goutteuse est d'ailleurs le type des phlébites constitutionnelles.

« Si la cause qui produit la phlébite est souvent à rechercher dans une infection, dit M. Œttinger, il ne s'ensuit pas qu'il en soit toujours ainsi. La lésion veineuse, en effet, peut être parfaitement aseptique, c'est-à-dire tout à fait indépendante de l'action directe ou indirecte de micro-organismes ; les conséquences en sont cependant les mêmes, ainsi que la clinique et les recherches expérimentales nous l'apprennent. La piqûre, la lésion de la veine, lorsqu'elle est faite avec toutes les conditions d'antisepsie désirables, produit toujours une coagulation intra-veineuse, pouvant aller jusqu'à l'oblitération du vaisseau, lorsque celui-ci est de petit volume, généralement incomplète et curable après quelques jours lorsque la veine est d'un calibre volumineux. C'est ainsi qu'agissent certains traumatismes pour produire des phlébites ; c'est ainsi qu'agissent aussi certaines inflammations périphériques de la veine, tumeurs de voisinage, fibrome, kyste ovarique chez la femme, etc..., pour produire ultérieurement des thromboses veineuses. Et même, dans ces cas, il faut encore faire souvent la part de l'infection, infection surajoutée à la maladie première, septicémie à laquelle le traumatisme, la lésion utérine, a pu ouvrir une porte d'entrée.

Les endophlébites qui surviennent en dehors des causes infectieuses proprement dites sont relativement beaucoup plus rares que celles que nous avons décrites précédemment; se reliant par leur étiologie dans l'immense majorité des cas à des états dits « diathésiques ou constitutionnels », elles peuvent mériter le nom de phlébites *constitutionnelles*. Les mieux connues et presque les seules sont les *phlébites goutteuses*, auxquelles nous pouvons réunir les phlébites syphilitiques qui, à proprement parler, mériteraient le nom de phlébites infectieuses, si nous connaissions l'agent infectieux de la syphilis. Une autre raison enfin qui permet, dans une certaine mesure, de décrire ici la phlébite syphilitique, c'est qu'elle est souvent le résultat d'une lésion anatomique de la paroi veineuse, gomme, etc., et que l'infection ne joue là qu'un rôle tout à fait secondaire dans la production de la phlébite elle-même (1). »

Comme il serait naturel de le prévoir du fait de la fréquence régionale de la maladie, c'est de l'Angleterre que nous viennent les premières notions précises de cette localisation goutteuse. C'est à James Paget que revient le mérite d'avoir indiqué le rapport entre la goutte et les complications phlébitiques, que l'on mettait invariablement avant lui sur le compte du rhumatisme. Son mémoire (2) a donné dans une description magistrale les caractères principaux des modalités cliniques de la phlébite goutteuse.

Après la description de Paget, celle de Prescott-Hemett, en 1873, ne fut qu'une confirmation de la première, et

----

(1) Œttinger. Loco citato, p. 438.

(2) James Paget. *St-Barth. Hosp. Rep.*, 1866, t. II, p. 89. Clinical lectures and Essays, 1874.

l'année suivante Tuckwell (1) apporte trois nouveaux cas à
l'appui qui sont relatés dans la thèse de Viccaji (2). Le traité
de la goutte de Garrod est muet sur cette intéressante affection à laquelle fit encore allusion Owen Rees (3).

En France, la question fut étudiée par M. Lancereaux
en 1871 (4), et par M. Lecorché en 1884 (5). Avec l'article de
M. Rendu (6) dans le Dictionnaire encyclopédique, quelques
observations éparses dans divers recueils, la thèse de Viccaji,
déjà citée, et les travaux de Vaquez, nous aurons énuméré
toute la bibliographie relative à ce sujet, jusqu'aux articles
des divers traités tout récents ou encore en cours de publication (7). Rappelons cependant qu'au congrès tenu en 1892, à
Nottingham, par l'Association médicale britannique, M. Lorimer (de Buxton) lut une très intéressante communication
sur la phlébite goutteuse (8).

« Je ne puis douter, a écrit Paget (9), que parmi les cas de
phlébites qui sont appelés communs, et qu'on croit pouvoir
attribuer au froid ou à quelque cause entièrement externe,
beaucoup pourraient être rapportés à la diathèse goutteuse,
quoique atténuée et modifiée par sa transmission héréditaire ».

La fréquence de la phlébite goutteuse en Angleterre,
dit M. Viccaji, s'explique sans doute par le nombre beaucoup
plus grand de goutteux que l'on y rencontre. Tuckwell dit (10)

---

(1) TUCKWELL. *St-Barth. Hosp. rep*, 1874, t. X, p. 24.

(2) VICCAJI. Loco citato.

(3) OWEN REES. Dict. med. journ., 1877.

(4) LANCEREAUX. Traité Anat. path.

(5) LECORCHÉ. Traité pratique et théorique de la goutte, 1884.

(6) RENDU. *Dict. encyclop.*, art. Goutte, 1884.

(7) [N. B. Depuis le dépôt de notre manuscrit à l'Académie, en 1897, a paru
le Fasc. XI du Traité de thérap. de A. Robin où est inclus au Traitement
des phlébites par E. Hirtz un intéressant chapitre tout à fait d'accord avec
nos idées sur les phlébites constitutionnelles.]

(8) LORIMER. *Associat. méd. Brit.*, août 1892. In *Sem. méd*, p. 327.

(9) PAGET. Clinical lectures and Essays, edited by H. Marsh, p. 292.

(10) TUCKWELL. Loco citato.

qu'il ne se passe pas d'année qu'il n'ait l'occasion d'en voir quelques cas dans lesquels l'une des jambes se gonfle par le fait d'une thrombose intervenant, et on ne signale aucune condition capable de produire cette coagulation. Les personnes atteintes de cette forme de phlébite sont plus souvent des hommes. On ne trouve indiqué dans les commémoratifs ni syphilis, ni aucun traumatisme, ni ulcération du membre atteint, ni abcès ou tumeur comprimant les veines iliaque ou crurale, et, quand on fouille l'histoire de la maladie, on trouve la goutte articulaire, ou chez le malade lui-même, ou chez quelques-uns de ses ascendants. Tantôt on ne trouve chez lui que des manifestations de goutte viscérale, gastrique, rénale, etc., parce que la goutte peut rester larvée chez un sujet sans jamais présenter de manifestations franches.

L'influence de l'hérédité peut même se faire sentir sur la localisation de la manifestation goutteuse, et la tendance à la phlébite paraît se transmettre dans certaines familles de goutteux. Un des malades de Paget, qui avait eu une phlébite goutteuse par poussées successives dans les deux saphènes pendant une attaque de goutte aiguë, avait son père et sa grand'mère maternelle goutteux, et, parmi ses parents du côté maternel, sa mère, deux oncles, sa grand'mère et deux cousins avaient eu des inflammations veineuses.

Le siège de l'inflammation est surtout le système veineux des membres inférieurs et le système veineux superficiel. C'est en général la saphène interne, d'autres fois la saphène externe, ou quelqu'un de leurs rameaux qui s'enflamme ou s'oblitère. Parfois pourtant la fémorale est prise.

Un des caractères importants de la phlébite goutteuse est de procéder par poussées successives et limitées, attaquant un jour une des portions de la saphène par exemple, le lendemain une autre ; puis gagnant une autre veine ou veinule voisine, souvent elle passe à la saphène du côté opposé, envahissant des parties symétriques ; « elle dénote par là, dit Paget, une tendance évidente à la métastase et à la symétrie ». Cette tendance à la métastase, ou mobilité, est un trait si caractéristique de la maladie que le titre de « phlébites ambulantes » employé par M. Lancereaux pour les phlébites rhumatismales et goutteuses leur convient parfaitement; « les phlébites rhumatismales et goutteuses, dit-il, se distinguent par leur siège aux membres inférieurs, et principalement aux veines superficielles de ces membres, par leur mobilité et le défaut de suppuration (1). »

« Le début est d'ordinaire brusque, une douleur plus ou moins vive est d'abord ressentie au point qui va devenir le siège d'une coagulation sanguine. La portion enflammée de la veine devient bientôt dure et très ferme. Elle reste douloureuse spontanément et très sensible au toucher. On trouve bientôt, si la phlébite est superficielle, un cordon plus ou moins net, dur, douloureux. Les téguments dans ce cas sont légèrement épaissis et présentent une coloration d'un rouge foncé. Lorsque les veines sous-cutanées sont seules atteintes, les signes locaux se bornent là ; il n'y a que peu ou pas d'œdème des membres. Mais lorsque les fémorales ou les poplitées sont prises, on a tous les signes habituels de l'obstruction veineuse complète.

Comme la phlébite rhumatismale, la phlébite goutteuse peut se terminer par résolution et les douleurs disparaissent; le caillot se résorbe et tout revient à l'état normal. Dans d'autres cas, la thrombose persiste, l'obstruction paraît complète et permanente. Si la veine enflammée est un tronc volumineux, le membre reste œdématié, volumineux, pesant; les veines superficielles se dilatent et deviennent variqueuses. Si la veine est de second ordre, il reste simplement un cordon induré qui ne gêne en aucune façon les fonctions du membre. Dans les deux cas d'ailleurs, le malade reste disposé à des récidives fréquentes qui se produisent sans cause apparente, ou bien sous l'influence d'une fatigue légère, d'un

---

(1) LANCEREAUX. Atlas d'anat., 1871, p. 158.

malaise insignifiant, d'un changement de saison. Parfois l'inflammation de la veine annonce une attaque de goutte articulaire (1) ».

Nous avons tenu à reproduire en entier cette description de la phlébite goutteuse tracée d'après les auteurs anglais pour montrer les rapprochements qu'il nous semble facile d'établir entre la phlébite goutteuse franche observée en Angleterre et certains types de phlébite que nous croyons devoir rattacher tout aussi bien à des causes constitutionnelles, diathésiques, quelle que soit d'ailleurs la part de virulence que nous ne saurions leur refuser. C'est ainsi « qu'un premier groupe naturel de phlébite, dit M. Quénu, comprend toutes les inflammations veineuses qui relèvent d'une infection microbienne locale ou générale. Il est permis d'en établir un second avec les phlegmasies des veines dues à un trouble général de la nutrition ; ici trouvent leur place les phlébites qu'on observe dans la goutte, le rhumatisme chronique, etc. (2) »

Donc nous croyons à l'influence certaine de l'élément diathésique constitutionnel dans la détermination du nombre assez considérable de phlébites. Nous croyons que cette influence peut entrer souvent en ligne de compte, dans les faits nettement infectieux, comme cause de prédisposition, parce que l'arthritique, le rhumatisant, le goutteux offre un *locus minoris resistentiæ* dans les conditions de vitalité de leur tissu veineux, et un terrain de virulences spéciales.

Toute veine déjà malade ou faible est un excellent terrain pour le développement d'une inflammation quelconque. Aussi la phlébite variqueuse est-elle des plus fréquentes ; il n'est pour ainsi dire pas de variqueux un peu ancien qui n'en ait subi quelque atteinte, elle survient souvent sous l'influence d'une cause locale ; or qui dénie la prédisposition des rhumatisants, des goutteux, des arthritiques aux varices,

---

(1) Viccaji Loco citato

(2) Quénu. Traité de chirurgie, t. II, 1890, p. 197.

aux hémorroïdes? Mais c'est ici que se rapportent surtout les causes de différenciation que nous avons notées entre les études anatomo-pathologiques et certaines maladies qu'elle ne peut guère atteindre : « L'anatomo-pathologiste, dit Vaquez, n'a malheureusement pas accès, en France tout au moins, dans le milieu où sévit la goutte (1). » La seule relation que nous connaissions d'autopsie de phlébite goutteuse qui nous vienne d'Angleterre est de Tuckwell; elle est reproduite daas la thèse récente de Daguillon (2).

Nous devons cependant expliquer ici que notre tendance à admettre ces liens et à en rechercher volontiers les preuves, vient sans doute du terrain spécial sur lequel s'exerce notre observation.

L'exercice de la médecine thermale offre au praticien des avantages et des inconvénients d'étude particuliers. Les inconvénients sont avant tout la rapidité trop grande avec laquelle les malades apparaissent et disparaissent à notre observation. Venant souvent avec les indications de diagnostic et quelquefois même des desiderata thérapeutiques nettement formulés, les malades peuvent avoir peu de bonne volonté à se prêter à un interrogatoire et à un examen complet, dont ils ont pu espérer être exemptés; ils peuvent garder certaines réticences envers un médecin chargé simplement de leur appliquer un traitement presque déterminé à l'avance et qu'ils ne reverront peut-être plus ; de plus, les renseignements que contient la lettre du médecin traitant ou consultant qui adresse le malade sont la plupart du temps très incomplets, n'indiquant que la cause immédiate, momentanée, du traitement hydrominéral demandé, et laissant au confrère de la station thermale le soin de débrouiller le reste. N'étaient ces difficultés, le peu de temps laissé pour les résoudre, et trop souvent l'ignorance des effets ultérieurs déterminés par le traitement, le praticien de station ther-

(1) Vaquez. In *Clinique de la Charité*, p. 912.
(2) Daguillon. Phlébite primitive. *Thèse*, Paris, 1894.

male serait à même de puiser dans des trésors d'observations du fait du groupement que lui assurent la spécialisation plus ou moins nette ou tout au moins les principales indications de son domaine thérapeutique.

Ceci nous paraît expliquer suffisamment que, dans de telles conditions, certaines questions d'étiologie et de pathogénie puissent sembler plus évidentes, s'imposer davantage. Ce qui nous paraît vrai pour la goutte et le rhumatisme, l'évidence que nous croyons reconnaître de ce lien diathésique, constitutionnel, vient peut-être du nombre considérable de phlébites qu'il nous a été donné d'observer : phlébites de tous ordres, traumatiques, variqueuses, goutteuses, phlébite de la puerpéralité, phlébites des fièvres infectieuses, phlébites rhumatismales aiguës, et phlébites du rhumatisme veineux.

Mais, à l'appui de notre conviction, et malgré les difficultés que nous venons d'énoncer, nous nous efforcerons d'apporter des faits précis.

L'Académie de médecine possède aujourd'hui dans ses dossiers un certain nombre d'observations de phlébites dont les accidents consécutifs ont été traités par nous à Bagnoles-de-l'Orne ; ce sont ces observations que nous allons rapidement analyser. Dans un premier mémoire (1), nous nous exprimions en ces termes ; M. Quénu (*Traité de Chirurgie*) ajoute, et nous abondons dans son sens : « La plupart du temps, l'étiologie est complexe, et c'est parce que dans un territoire veineux se trouvent réunies la plupart des causes que nous avons énumérées, que là se développe l'affection variqueuse. » Il est en effet évident que, quelle que soit la cause, mécanique ou autre, qui tende à ralentir le cours du sang veineux et à amener une plus grande tension dans les vaisseaux qui le contiennent, leur dilatation sera d'autant plus facile que leurs parois auront, de par les conditions diathésiques, une plus faible vitalité et une moins grande résis-

---

(1) Les phlébites et leur cure par les eaux de Bagnoles-de-l'Orne (Académie de médecine. Méd. de bronze, 1894).

tance. C'est pour les mêmes raisons que la phlébite trouvera chez les arthritiques son terrain de prédilection, avec le plus de tendance à la multiplicité et aux rechutes ; bien qu'aussi, comme l'a montré Vaquez (*Société anatomique, 1892*), cette fréquence des phlébites aseptiques, chez les variqueux en particulier, s'allie à ses caractères de localisation partielle, de non-extension et de bénignité. Aussi, nous ne craignons pas de le répéter, si l'on veut s'appliquer à rechercher la phlébite chez les arthritiques, et en particulier chez les goutteux, les rhumatisants subaigus et chróniques, les variqueux, on en trouvera certainement un certain nombre de cas qui, faute d'attention, ou parce qu'elles n'attirent pas suffisamment l'attention, seraient passés inaperçus, et dont les symptômes spéciaux auraient été mis sur le compte de l'accès de goutte, de la poussée rhumatismale, de la tension variqueuse. Si nous insistons autant que nous venons de le faire sur les phlébites constitutionnelles, c'est que nous sommes bien convaincu de leur multiplicité.

A la suite nous relations quatorze observations de phlébites dont le choix est évidemment en faveur de la thèse soutenue de l'influence diathésique ; nous y trouvons en effet :

1° *Phlébite variqueuse récidivée chez un goutteux.* (Cas personnel et héréditaire, mère phlegmatiée, récidives multiples.)

2° *Phlébite goutteuse à récidives.* (Hérédité goutteuse double, manifestations personnelles arthritiques de l'enfance.)

3° *Phlébite variqueuse chez un rhumatisant.* (Père rhumatisant, mère chloro-anémique, nerveuse, scrofulose personnelle modérée de l'enfance, polyarthrite aiguë fébrile à vingt-deux ans, récidivée, hydarthrose persistante, varices et poussées de périphlébite, pas d'œdème.)

4° *Phlébite variqueuse traumatique.* (Père goutteux, mère migraineuse, arthritisme personnel, grossesse, varices, traumatisme au cours de marches pénibles.)

5° *Phlébite variqueuse à récidives avec ulcère atonique.* (Antécédents d'arthritisme personnel et héréditaire, sujet grand marcheur et pléthorique, goutteux ?)

6° *Phlébite variqueuse à récidive, dix ans après une phlegmatia alba dolens.* (Père congestif et variqueux, mère migraineuse, phlegmatia à évolution lente, varices progressives sans nouvelle grossesse.)

7° *Phlébite consécutive à une fièvre typhoïde avec abcès.* (Mère arthritique, sujet lymphatique par hérédité maternelle; ce cas paraît simplement infectieux et la guérison date de sept années.)

8° *Phlébite puerpérale suivie de guérison s'étant maintenue douze ans, récidive à la suite d'influenza.* (Pas d'autres antécédents qu'une scarlatine à deux ans. L'infection utérine paraît nette, phlegmatia de la saphène gauche, récidive sur la même veine deux ans plus tard.)

9° *Phlébite puerpérale sur terrain arthritique.* (Antécédents héréditaires d'arthritisme, mère morte en couches, probablement d'embolie, arthritisme personnel, phlébite à invasion sourde, amélioration lente et persistance des douleurs; pas d'œdème.)

10° *Phlébite puerpérale sur terrain arthritique.* (Antécédents héréditaires de gravelle et de congestibilité, sujet à douleurs rhumatoïdes, trois couches normales; à la dernière, angine simple et phlegmatia.)

11° *Phlébite puerpérale.* (Pas d'hérédité, antécédents personnels de céphalée de l'enfance, scarlatine à onze ans, tempérament sanguin, abcès du sein, phlébite concomitante, phlegmatia à allure simple et torpide.)

12° *Phlébite puerpérale.* (Hérédité de rhumatisme chronique, chlorose et anémie personnelles, phlegmatia double précédée d'état gastrique léger.)

13° *Phlébite puerpérale.* (Anémie de la mère, chlorose personnelle, accouchement laborieux mais aseptique? invasion sourde et d'abord apyrétique des symptômes de phlegmatia franche.)

14° *Phlébite puerpérale double.* (Sujet nerveux, sans antécédents d'arthritisme accusés, phlegmatia crurale double très douloureuse.)

Le second mémoire (1) est inspiré par la même préoccupation d'une influence diathésique.

La preuve en est dans ses conclusions qui sont lés suivantes :

Une des caractéristiques de l'arthritisme est une faiblesse et une sensibilité spéciale du tissu veineux avec tendance à la dilatation et à la phlébo-sclérose (varices), le prédisposant d'autre part à l'inflammation (endo et périphlébite). — On observe chez certains arthritiques (variqueux, goutteux, rhumatisants, etc.) certaines formes spéciales d'inflammation veineuse qui ont pour caractères particuliers de s'établir tantôt d'une manière assez insidieuse, assez indolente pour pouvoir passer presque inaperçues, être l'objet d'une erreur de diagnostic, d'un diagnostic tardif ; tantôt avec plus d'éclat (frissons, élévation de température) et des douleurs assez vives, ou très vives, mais dans les deux cas sans qu'il soit indiqué de leur reconnaître nettement une nature infectieuse autre que celle possible d'un agent spécifique encore douteux (rhumatisme), et par suite susceptibles d'être rangées dans la classe des phlébites constitutionnelles. — Dans ces formes spéciales, les coagulations veineuses paraissent souvent avoir une valeur secondaire ; elles occupent un petit segment de veine, ne semblent pas tendre vers l'organisation, mais plutôt vers la résolution ; et le plus souvent la manifestation constitue de la périphlébite plutôt que de l'endophlébite. Ces formes de phlébite se font aussi remarquer par une allure particulière ; outre qu'elles n'occupent d'ordinaire à la fois qu'un segment de veine assez ou très limité, elles sont migratrices et sautent facilement d'un point à un autre d'une même veine, d'une veine à une autre dans une même continuité de la maladie, ou par rechutes ou récidives plus ou moins éloignées, plus ou moins subintrantes. — Le phénomène douleur peut, dans ces

(1) Nouvelle contribution à l'étude des phlébites, etc. (Académie de médecine, méd. d'argent, 1895).

phlébites, avoir une importance prédominante au point de constituer pour lui seule l'impotence, et se manifeste non par des élancements, mais par une douleur plus continue, réveillée par la plus légère pression et le moindre mouvement ; le symptôme revêt alors les caractères de la douleur des accidents rhumatismaux. == Nous nous croyons en droit de pouvoir rapprocher de ces formes de phlébites constitutionnelles certaines phlébites observées chez des arthritiques à la suite de couches, sans qu'il ait été possible de reconnaître une infection utérine franche, à une distance parfois assez grande de l'accouchement, et alors que la maladie revêt les caractères et les allures particulières que nous venons d'indiquer. == Nous faisons cependant à ce sujet les réserves voulues sur la question de savoir : si le terrain arthritique ne présente pas, de par la sensibilité spéciale de son tissu veineux, un état de réceptivité plus grande à une infection légère ou atténuée ; ou ne contient pas lui-même un virus spécial pouvant produire la phlébite en surajoutant son action à celle d'autres germes pathogènes et donnant par cette combinaison une forme particulière à la maladie ; enfin, si la suractivité physiologique et le ralentissement traumatique que la grossesse et l'accouchement impriment localement au système veineux, joints à un état d'affaiblissement organique de l'individu produit par les mêmes causes, ne suffisent pas, à eux seuls, pour permettre à un virus constitutionnel de créer l'inflammation du système veineux, comme on voit cette inflammation se produire chez des variqueux, des goutteux, des rhumatisants, en dehors de toute cause infectieuse autre que l'état constitutionnel.

Les observations relatées dans ce second mémoire donnent :

15° *Phlébite puerpérale chez une arthritique.* (Héréditaire double et personnelle, variqueuse, sans signes pathologiques utérins appréciables, 9 grossesses, phlébite (à la dernière) double des membres inférieurs, puis supérieurs, très douloureuse avec exaspération, pas ou peu d'œdème. Amélioration très rapide et soutenue par une saison à Bagnoles-de-l'Orne.)

16° *Phlébite primitive spontanée à œdème chez un arthritique non goutteux.* (Père scléreux, apoplectique, mère arthritique variqueuse; frères arthritiques rhumatisants aigus et chroniques. Arthritisme personnel, pas de varices, phlébite apyrétique à rechutes multiples et invasion ascensionnelle de la saphène interne (endo et périphlébite), récidives. Amélioration progressive par des saisons répétées à Bagnoles-de-l'Orne.) Observation de M. le D¹ Leroux, reproduite dans la thèse du D͏ʳ Daguillon.

17° *Phlébite de l'enfance (huit ans) récidivée chez une variqueuse, peut-être congénitale.* (Arthritisme héréditaire, apoplexie et rhumatisme, pas d'œdème; phlébite récidive à seize ans, suite de fièvre typhoïde, marche ascendante et continue, passe à la seconde jambe et se limite; douleurs persistantes cédant à Bagnoles.)

18° *Phlébite spontanée récidivée chez un variqueux.* (Hérédité goutteuse, arthritisme personnel, phlébite à rechute, à début presque apyrétique, à marche ascensionnelle, très peu d'œdème, récidives.)

19° *Phlébite puerpérale, à foyers multiples, chez une arthritique.* (Hérédité, goutteuse et variqueuse, arthritisme personnel précoce à manifestations multiples, phlébite le vingt-deuxième jour, peu de pyrexie au début, mais forme intermittente, peu d'œdème, douleurs vives, marche ascensionnelle, petites poussées de turgescence veineuse avec légères élévations thermiques.)

20° *Phlébite primitive à allure infectieuse chez un arthritique goutteux.* (Goutte paternelle, lithiase biliaire maternelle, arthritisme personnel d'enfance et goutte ; phlébite précédée de douleurs vives, fièvre et état gastrique, deux poussées subintrantes de phlébite, veines très dures mais très peu d'œdème.)

21° *Phlébite à allure de généralisation chez une arthri-*

tique rhumatisante. (Hérédité de goutte et d'apoplexie par le père, d'anévrisme et de nervosisme par la mère, personnellement sujette aux angines, quelques douleurs rhumatoïdes, tendances aux congestions du foie ; varices de grossesse tendant à disparaître, rhumatisme articulaire subaigu du genou et phlébite de la saphène du même côté, pyrexie, phlébite de l'humorale avec douleur très vive du trajet et des veines superficielles ; peu d'œdème de la jambe, très peu du bras. Souffle d'insuffisance mitrale.)

Ces observations qui ont été réunies principalement dans le but de montrer l'efficacité des eaux de Bagnoles-de-l'Orne dans le traitement de la phlébite, et en particulier des phlébites nées sur terrain arthritique, ont déjà été prises comme témoignage, et le sont encore ici, de la fréquence de l'arthritisme dans les antécédents phlébitiques, et de l'influence que cet élément peut apporter dans les allures de la maladie.

Nous donnerons tout à l'heure des chiffres pris dans une statistique que nous possédons, mais nous pouvons déjà tirer de l'énumération des observations précédentes ces quelques aperçus.

Le premier, nous l'avons déjà indiqué, c'est que parmi ces observations dont les renseignements ont pu être suffisamment complets, sont notées, avec des antécédents d'arthritisme, des formes très variables de l'affection.

En second lieu, que ces antécédents d'arthritisme ont paru souvent donner naissance à des formes atténuées de phlébites infectieuses dans lesquelles la forme phlegmatia tend à faire place à des formes phlébitiques avec peu ou pas d'œdème, soit localisées, soit à allures de progression plus ou moins rapide, quelquefois ascendante, souvent insidieuse et apyrétique, quelquefois aussi à forme de phlébite primitive, comme l'a soutenu M. Daguillon (1), qui nous paraît

---

(1) Daguillon. Loco citato.

rattacher à bon droit à cette forme bien des cas de phlébite goutteuse.

MM. Muselier et Nourric (1) ont consacré un chapitre spécial à l'étude des phlébites spontanées. Un de ces auteurs dit avoir observé en 1882, dans le service du professeur Lassègue, un malade qui, pendant cinq mois, présenta des poussées de phlébite dont la cause resta absolument inconnue. Vaquez, en émettant pour de tels accidents l'hypothèse d'accidents infectieux à localisations exclusivement veineuses, cite un fait analogue chez une femme qui, pendant deux mois, éprouva des phlébites multiples atteignant tour à tour les veines superficielles du pied et la veine saphène interne du côté droit, puis la veine superficielle gauche, et enfin la veine saphène du même côté, le tout accompagné de douleurs intenses et d'œdème augmentant et diminuant avec le siège de la localisation phlébitique, et d'une température oscillant de 35 à 40° ; il n'y eut de complications viscérales d'aucune sorte, et la malade guérit parfaitement sans qu'on ait pu déceler chez elle aucune tare morbide, ni aucune cause interne de phlébite. « S'il nous est permis de faire une hypothèse, dit Vaquez (2), nous pouvons peut-être dire qu'il s'est agi d'une phlébite variqueuse à allures septiques, et admettre qu'il peut y avoir des infections de nature encore indéterminée, capables d'affecter presque exclusivement le système veineux chez certains individus prédisposés. »

Remarquons enfin certaines tendances à la généralisation dont un type nous est présenté dans l'observation 21, et dont nous avons connaissance d'autres exemples ; toujours nous lui avons trouvé un terrain arthritique bien marqué.

Nous arrivons maintenant à la statistique dont nous avons parlé et qui nous paraît plaider fortement en faveur de l'im-

---

(1) MUSELIER ET NOURRIC. Art. phlébite, *Diction. encyclop.*
(2) VAQUEZ. Loco citato, p. 786.

portance de l'élément arthritisme dans l'étiologie et la pathogénie des phlébites.

Nous la donnons sous une double forme afin de lui laisser toute sa valeur. D'une série de deux cent quarante-sept malades sur lesquels les renseignements ont pu être suffisamment précis nous extrayons d'abord soixante-six cas sur lesquels la certitude nous paraît absolue. La concordance assez grande des chiffres de la statistique générale avec ceux de la statistique restreinte nous paraît suffisamment capable d'augmenter ses chances de probabilité pour la rendre intéressante à produire. L'augmentation de certains chiffres tient surtout à ce que la pathogénie variqueuse se surajoute à d'autres causes.

Nous ferons observer que les chiffres des colonnes *rechutes* et *récidives* sont sans doute un peu forts par le fait que ce sont souvent ces accidents qui déterminent à la cure thermale ; les chiffres de la colonne des antécédents parlent éloquemment en faveur de l'arthritisme ; il est juste cependant de dire que, là encore, ce que nous venons de noter pour les récidives et les rechutes doit influencer les chiffres.

La récidive est pour Paget un caractère de la phlébite goutteuse. « La dénomination de phlébite goutteuse est justifiée, dit-il, par la présence de la phlébite associée à l'inflammation goutteuse siégeant au pied ou aux articulations, et survenant sans provocation évidente, ou sous l'influence d'une cause légère, chez des personnes de constitution goutteuse, marquées ou atteintes de goutte héréditaire. Son cachet particulier, c'est sa symétrie, ses métastases apparentes, ses récidives fréquentes. Elle n'est pas limitée au membre qui est, ou a été, le siège de la goutte ordinaire.

La plébite goutteuse est souvent héréditaire. Un malade, qui avait eu une phlébite goutteuse par poussées successives dans les deux saphènes pendant une attaque de goutte aiguë, me dit que son père et sa mère étaient goutteux et que parmi ses parents du côté maternel, sa mère, deux oncles, sa grand'mère et deux cousins avaient eu des inflam-

Statistique	Totaux	Pyrexie		Peu ou pas de fièvre		Œdème		Peu ou pas d'œdème		Pas d'antécédents arthritiques		Hérédité						Antécédents personnels						Rechutes		Récidives			
												Goutte.		Rhumatisme subaigu et chronique.		Manifestations arthritiques diverses		Goutte.		Rhumatisme subaigu et chronique.		Manifestations arthritiques diverses.				De même cause.		De causes nouvelles.	
Rhumatisme articulaire aigu	Le caractère ordinaire représente la statistique restreinte de 66 observations. **Le caractère noir représente la statistique générale de 247 observations.**	1	**2**	1	**1**	1	**2**	1	**1**	»	»	1	»	1	**1**	2	**3**	»	»	»	»	1	**1**	»	**1**	»	»	»	»
Rhumatisme subaigu et chronique		2	**8**	5	**23**	2	**7**	5	**24**	»	»	1	**3**	3	**13**	7	**22**	»	»	3	**11**	4	**20**	2	**3**	3	**5**	»	**2**
Goutte		3	**4**	1	**5**	2	**3**	2	**6**	»	»	3	**7**	1	**2**	4	**9**	1	**2**	1	»	4	**9**	2	**4**	1	**6**	»	»
Chlorose		1	**4**	»	**1**	2	**4**	»	**2**	1	**1**	»	**1**	1	**2**	2	**6**	»	»	»	»	1	**5**	1	**2**	»	**1**	»	**1**
Puerpéralité		15	**55**	8	**24**	15	**59**	8	**20**	3	**8**	4	**7**	6	**22**	12	**68**	»	»	5	**17**	17	**63**	5	**9**	8	**6**	4	**13**
Infections diverses		2	**12**	4	**9**	3	**6**	3	**15**	2	**6**	2	»	1	**3**	3	**15**	2	**7**	2	**9**	3	**16**	»	**1**	»	»	»	**5**
Syphilis		»	**1**	3	**6**	2	**4**	1	**3**	»	**2**	»	**1**	1	**1**	2	**4**	»	**1**	1	**2**	2	**4**	»	**2**	1	**3**	»	»
Varices		3	**10**	16	**73**	4	**13**	17	**80**	»	»	3	**17**	7	**22**	19	**93**	3	**11**	5	**27**	17	**71**	3	**6**	7	**53**	1	**3**

N. B. — Dans cette statistique nous avons fait rentrer toutes les observations de phlébites aigues, subaigues et chroniques, et exclu les phlébectasies simples et la phlébo-sclérose non douloureuse ne présentant pas de manifestations inflammatoires ni douloureuses. Par contre, elle renferme un certain nombre de cas de pseudo et périphlébites du rhumatisme veineux.

mations veineuses ; et je ne puis douter que parmi les cas de phlébite qui sont appelés communs et qu'on croit pouvoir attribuer au froid, ou à quelque cause entièrement extérieure, beaucoup pourraient être rapportés à la diathèse goutteuse quoique diluée et modifiée par sa transmission héréditaire (1). »

A mesure que la notoriété de Bagnoles-de-l'Orne s'agrandit dans le sens de la spécialisation du traitement des phlébites, les malades y viennent plus volontiers, même pour atteinte simple et légère. Une nouvelle statistique commencée aujourd'hui pourra donc apporter quelques justes corrections à celle-là, que nous donnons avec ses défauts.

Nous ajouterons volontiers que les effets de la cure thermale plaident encore en faveur de l'influence de l'arthritisme ; nous reviendrons sur cette question quand nous parlerons de la thérapeutique hydrominérale.

Une autre cause d'erreur dans l'interprétation de l'affection phlébitique nous paraît venir d'un élément sur lequel nous devrons insister : la douleur et la sensibilité.

Mais ce qui nous paraît le plus intéressant à remarquer, c'est que parmi les malades qui font le sujet de cette statistique, nous avons trouvé un certain nombre de cas répondant d'une manière assez nette, quelquefois très précise, à la description de Viccaji. Or, dans ces cas, nous avons reconnu aux antécédents héréditaires et personnels toujours des accidents arthritiques, quelquefois la goutte, d'autres fois le rhumatisme subaigu ou chronique, d'autres fois encore un mélange des deux, et c'est précisément par la fusion héréditaire que pourrait s'interpréter le lien entre le rhumatisme et la goutte pour ceux qui rejettent toute identité de nature.

C'est encore dans cette catégorie que nous avons retrouvé plusieurs exemples de ces phlébites multiples, disséminées,

(1) PAGET. Clinique chirurgicale, p. 377.

qui laissent d'ordinaire libre, au moins en partie, la lumière du vaisseau et que nous montrent les observations de Paget et de Tuckwell. Il m'a même été donné d'assister trois fois chez un goutteux à la naissance et à l'évolution d'indurations d'un très petit segment de veine superficielle, douloureux seulement à la pression, et qui persistait longtemps à la manière d'un dépôt tophacé dans la paroi de la veine, dont la turgescence inférieure indiquait d'abord une oblitération plus ou moins complète qui cessait avec la diminution de l'empâtement.

Enfin, beaucoup de ces phlébites constitutionnelles, qui malgré leur phase première d'acuité sont cependant de nature essentiellement chronique, sont en rapport presque constant avec la dilatation des veines, et se rattachent d'une manière qui nous paraît évidente à l'évolution de la phlébosclérose.

[Aussi nous sommes-nous crus autorisés, dans une communication à la Société médicale des hôpitaux (1), à faire les déclarations suivantes : Il est bien entendu que les idées que nous soutenons ne 'veulent retirer en rien, pas plus dans les manifestations du rhumatisme aigu que dans celles des rhumatismes subaigus et chroniques, le champ des investigations et des découvertes microbiennes ; qui sait, au contraire, si la preuve de la multiplicité des agents infectieux pouvant intervenir sur le terrain rhumatismal ne jettera pas un jour nouveau sur les différentes manifestations vasculaires que nous y observons.

Mais à ceux qui voudraient exiger, pour la détermination de la phlébite vraie rhumatismale, l'intervention unique d'un agent infectieux bien déterminé, nous demanderons pourquoi ils ne veulent pas reconnaître au rhumatisme le droit de faire, ou de concourir à faire ses manifestations veineuses, comme la goutte fait, ou concourt à faire les siennes.

---

(1) Séance du 14 janvier 1898 et *Annales de la Société d'hydrologie de Paris*, 1895.

En somme, nous croyons qu'il y a un rhumatisme veineux aussi bien qu'une goutte veineuse avec leurs formes atté= nuées dérivant de la phlébite rhumatismale et de la phlébite goutteuse ; nous croyons cela patent pour les rhumatismes dont les formes subaigues et chroniques se distinguent si nettement de la polyarthrite aigue, et nous croyons à la né- cessité clinique de reconnaître un *rhumatisme veineux*. Mais il nous paraît aussi évident que cette pathologie rhu- matismale et goutteuse est dominée par l'existence du ter- rain arthritique créant des conditions de terrain vasculaire spéciales, d'ou dérivent des formes diverses de localisations veineuses inflammatoires que nous avons étudiées ; terrain qui peut entraîner l'organisme individuel, soit vers la goutte, soit vers le rhumatisme et qui lui confère également son nervosisme spécial ; c'est à ce terrain que nous avons attribué cette forme particulière, érectile et douloureuse de contraction veineuse que nous avons décrite il y a quelques mois sous le nom d'*éréthisme veineux douloureux* (1).

Enfin, il nous paraît possible de préciser davantage en disant que : si nous entendons par arthritisme veineux l'en- semble des prédispositions de terrain en tant que hyposthénie et dégénérescence du tissu vasculaire, viciation des actes nutritifs et tendances aux fermentescences diathésiques, en attribuant au rhumatisme ou à la goutte les manifestations elles-mêmes, on doit souvent reconnaître dans ces manifes- tations une allure spéciale à chacun des générateurs ; la goutte veineuse tendrait surtout à faire des coagulations rapides, limitées, quelquefois multiples, espacées sur un même vaisseau ou polivascularisées ; le rhumatisme veineux se traduirait plus volontiers par de la périphlébite plus ou moins étendue, parfois migratrice, pouvant donner le change, par la dureté qu'elle infère à la paroi du vaisseau, et aussi le

---

(1) *Bulletins et mémoires de la Soc. méd. des hôp.*, séance du 14 mai 1897.

rétrécissement de sa lumière, avec la formation d'une coagulation. De là la prédisposition aux embolies accusée par les auteurs anglais dans les phlébites goutteuses, et leur tendance à l'oblitération fréquente plus ou moins complète et définitive des vaisseaux où les coagulations peuvent même se transformer en phlébolites, et la bénignité relative des manifestations du rhumatisme veineux. De là aussi la grande prudence nécessaire dans le traitement des premiers et l'abstention de tout moyen externe comme frictions et massages, cette dernière intervention étant au contraire plutôt admissible dans le traitement de la périphlébite rhumatismale, avec toutes les réserves que nous avons indiquées ailleurs (1).

Au point de vue thérapeutique, la faillite du salicylate de soude dans le rhumatisme veineux ne nous paraît nullement de nature à détruire l'évidence des faits cliniques, et, surtout dans la différenciation que nous avons cru devoir faire entre la phlébite rhumatismale et le rhumatisme veineux, cette objection perd encore de sa force. Il n'est même pas certain que le salicylate ne puisse agir contre la phlébite rhumatismale vraie s'il est donné à temps et à doses suffisantes ; et il y a toujours lieu de se demander, en présence d'un échec apparent, si ces deux conditions ont été suffisamment remplies, ou si on s'est laissé devancer par la marche de la maladie ou dominer par son intensité et sa généralisation.

Si dans le rhumatisme veineux, tel que nous le comprenons, l'importance du salicylate de soude décroît, d'autres agents médicamenteux peuvent intervenir avec fruit, tels que l'iode et ses dérivés (iodures alcalins), la quinine et ses sels; et, si leur utilité nous paraît un bon argument en faveur de nos idées, moindre n'est pas celui que nous apporte l'influence du régime alimentaire ; enfin nous croyons avoir suffisamment montré dans notre livre la valeur de la théra-

---

(1) Le massage dans les phlébites. *Société de méd.*, séance du 25 avril 1896.

peutique hydrominérale, qui est encore une preuve à invoquer (1).]

Outre les phlébites subaiguës et chroniques, dont certaines sont sans doute surtout de la périphlébite, il est encore un groupe de lésions inflammatoires particulières caractérisées par les altérations spécifiques ; d'une manière générale elles sont de trois ordres : tuberculeuses, cancéreuses, syphilitiques. Nous avons rencontré et noté quelques cas de ces dernières. La part que les auteurs accordent à la syphilis dans l'évolution scléreuse leur donne doublement droit à notre attention. Nous avons cru pouvoir leur reconnaître un certain rapport avec les phlébites goutteuses par leur facilité à produire l'embolie lorsqu'elles occupent des vaisseaux d'un calibre suffisant. Ce sont d'ailleurs à celles qui occupent les veines des membres et du tronc que nous pouvons faire allusion, et non à celles qui siègent dans l'encéphale. Une autre raison qui permettrait de les rapprocher des phlébites constitutionnelles, c'est qu'elles sont souvent le résultat d'une lésion anatomique de la paroi veineuse, gomme, etc., et que l'infection ne joue là qu'un rôle tout à fait secondaire dans la production de la phlébite elle-même.

M. Letulle décrit ainsi l'évolution anatomo-pathologique de la phlébite syphilitique : « La syphilis des gros troncs veineux des membres n'est ni commune (Lang, Mauriac, Gosselin), ni bien connue. Les altérations spécifiques développées autour des veines viscérales sont essentiellement caractérisées par des gommes miliaires péri-veineuses, en tout comparables aux tubercules péri-veineux non compliqués d'obstruction ou de caséification de la lumière vasculaire. Les recherches récentes des neuro-pathologistes sur la syphilis médullaire démontrent que, dans la moelle épinière, les gommes microscopiques s'accumulent avec une prédilection marquée autour des grosses veines des

---

(1) *N.-B.* La partie comprise entre les [ ] a été ajoutée au manuscrit de l'Académie.

méninges. Il en est sans doute de même pour certains syphilomes de l'encéphale. Presque toujours, même dans les cas exceptionnels comme celui de Lancereaux (phlébite d'un sinus dure-mérien au contact d'une gomme de la tente du cervelet), on a affaire à une périphlébite gommeuse avec endophlébite banale, de contiguïté, pourrait-on dire. Ici, la syphilis, pas plus que la tuberculose, n'a d'action directe sur les processus thrombosiques consécutifs. La spécificité demeure extra-vasculaire et son rôle est simplement accidentel (1). »

Quant aux phlébites tuberculeuses et cancéreuses, ce sont des accidents de cachexie sur lesquels nous n'avons pas à nous arrêter.

[Leur nature les fait évidemment sortir absolument du cadre de la thérapeutique hydrominérale, elles ne sont guère que des thromboses où la vitalité de la paroi vasculaire est en sous-ordre ; mais nous ne devons pas passer sur les thromboses des cachexies sans rappeler que M. Huchard, dans une leçon très remarquable (2), a insisté sur leur pathogénie : « Comme dans les cachexies cancéreuse et tuberculeuse, mais à un bien moindre degré, et avec beaucoup moins de fréquence qu'elles, la cachexie cardiaque est exposée aux thromboses veineuses..... Avec un peu d'attention il est possible d'éviter une double erreur de diagnostic (œdème) et de thérapeutique (digitale)..... Dans la cardio-sclérose, la maladie ne reste pas toujours limitée aux artères, elle envahit parfois tout le système circulatoire et en particulier les veines (phlébo-sclérose). Celles-ci subissent alors quelques poussées inflammatoires qui les rendent douloureuses surtout aux membres inférieurs, et qui déterminent la production d'un œdème périphérique le plus souvent léger et qu'on ne doit pas plus rapporter à l'hypo-

---

(1) LETULLE Loco citato, p. 193.

(2) *Journal des praticiens* (11 décembre 1897). Cachexie cardiaque et thromboses veineuses.

systolie qu'à une thrombose intra-veineuse symptomatique d'une cachexie cardiaque (1). »]

Un phénomène sur lequel nous avons à insister, vu son importance dans l'évolution de l'affection phlébitique, et aussi dans les résultats du traitement hydrominéral, est l'élément nerveux, qui se traduit par les troubles de motilité, les troubles trophiques, et aussi la·douleur qui a ici un intérêt tout particulier.

La douleur doit être envisagée à plusieurs points de vue. Il y a d'abord celui auquel s'est attaché M. Maydieu (2) chez les variqueux et dont il recherche la cause dans la pathogénie. « Nous nous sommes simplement demandé, dit-il, pourquoi, dans le grand nombre d'individus atteints de phlébectasie, les uns circulent pendant des années, vont et viennent, vaquent à leurs affaires, font des marches, endurent des fatigues sans éprouver jamais aucun accident du côté de leurs varices, tandis que les autres voient sous une cause légère, insignifiante, souvent sans cause connue, leurs varices s'enflammer. C'est surtout ce point de pathogénie peu connu, ce nous semble, que nous nous sommes proposé d'étudier. Nous croyons, disons-le dès maintenant, que si parmi les variqueux les uns jouissent d'une immunité complète de la phlébite variqueuse, c'est qu'ils se portent bien, tandis que les autres se portent mal. »

En effet, les causes de l'inflammation variqueuse trouvent souvent leur point de départ ailleurs que dans la veine, dans une virulence constituée par des éléments d'ordre infectieux, hépatique, gastrique, etc.

Mais, tandis que les uns subissent soit l'évolution de la phlébectasie simple, soit les processus artério-scléreux, la douleur se rattache-t-elle uniquement à l'inflammation ? Nous avons noté la douleur sciatique légère et persistante

---

(1) Le passage entre [ ] a été ajouté au manuscrit de l'Académie.

(2) MAYDIEU. De l inflammation des varices considérée au point de vue de la pathogénie. *Thèse*, Paris, 1881.

que M. Quénu a attribuée au début de la dilatation des veines
entourant le nerf; nous avons dit que le développement
variqueux progressif des veinules qui dissocient les fibres
de ce nerf pouvait produire une douleur sciatique très
violente et très persistante, comme nous l'avait démontré
une pièce nécropsique. Qu'il y ait là altération du nerf
consécutive ou concomitante, ou que la phlébite de ces varices
soit, suivant les idées de M. Quénu, la cause de beaucoup
de ces accidents, il est certain qu'on observe une série de
symptômes précoces ou tardifs, dont l'importance est telle
qu'elle peut égarer le diagnostic.

Un de ces motifs d'erreur réside quelquefois dans l'impotence du membre; Trousseau a longuement insisté sur ce
point : « La douleur et l'engourdissement sont quelquefois
accompagnés de l'impossibilité d'exécuter le moindre mouvement volontaire : ainsi les malades ne peuvent étendre ni
fléchir les orteils, remuer la jambe ou la cuisse, et si quelquefois il existe des douleurs articulaires qui rendent compte
de cette immobilité des membres, dans d'autres cas, où la
pression ne détermine aucune douleur articulaire, tout
mouvement est impossible comme s'il y avait paralysie des
muscles (1). » C'est là une sorte d'immobilité plombique, suivant l'heureuse expression de M. Hervieux, impotence qui
accompagne, soit l'extension, soit la demi-flexion, mais qui
est complète. Pour Graves (2), elle résulterait d'une compression anormale qui, exercée sur les ramifications ultimes
des nerfs sensitifs, serait transmise jusqu'à la moelle épinière, et retentirait, par un trajet réfléchi, sur les nerfs
musculaires du membre. Il s'appuie, pour établir cette
opinion, sur la sensibilité cutanée extrêmement vive.
M. Jaccoud (3) attribue l'impotence à une immobilité instinc-
tive causée par la douleur et la gêne mécanique produite

(1) Trousseau. Clinique de l'Hôtel-Dieu, t. III, p. 661.
(2) Graves. Leçons cliniques.
(3) Note de la traduction des cliniques de Graves.

par la tuméfaction. Graves (1) reconnaît une douleur spontanée qui présente des caractères spéciaux, qui n'est pas « celle des phlegmasies ordinaires ; elle rappelle plutôt les douleurs névralgiques des nerfs sous-cutanés ». La sensibilité cutanée est, d'après Trousseau (2), tantôt augmentée : le simple toucher parfois provoque une douleur vive, tandis qu'une pression plus forte est moins pénible ; tantôt diminuée. M. Budin (3) a presque toujours constaté une diminution de la sensibilité au contact et à la température ; au contraire la sensibilité musculaire serait très fréquemment augmentée et l'hyperesthésie serait ordinaire.

« Dans la thrombose veineuse, dit M. Œttinger (4), le caillot sanguin détermine ensuite des lésions réactionnelles sur les parois veineuses ; celles-ci s'épaississent, parfois même les tissus voisins sont irrités à leur tour (périphlébite), et ce processus se caractérise par une douleur plus ou moins vive et une impotence fonctionnelle du membre. Il est probable même que douleurs et impotence sont aussi le fait, ainsi que les examens anatomiques l'ont parfois démontré, d'une irritation des nerfs du voisinage, et que la lésion veineuse seule ne suffit pas pour tout expliquer. »

En subdivisant la forme atténuée de la phlegmatia en une forme commune et une forme latente, M. de Brun (5) accorde que cette dernière, qui ne s'accompagne d'aucun phénomène net de phlébite, ne présente parfois qu'un des signes, la douleur seule par exemple, ou un léger œdème, œdème si faible qu'il peut aisément passer inaperçu ou tout au moins ne pas être rapporté à sa véritable cause.

Il y a donc, dès le début de la phlébite, un symptôme de douleur qui a une localisation variable superficielle (cutanée)

---

(1) GRAVES. Leçons cliniques Traduction de M. Jaccoud, p. 429
(2) TROUSSEAU. Loco citato
(3) BUDIN. Loco citato.
(4) ŒTTINGER Traité de méd., 1893, t. V, p. 369.
(5) DE BRUN. *Thèse*, 1884.

ou profonde (trajet de la veine) et des formes diverses spontanées, éveillée par une pression très légère, ou demandant au contraire à être recherchée. Il y a aussi des *troubles nerveux précoces* dont paraissent dépendre les troubles de la motilité. Ceux-ci accompagnent rarement la phlébite partielle et sont plutôt l'apanage de la phlegmatia alba dolens, ce qui semblerait donner raison à la théorie de Graves, lorsque l'œdème est très hâtif.

Ce qui nous paraît certain, c'est qu'il n'y a aucun rapport entre l'impotence fonctionnelle et certaines douleurs spontanées ou réveillées par une légère pression, plus fréquentes certainement dans la phlébite localisée sans œdème que dans la phlegmatia. Y a-t-il dans le fait de l'œdème une protection déterminée par l'interposition du liquide, ou une anesthésie par compression nerveuse régulière ? Nous croyons plutôt que la cause en est dans la nature du sujet ; nous l'avons observée avec une vivacité inaccoutumée chez un sujet arthritique, présentant une excitabilité nerveuse extrême ; elle accompagne souvent ces états de friabilité veineuse que nous avons signalés, elle est un des éléments de cet éréthisme veineux dont nous avons aussi parlé et qui pourrait n'être parfois qu'un premier stade de l'*induration chronique des veines périphériques* de M. Duponchel (1), dans laquelle les veines indurées roulent sous le doigt comme des artères athéromateuses, et ne produisent pas de troubles morbides bien accentués, ni œdème, ni réaction générale, mais où la douleur est le signe accusé par les malades. En prononçant le mot de périphlébite, M. Duponchel n'a pu s'appuyer sur la nature ni sur l'anatomie pathologique de cette lésion veineuse qui surviendrait chez des individus jeunes, en dehors de toute tare et indépendamment des dilatations variqueuses. Enfin la douleur est fréquente et souvent aiguë dans les phlébites constitutionnelles,

---

(1) Duponchel. *Soc. méd. des hôp.*, 28 février 1890 et 13 mars 1891.

surtout goutteuses, que l'œdème les accompagne ou non. « C'est vers la fin des crises aiguës de la goutte, plus rarement dans leur cours, que l'on voit apparaître du côté des membres inférieurs de l'œdème douloureux très semblable à celui de la phlegmatia. Ces poussées douloureuses avec œdème sont généralement d'une durée assez rapide, et il est rare d'observer une obstruction complète de la veine, quoique cependant il en ait été ainsi dans un des cas rapportés par Lancereaux (1). Nous l'avons souvent observé dans les phlébites constitutionnelles dont elle nous paraît un apanage évident.

« Ce qu'il y a d'intéressant dans l'exposé des troubles de la sensibilité, dit Vaquez, c'est que, dès que la douleur ou l'analgésie présente un caractère d'intensité inaccoutumée, la distribution, que l'une ou l'autre prend, répond, non plus aux segments vasculaires plus ou moins envahis par la phlébite, mais bien à des territoires nerveux, correspondant au tronc principal lui-même, ou à ses branches terminales.

L'étude des troubles trophiques qui peuvent compliquer la phlébite nous indiquera d'une façon encore plus précise le rôle joué par l'altération des nerfs périphériques dans la symptomatologie de cette affection. Parmi ces troubles trophiques, le premier en date et en importance est l'œdème. Nous savons qu'il n'y a pas de rapport absolument direct entre l'œdème et l'obstruction vasculaire ; bien des observations témoignent que des oblitérations complètes de la veine principale d'un membre ont pu ne s'accompagner que d'un œdème très limité, alors que d'autres phlébites évidemment non oblitérantes déterminaient des œdèmes plus étendus et souvent plus tenaces (2). »

A côté de l'œdème, les troubles trophiques peuvent déter-

---

(1) Viccaii. Loco citato, p. 439.
(2) Vaquez. In *Clinique de la Charité,* p 795.

miner une série d'accidents tels que du purpura, phénomène précurseur ou consécutif, ou encore des ecchymoses comme le cas de M. Lépine qui « a vu dans le service de Barthez une thrombose de la veine axillaire et des veines humorales constatée à l'autopsie, provoquer la production de taches ecchymotiques du bras et de l'avant-bras (1) », et même des phlictènes et des ulcérations comme nous en avons vu un bel exemple chez une malade, très rapidement améliorée par un traitement thermal à Bagnoles-de-l'Orne.

Verneuil (2) a enfin décrit le pied bot phlébitique dont M. Pinard a observé plusieurs cas (3) et dont MM. Ribemont-Dessaigne et Lepage ont rapporté une autre observation (4); nous en avons eu pour notre part connaissance de deux cas de gravité différente.

Que tous ces troubles trophiques soient contemporains de la phlébite ou apparaissent à sa suite, leur gravité la plus grande réside dans la possibilité de leur aggravation progressive ; c'est ainsi que sont constitués les *troubles nerveux tardifs* d'ordre moteur, sensitif ou trophique, et sans relation aucune avec la gravité et l'étendue de la phlébite.

Ici encore la douleur tient la première place, soit qu'une ischémie temporaire, par gêne circulatoire, se manifeste sous forme de crampes après une légère fatigue, soit que la manifestation revête la forme de fourmillements, d'élancements apparaissant même au repos et souvent au lit.

L'impotence peut également se prolonger très longtemps: « Ce n'est rien que de voir des sujets marcher avec peine au bout de trois mois, » a écrit M. Broca (5). Le deuxième malade de Verneuil était à peu près impotent un an après son

---

(1) BOUCHARD. De la pathogénie des hémorragies. *Thèse de concours*, 1869, p. 71.

(2) VERNEUIL. *Comptes rendus de l'Acad. des sciences*, 31 mars 1890.

(3) VAQUEZ. Loco citato, p. 796.

(4) Précis d'obstétrique, Paris, 1894.

(5) BROCA. Etudes cliniques sur la phlébite variqueuse. *Revue de chirurgie*, 1888.

coup de fouet. Enfin l'œdème peut se transformer en véritable éléphantiasis. Nous n'insisterons pas sur le rapport existant entre les varices et les ulcères des jambes.

THROMBOSES ET ŒDÈMES

La question des thromboses est encore une question d'actualité ; elle a fait l'objet de deux remarquables rapports : l'un de M. Mayet, de Lyon, qui a repris il y a quelques années les recherches sur l'influence des parois dans la coagulation sanguine ; le second de Vaquez, qui apportait sur ce point particulier des conclusions fermes découlant de ses nombreux travaux sur les phlébites que nous avons eu déjà tant de fois l'occasion de citer.

La solution de la question des coagulations sanguines intra-vasculaires, c'était le jugement définitif de la théorie de Virchow opposée à celle de Cruveilhier, et celui d'autres hypothèses diverses mises en avant par quelques auteurs, le plus souvent reflet des idées médicales régnantes, telles que la nécessité du mouvement du sang pour s'opposer aux coagulations. « A trente ans de distance, Cruveilhier (1) admit l'action de la phlébite et Patry de Saint-Maure (2) celle de l'artérite, pour rendre compte de la coagulation du sang dans les vaisseaux. Il n'est pas douteux que ces auteurs, en mettant à son rang le rôle de la paroi artérielle, expliquaient d'une manière plus satisfaisante, sinon tous les phénomènes de la thrombose intra-vasculaire, du moins un des plus importants, à savoir la raison de sa localisation. Les études modernes n'ont fait que confirmer cette manière de voir (3). »

____

(1) CRUVEILHIER. Traité d'anat. path., t. II.

(2) PATRY DE SAINT-MAURE. De la gangrène des membres dans la fièvre typhoïde. *Arch. gén. de méd.*, 1863.

(3) VAQUEZ. Des coagulations sanguines intravasculaires. *Rapport lu au congrès de Nancy*, 1896.

L'hyperinose et l'inopexie de Vogel (1) ont cherché à résumer d'autre part les théories qui de tout temps ont voulu baser sur le rôle actif les altérations du liquide sanguin dans l'acte de la coagulation. Nous reviendrons à l'examen de cette question après avoir envisagé celle que nous avons d'abord citée du rôle des conditions mécaniques.

Ici l'accord paraît être fait, la solution définitivement établie pour réfuter la théorie de Virchow (2) cherchant à établir les lois par lesquelles le ralentissement du sang dans certaines maladies suffirait pour déterminer des thromboses, dans la production desquelles pourrait avoir une part le contact du sang avec un corps étranger (parois).

Rappelons d'abord avec Vaquez que Tackrah (3) et Scudamor (4), au commencement du siècle, ont montré que le sang immobilisé entre deux ligatures sur la jugulaire, ne se coagulait pas immédiatement; que Brucke (5), reprenant ces expériences en 1857, arrivait à cette conclusion que le sang finit par se coaguler dans le segment veineux, mais que cette coagulation coïncide toujours avec le début de l'altération des parois du vaisseau; que Zahn (6) voulant étudier le mode de formation et d'accroissement des thrombus, pensa tout d'abord que ceux-ci pourraient apparaître par le simple effet du ralentissement du sang dans le vaisseau, mais que plus tard il s'aperçut que ces thrombus débutaient toujours en des points qu'un examen minutieux montrait avoir été lésés, alors que rien à l'œil nu ne sem-

---

(1) Vogel. Störungen der Blumtischung Hand der spec. Path. und Therapie, t. I, 1854.

(2) Virchow. Handb. der spec. Path. und Therapie. Erlangen, 1854, und Gesam. Abhand. zur wissen. Medicin. Frankfurt, 1856.

(3) Tackrah. On blood, 1817.

(4) Soudamor. Essay on blood, 1824.

(5) Brucke. *Virchow's Arch.*, XII, 1857, p. 81.

(6) Zahn. Untersuch. über thrombose. *Virchow's Arch.*, Bd. LXII, 1874, p 81-124.

blait indiquer l'existence de ces lésions ; que F. Glénard (1) a repris, en 1875, les expériences de Brucke et les a confirmées ; enfin que Baumgarten (2), dans une revue critique de haute valeur sur la théorie de la thrombose, a définitivement établi que le ralentissement du sang, à lui seul, ne suffisait pas à en provoquer la coagulation ; qu'il fallait l'intervention d'une autre des trois causes qu'il énumérait : ligature (expérimentale) trop serrée du vaisseau qui en ait altéré les parois ; usage d'une double ligature qui, de même, aurait produit une altération des tuniques, ou en aurait gêné la nutrition ; fautes contre l'asepsie, pénétration du pus ou d'agents virulents qui auraient causé des altérations des tuniques vasculaires. En somme et toujours altération des parois.

Vaquez a voulu compléter ces recherches par des études nouvelles : « Dans des conditions d'asepsie absolue, telles que Baumgarten s'est efforcé de les réaliser, l'arrêt du sang dans un vaisseau ne provoque pas sa coagulation. En est-il de même lorsque le milieu sanguin est lui-même infecté ? C'est une question que nous nous sommes posée et que nous avons essayé de résoudre.

Armin Kohler (3), en 1877, a longuement étudié les rapports de l'infection purulente et de la thrombose, mais ses expériences sont défectueuses, car il injectait du pus en nature ou tout autre liquide infecté, et le traumatisme qu'il faisait subir au vaisseau jouait à coup sûr le rôle capital dans les lésions de thrombose qu'il obtenait.

Lui-même, d'ailleurs, compare ses résultats avec ceux observés à la suite d'injections de sang dissous dans du sérum. Nous avons procédé d'une autre manière. Après

---

(1) Fr. Glénard. Contrib. à l'étude des causes de la coagulation spontanée du sang à son issue dans l'organisme. *Thèse*, Paris, 1875.

(2) Baumgarten. *Berlin. Klin. Wochens.* 14 juin 1886.

(3) Ar. Kohler. Ueber thrumbose und Transfusion Eiter und septische Infections und deren Beziehung zum Fibrinferment. Dorpat, 1877.

avoir injecté à un chien 1/2 centimètre cube de staphylocoques, nous dénudions les vaisseaux fémoraux à droite et à gauche. D'un côté nous lésions la paroi interne du vaisseau au moyen d'une pointe d'acier introduite par une collatérale ; de l'autre, nous déterminions simplement un ralentissement du courant sanguin par l'application de deux fils plats modérément serrés à quelques centimètres de distance. Tandis que le premier procédé détermine des altérations persistantes, que nous étudierons d'autre part, le second ne provoque aucune modification du vaisseau. Ainsi donc, *même en opérant dans un milieu septique, le simple ralentissement du courant sanguin, sans altération préalable de la paroi, n'est pas un motif suffisant pour que le sang se coagule dans le vaisseau* (1). »

De son côté M. Mayet qui avait précédemment établi par ses expériences (2) que plus un corps non organisé est souple et membraneux, plus la coagulation est tardive à son contact, a cru remarquer que, si la lésion la plus minime de la paroi vasculaire interne suffit à provoquer la coagulation sanguine, et si l'action auto-coagulante de la membrane interne s'exerce non seulement chez l'animal vivant, mais aussi dans les segments vasculaires séparés de l'organisme, il semblait toutefois que, si dans ce dernier cas la température du milieu antérieur dépassait 22 à 24°, le pouvoir anticoagulant de la paroi n'était pas aussi constant et que, même à une température inférieure, la fluidité du sang ne se maintenait pas d'une façon aussi prolongée dans les segments vasculaires séparés de l'animal vivant. Il se présente donc des cas où la rapidité de la circulation pourrait soustraire le sang au contact du point altéré.

La clinique n'est d'ailleurs pas plus favorable que l'expérimentation à la théorie du ralentissement dans la patho-

---

(1) V*AQUEZ*. Loco citato.

(2) M*AYET*. *Association française pour l'avancement des sciences,* Limoges, 1890.

génie des coagulations intra-vasculaires. « Comme le fait remarquer Baumgarten, il est fréquent de trouver vides de thrombus les petits anévrismes, les diverticules veineux, les grosses dilatations artérielles, et cependant, à leur niveau, le courant du sang est très certainement très ralenti. D'autre part les chirurgiens ont montré que la stagnation presque complète du sang dans un vaisseau ne suffisait pas à provoquer sa coagulation. La compression prolongée d'une artère saine n'est pas suivie de la formation d'un thrombus, à moins que cette compression elle=même n'altère les parois du vaisseau. Enfin, il n'est plus possible d'admettre aujourd'hui que la phlébite et l'artérite se localisent sur les vaisseaux d'après des lois hypothétiques de tension minima ou de courant ralenti. J. Renaut (1) a fait justice de ces conceptions erronées, nous-même avons montré combien fréquemment elles se trouvaient en défaut devant les faits, et, en ce qui concerne les artérites, Brault (2) a tout récemment montré que les lois mécaniques de leur localisation n'étaient rien moins que formelles : la topographie des lésions dans chaque fait étant surtout remarquable par son irrégularité (3). »

Les expériences de Lister (4), badigeonnant avec de l'ammoniaque une surface endothéliale et déterminant ainsi la production d'un thrombus limité en ce point, mais dont le volume augmentait en raison du ralentissement du courant sanguin, a cependant montré que ce ralentissement, pour n'être pas cause déterminante, pouvait influencer à un certain degré cette coagulation. Le même phénomène s'observe lorsque l'on veut produire des infections localisées des vaisseaux par injections préalables de natures micro-

---

(1) Renaut. De la phlegm. alba dolens. *Revue méd.*, 1880.
(2) Brault. Les artérites, leur rôle en pathologie, Paris, 1896.
(3) Vaquez. Loco citato.
(4) Lister. On the coagulation of the blood But. M. J., London, 1891.

biennes ; les expériences de Gilbert et Lion (1), de Thérèse (2), de Pernice (3) en font foi ; mais toujours la lésion préalable du vaisseau se montre absolument nécessaire, et la coagulation est rarement, en clinique, un processus de début.

« Cette coagulation de la colonne sanguine, au début même de la maladie est si rare, dit M. Letulle, qu'on peut la regarder comme exceptionnelle. Sauf les cas de contusion, de compression violente et prolongée (ligature aseptique) de la veine, de plaie veineuse expérimentale ou chirurgicale, l'oblitération subite et complète de la lumière vasculaire n'existe pas.

L'expérience démontre au contraire (traumatismes aseptiques des veines), que la formation d'un thrombus pariétal n'est pas absolument nécessaire pour réparer des délabrements fort étendus des parois veineuses.

Au bout d'un temps très court, l'irritation inflammatoire de l'endophlèbe détermine sa tuméfaction. La prolifération des cellules fixes de la couche sous-endothéliale en est la conséquence. Un bourgeonnement de l'endophlèbe a lieu ; il s'accompagne d'un mince exsudat superficiel, composé de cellules endothéliales enflammées, nécrosées, fibrinifiées ou proliférées, et d'un certain nombre des éléments cellulaires et des globules rouges du sang. En ce point précis, par exemple, les hématoblastes d'Hayem se fixent, forment des amas, et, par leur mort, donnent naissance à une quantité variable de fibrine. De même quelques leucocytes du sang s'immobilisent, quelques hématies s'arrêtent ; tous s'emprisonnent dans les mailles de matériaux nécrosés (fibrine) qui adhèrent à la couche sous-endothéliale.

Les choses peuvent en demeurer là quant aux dépôts

<hr>

(1) GILBERT ET LION. *Soc. biol.*, 12 octobre 1889.

(2) THÉRÈSE. Etude anat., path. et expérimentale des artérites secondaires aux maladies infectieuses, Paris, 1892.

(3) PERNICE. Recherche intorno alla etiologia dell' arterite. Palermo, 1895.

de substances mortes fixées sur la plaque d'endophlébite. Le sang continue à circuler à la surface ; les lésions demeurent pariétales et, par suite, à peu près sûrement ignorées du clinicien. Ce dernier, en effet, vu l'absence d'œdème, oublie d'interroger la douleur, souvent localisée au trajet du vaisseau veineux. Aussi, l'endophlébite risquera-t-elle, en pareil cas, de rester une surprise d'autopsie.

Plus souvent à la vérité, la maladie locale progresse. La totalité des parois veineuses prend parti dans cette lutte exercée par l'endophlèbe contre les microbes ou leurs poisons déposés à sa surface.

La membrane moyenne s'irrite, se laisse envahir par des proliférations embryonnaires, nées des vaisseaux de la membrane adventice. On assiste à une végétation néo-vasculaire qui pousse, perpendiculairement aux couches connectives et musculaires, ses capillaires de nouvelle formation ; leur exubérance ultérieurement deviendra peut-être excessive. L'endophlèbe se vascularise à son tour : de vastes mailles vasculaires, où le sang circule largement, se forment à la base de la couche sous-endothéliale et envoient leurs pointes protoplasmiques dans la totalité des masses fibrino-leucocytiques accumulées à la surface de la membrane enflammée.

Alors, si la cause qui a créé la phlébite interne est permanente, surtout si elle a suscité d'emblée une violente réaction de l'endophlèbe, on voit d'énormes bourgeons néo-connectifs et néo-vasculaires se glisser au milieu des blocs fibrineux adhérents. Ces thrombus ont une épaisseur d'autant plus grande, et l'endophlébite est d'autant mieux oblitérante, que le procédé inflammatoire initial aura été plus étendu en surface et d'une durée plus prolongée (1). »

Mais alors que des thrombus fibreux se déposent volontiers au niveau d'altérations localisées de la paroi interne

---

(1) Lﬕﬔﬢﬣﬡ. Anat. path, 1897, p. 186.

des vaisseaux, on voit au contraire que la circulation reste
libre dans des artères ou dans des veines rétrécies, même
quand leurs parois, épaissies sur une plus ou moins grande
étendue, diminuent le calibre des vaisseaux : « M. Letulle
nous a montré, dit Vaquez (1), des veines atteintes de phlébite chronique totale sans trace de coagulation. Le rétrécissement concentrique de ces vaisseaux, pas plus que les
dilatations partielles que les altérations chroniques peuvent
déterminer, ne sont capables de provoquer le dépôt de
thrombus s'il n'y a pas de lésions concomitantes de la
tunique interne ; mais si de pareilles altérations se produisent, des coagulations apparaîtront immédiatement, et elles
seront alors persistantes, très souvent même oblitérantes. »

Nous n'avons plus à insister ici sur le rôle de la paroi
dans les processus de la coagulation intra-vasculaire ; mais
il nous reste à examiner celui des altérations du sang ; cette
question, déjà si peu connue, s'est compliquée encore de
nos jours de celle de l'influence des agents infectieux que
peut contenir le liquide sanguin.

M. de Brun (2), s'appuyant sur l'opinion de M. Renaut, considère la lésion de l'endo-veine comme primitive dans la phlegmatia cachectique. Cette lésion se produirait sous l'influence
soit d'une nutrition viciée par un liquide sanguin pathologique (cachexie), soit peut-être d'une endophlébite subaiguë
(fièvre typhoïde ou rhumatismale). « Mais il est des faits,
dit cet auteur, dans lesquels ni l'une ni l'autre de ces
deux interprétations ne peut être admise et où l'influence
du système nerveux est incontestablement démontrée. »

D'ailleurs voici comment s'exprimait déjà M. Renaut (3) :

« Les coagulations se font dans les points des veines

(1) Vaquez. Loco citato.
(2) De Brun. *Thèse.* Paris, 1884.
(3) Renaut. Loco citato, p. 349.

soumis au maximum de frottement. Elles se produisent là comme l'endocardite sur les faces valvulaires qui sont le siège de frottement maximum, ainsi que l'a fait remarquer M. Ranvier. Au niveau des caillots les plus récents des phlegmatia cachectiques, j'ai toujours vu l'endothélium desquamé. J'ai donc lieu de penser que, en vertu d'une susceptibilité spéciale de l'endo-veine, cette dernière subit une irritation consécutive au frottement sanguin portée à son maximum, et devient le siège sur ce point d'une inflammation légère ; comme dans le rhumatisme les faces auriculaires de la mitrale soumise au frottement du sang, les parois endo-veineuses présentent une réaction phegmasique et le sang à plasma de faible densité se coagule sur ce point légèrement irrité.

La coagulation des liquides fibrinogènes contenus dans des espaces limités par l'endothélium s'effectue *toujours consécutivement à une lésion de la surface endothéliale*, tant dans la pleurésie et la péritonite que dans le caillot définitif d'une artère liée, et dans celui de la phlébite traumatique. »

Dans sa thèse sur la phlegmatia alba dolens M. Delporte (1) fait observer que les hémorrhagies ont toujours paru influencer nettement les suites de couches, et que, si l'épuisement qui leur est nettement consécutif favorise le développement de la septicémie puerpérale, il semble qu'il agisse de la même manière en ce qui concerne la thrombose. Il ajoute que Leishman croit aussi que l'hémorrhagie, pendant ou après le travail, joue un rôle important dans l'étiologie de la phlegmatia ; que Richardson est du même avis et a écrit : « La syncope, l'épuisement de l'organisme, l'appauvrissement consécutif à l'hémorrhagie facilitent la coagulation et le dépôt de la fibrine. » Enfin on a aussi accusé le refroidissement et l'humidité. Elle serait plus fréquente dans les pays froids, d'après Grisolle.

---

(1) DELPORTE Considérations sur la phlegmatia alba dolens. *Thèse.* Paris, 1886.

« Le sang des femmes enceintes, dit encore M. Delporte, et, par conséquent celui des nouvelles accouchées, est profondément modifié ; il existerait de l'aglobulie, de la leucocythose et de l'hydrémie. Chez elles aussi le ralentissement de la circulation est très notable. L'expulsion du placenta s'accompagne toujours d'une certaine perte de sang, l'action du cœur est moins énergique, les veines comprimées par l'utérus gravide se sont laissées dilater, des varices parfois énormes ont apparu. »

« La grossesse, dit de son côté M. Maydieu (1), détermine dans l'organisme de la femme de profonds changements. Le facies bien connu des femmes enceintes, l'état pigmenté de la peau, du mamelon, la coloration brune de la muqueuse des parties génitales, la disparition des règles, la sécrétion du lait, l'hypertrophie du cœur, témoignent de ces changements. Le sang est aussi modifié dans sa constitution, la quantité de fibrine augmente, les globules rouges diminuent de nombre.

Les conditions nouvelles, dans lesquelles se trouve placée la femme qui a conçu, ne sont pas la maladie, mais il faut bien peu de chose pour que cet état, état puerpéral physiologique, comme dit Trousseau, devienne l'état puerpéral pathologique dont les accidents sont souvent si terribles et même si souvent mortels.

Le plus souvent la phlébite variqueuse qui survient pendant l'état puerpéral ne semble pas revêtir des caractères différents de ceux qu'elle possède dans les autres circonstances, mais c'est au moment de l'accouchement et dans cette période de trois à quatre semaines qui suit le travail, période remplie de dangers pour la femme, qu'on voit la phlébite variqueuse revêtir parfois un caractère de malignité, une tendance à la suppuration, à la propagation

---

(1) Maydieu. De l'inflammation des varices, considérée surtout au point de vue de sa pathogénie. *Thèse*, Paris, 1881.

qu'elle possède rarement dans d'autres circonstances, et entraîner la mort par infection purulente.

Aux modifications du sang qu'on observe dans l'état puerpéral et sous l'influence desquelles se développe la phlébite qu'on pourrait appeler bénigne, semble s'ajouter une autre altération inconnue, probablement causée par l'introduction dans le sang d'un principe morbifique particulier, le miasme puerpéral, qui pourrait expliquer les formes de phlébite grave qu'on observe surtout chez les femmes en couches ou récemment accouchées, et dont la terminaison est souvent malheureuse. »

Cette augmentation de la fibrine se retrouve encore dans le rhumatisme aigu, lequel est d'autre part une maladie anémiante à un haut degré. Or c'est précisément surtout au déclin de la crise rhumatismale ou dans la convalescence que l'on a pu observer les manifestations de phlébite. Nous avons déjà mentionné (p. 60) les variations du sang chez les rhumatisants dans lequel Malassez avait remarqué une diminution considérable de la quantité des globules rouges. M. Hayem trouve une augmentation des globules blancs, leucocythose que M. de Saint-Germain a pu constater également dans ses examens de sang frais et qui a été rappelée récemment à la Société royale de médecine et de chirurgie de Londres par A. Garrod, qui aurait toujours rencontré chez les rhumatisants une augmentation du nombre des globules blancs paraissant proportionnelle à l'élévation thermique, tandis que M. Hunter, dans la même séance, a fait observer que cette leucocythose n'est pas spéciale aux rhumatisants, mais se produirait dans toutes les maladies infectieuses, c'est-à-dire (suivant l'expression même de l'orateur) dans les maladies produites par un agent morbigène étranger à l'organisme. M. Hunter insistait de plus sur l'intérêt que présente ce phénomène si l'on tient compte des recherches faites par Metchnikoff et son école sur le rôle de la leucocythose dans les maladies infectieuses.

Nous avons relaté en même temps que M. de Saint-Germain

citait l'observation dans laquelle M. Talamon a rencontré l'acétone dans le sang d'un rhumatisant, fait fort rare d'ailleurs, et enfin la teneur en urée du sang des rhumatisants que M. Quinquaud a dosé dans trois cas de rhumatisme articulaire aigu et qu'il a toujours trouvé en quantité supérieure à la normale.

« Ces profondes modifications dans le sang des rhumatisants se traduisent cliniquement par l'anémie consécutive qui est presque constante. Peut-être ces mêmes modifications interviennent-elles aussi dans la production des épistaxis, qui sont loin d'être rares dans le rhumatisme articulaire aigu et dont nous ne saurions trop souligner l'importance (1). »

On voit avec quels éléments l'on a à compter dans l'analyse du sang des rhumatisants ; nous retiendrons cette teneur en urée, signalée par M. Quinquaud, au point de vue de l'étiologie diathésique.

M. Charrin ne peut admettre que, malgré ce que cette explication peut avoir de tentant par sa simplicité dans l'interprétation des métastases, la théorie de l'action microbienne directe doive être acceptée intégralement. « On a pensé, dit-il, en constatant leur inclusion dans quelques caillots, que les bacilles, que des levures, des champignons, etc., servent pour ainsi dire de centre d'attraction pour la fibrine, amenant de la sorte la formation des thromboses, comme ils déterminent, dans le rein, dans les conduits biliaires, salivaires, la précipitation des principes minéraux, l'apparition des calculs. Ce mécanisme contient vraisemblablement une fraction de vérité, quoique les arguments mis en avant ne soient pas irréprochables, attendu qu'ils procèdent tout simplement du *post hoc ergo propter hoc* ; je trouve des microbes dans ce sang coagulé ; donc ce sont ces microbes qui ont causé cette coagulation. Fort bien ; toutefois, si l'on faisait remarquer que, chez un infecté,

---

(1) De Saint-Germain. Pathogénie du rhumatisme articulaire aigu. *Thèse,* Paris, 1893, p. 52.

les humeurs, sans excepter le contenu de l'appareil circulatoire, sont modifiées dans leur composition, si l'on faisait observer que ce contenu, en particulier, fréquemment renferme moins d'oxygène, moins de sucre, qu'il est tantôt pauvre, tantôt riche, à des moments spéciaux, aux heures des crises, en globules blancs, en hématoblastes, en fibrines, en ferment de la coagulation, suivant la phase des processus aigus, si l'on rappelait que les toxines quelquefois dilatent les canaux les plus étroits, ralentissent la circulation, si l'on remettait en mémoire que la paroi interne des artères ou des veines se laisse dépolir par les germes, par leurs sécrétions, si, en somme, on montrait que l'infection est capable de réaliser les principales conditions physiques, chimiques, dont, à s'en rapporter à la physiologie, dépendent les thromboses, si enfin, on constatait, en dépit des recherches les plus minutieuses que tel thrombus est parfaitement privé de bactéries, ne serait-on pas conduit, une fois de plus, à proclamer qu'en matière de pathogénie l'éclectisme a du bon ?

L'histoire des embolies capillaires a reçu de la bactériologie une grande clarté. Il est aisé de comprendre, aujourd'hui, pourquoi, comment, chez un individu, porteur d'un foyer de suppuration de gangrène, d'autres foyers de suppuration, de gangrène, naissent successivement dans des régions rapprochées ou éloignées..... Les métastases figurées sont faciles à comprendre plus encore que celles qui s'observent au cours des diathèses, de la goutte spécialement(1).»

Les expériences tentées par nombre d'auteurs pour modifier expérimentalement la coagulabilité du sang par des injections de substances diverses ont produit des accidents présentant une grande analogie, et n'ont conduit qu'à des hypothèses sans démonstration définitive. Elles ont eu pour suite l'étude de l'influence des agents infectieux sur la coa-

---

(1) CHARRIN. Traité de path. générale, t. II, 1897, p. 169.

gulation qui avec les travaux de Durand-Fardel (1), Weigert et Neuhauss (2) ont fourni des résultats intéressants où l'action coagulante a pu être attribuée aux toxines microbiennes. Ce ne serait donc pas l'action microbienne directe qui agirait ici, mais la virulence des poisons produits plus assimilables aux agents chimiques.

« Si nous résumons, dit Vaquez (3), les enseignements fournis par ces différentes données, bien qu'imparfaites encore, nous voyons que, s'il paraît acquis que des agents physiques ou chimiques (chaleur, frissons, toxines), sont capables de produire des coagulations sur le vivant par simple altération du sang, ces coagulations cependant ne dépassent pas le domaine des capillaires ; elles ne ressemblent ni par leur aspect, ni par leur composition, aux thromboses des grands vaisseaux survenues dans le cours des maladies infectieuses.

« Pour rendre compte de ces derniers accidents, il paraît bien certain que l'on ne peut s'adresser d'une façon exclusive à l'influence des modifications du sang ; tout au plus celles-ci pourraient-elles favoriser la thrombose. Mais les variations de coagulabilité dans le cours des diverses maladies n'ont pas été encore étudiées. M. Hayem la suppose augmentée après l'injection de certains médicaments ; d'autre part, il fait remarquer que celle-ci ne dépend pas de la plus ou moins grande quantité de fibrine contenue dans le sang. Pour avoir des notions exactes sur ce sujet, il faudra s'adresser à d'autres considérations dont nous avons exposé les principales. Il est cependant légitime de supposer que, sous l'influence de certaines maladies infectieuses, des modifications analogues à celles que l'on a pro-

(1) DURAND-FARDEL. Contrib. à l'étude de la tuberculose du rein. Paris, 1886.

(2) WEIGERT. Die anatomischen Wegen der Tuberhelgiftes. *Berlin. Klin. Woch.*, 1884.

(3) VAQUEZ. Loco citato.

voquées expérimentalement peuvent se produire ; elles
agiraient alors soit par les toxines propres à l'agent infectieux, soit par la mise en liberté de certains corps albuminoïdes contenus dans le sang lui-même et augmenteraient
de la sorte son degré de coagulabilité. L'action serait analogue à celle des nucléo-albumines étudiées par Lilienfeld
et Pekelharing ; il serait même intéressant de savoir s'il n'y
a pas une relation à établir entre le degré de résistance
des éléments du sang et l'aptitude à la thrombose. Mais
ce ne sont là que des vues d'avenir, sans démonstration
actuelle possible. Il ne sera permis de s'engager dans
cette voie qu'à la suite des chimistes et des physiologistes,
pour lesquels de pareils problèmes sont encore pleins d'inconnus (1). »

Nous croyons que l'on pourrait en somme accepter sans
trop grande réserve ces deux notions : que les agents infectieux rencontrés dans les vaisseaux sont vraisemblablement
la cause de la thrombose inflammatoire qui les entoure, que
la variété de phlébite aiguë ou subaiguë appelée phlegmatia
rentre dans la série des infections secondaires qui surviennent au cours des maladies chroniques, telles que le
cancer, la chlorose, la goutte, le rhumatisme chronique ;
que ces infections secondaires sont peut-être plutôt de
nature virulente et que, dans ces virulences, peuvent rentrer aussi bien les toxines microbiennes que des poisons de
nature chimico-organique, que dans ce même processus de
virulence peut être admise la pathogénie des inflammations
vasculaires chroniques, sans retirer à leur étiologie les
causes prédisposantes que nous lui avons reconnues.

La phlébite exsudative, la plus commune, correspond en
réalité à la majorité des cas décrits sous le nom de phlegmatia alba dolens : c'est la thrombose aiguë et circonscrite
d'une cavité veineuse.

----

(1) VAQUEZ. Loco citato.

« Ici, la difficulté, dit M. Letulle, n'est point tant de savoir si le caillot thrombosique s'est déposé primitivement sur un endothélium sain, auquel il s'est accolé, ou si les altérations aiguës de l'endothélium ont précédé nécessairement la formation du thrombus. Le problème s'est modifié, par suite des données microbiques modernes.

Lorsqu'on ouvre une veine atteinte de phlegmatia alba dolens récente, on constate toujours, sur un point déterminé du caillot cruorique, qu'elle qu'en soit d'ailleurs la longueur, une région intimement adhérente à la paroi interne de la veine. En ce point il est fréquemment possible de reconnaître, même à l'œil nu, un épaississement plus ou moins régulier de la paroi veineuse...

Au bout de quelques jours, vers la seconde semaine, l'aspect du caillot thrombosique est des plus caractéristiques. Il se divise d'une manière plus ou moins parfaite en deux régions distinctes.

La première partie centrale, libre ou à peine adhérente, la plus rapprochée du cœur, est composée d'un caillot arrondi, avec une extrémité mousse, comparée par les anteurs à une tête de serpent, à un battant de cloche ; elle est colorée en rouge-brun (caillot cruorique récent), ou en gris-blanchâtre (caillot fibrineux déjà plus ancien), ou bien est disposée en placards alternativement rouges et gris.

L'autre partie du caillot périphérique, la plus éloignée du cœur, est adhérente aux parois veineuses au point d'être intimement confondue avec elles. Suivant les cas, cette base du caillot oblitère complètement les vaisseaux, quel qu'en soit le calibre, ou ne fait que rétrécir partiellement la cavité vasculaire (thrombus pariétal)...

Quand les lésions sont plus anciennes, il n'est pas rare d'observer un ramollissement puriforme du caillot : au centre d'une coque fibrineuse d'une densité et d'une friabilité variables, le couteau met à jour une poche remplie d'un liquide crémeux, grisâtre, en tout comparable au contenu des lésions que nous avóns appris à connaître sous le nom de végétations globuleuses et de kystes fibrineux du cœur.

Plus rarement, la cavité intra-thrombosique est devenue kystique et ne contient plus qu'un liquide séreux.

Plus tard, on pourra trouver encore une série de masses calcaires, au centre du caillot, variété peu commune de phlébolithes, dont nous aurons à nous occuper.

Enfin l'anatomie pathologique démontre que les veines les plus volumineuses, une fois thrombosées, peuvent récupérer plus ou moins complètement leur lumière. Dans ces cas, très rares à la vérité, la résorption totale des caillots obturateurs s'est effectuée grâce à la riche vascularisation des masses fibrineuses. La fibrine est envahie secondairement par des lacunes vasculaires qui se mettent en communication avec les vaisseaux de la paroi et avec les régions sus et sous-jacentes à la portion oblitérée (Ball, Damaschino, Troisier). La vascularisation du caillot ne diffère aucunement de l'organisation des néo-membranes inflammatoires des séreuses (1). »

Tel est le processus du caillot vasculaire et en particulier celui de beaucoup le plus fréquent de la thrombose veineuse. Sa complication si grave, l'accident embolique qu'il peut déterminer, sera envisagée au point de vue des indications thérapeutiques.

Il nous reste à dire quelques mots d'un dernier phénomène qui se rattache à la thrombose, phénomène très intéressant au point de vue de l'évolution de l'affection et des résultats de la cure thermale, nous voulons parler de *l'œdème.*

Déjà la congestion avec ralentissement du courant sanguin peut amener la transsudation du sérum, soit dans les cavités séreuses (hydropisie des séreuses), soit dans le tissu cellulaire (œdème, infiltration de ce tissu). Nous aurions

---

(1) Lerulle. Loco citato, p. 183.

donc dû peut-être étudier l'œdème à propos des cardiopathies.

Il nous a semblé devoir le reporter après l'étude de la thrombose à laquelle il se rattache si étroitement.

Lorsqu'une veine est oblitérée, le premier phénomène qui se produit, c'est nécessairement, surtout lorsqu'il s'agit d'une veine importante, une augmentation de la tension dans les capillaires ; cette tension exagérée détermine l'apparition d'un œdème, une transsudation du sérum sanguin dans l'interstice des tissus, quoique cet œdème diffère cependant du sérum par une moindre teneur en albumine et une richesse moins grande en globules blancs. Cet œdème doit varier aussi avec l'importance du vaisseau veineux, et surtout avec la richesse des anastomoses ; parfois même l'œdème peut faire entièrement défaut.

A vrai dire, il n'y a rien de plus variable que l'œdème des phlébites. Nous l'avons vu symptôme principal de la phlegmatia alba dolens, et pourtant il y a nombre de phlébites puerpérales qui s'accompagnent d'un œdème peu considérable, même lorsque la veine atteinte est une des principales d'un membre ; mais s'il est exceptionnel de voir un œdème considérable accompagner une phlébite de la saphène, il n'est pas rare, par contre, qu'une oblitération de la fémorale ne détermine qu'un œdème modéré du membre.

Mou et blanc avec coloration cireuse de la peau lorsque la veine phlébitée est profonde, il s'accompagne souvent d'une coloration rosée (phlegmatia cœrulea des Anglais) lorsque les veines atteintes sont plus superficielles.

Sa marche elle-même est fort variable ; la progression qui, d'après Trousseau (1), commencerait par les parties déclives, pour gagner progressivement la racine du membre, pour répondre à ce qu'il serait naturel de prévoir n'est pas toujours la réalité. Il débute au contraire quelquefois par la

____

(1) TROUSSEAU. Clinique, t. III.

racine du membre pour s'étendre vers l'extrémité, et cela encore sans régularité, se portant quelquefois d'un point à un autre, pour revenir ensuite sur ses pas, ou envahissant brusquement tout le membre.

« Nous avons été surpris, dit Vaquez, de voir que, souvent, cet œdème de la base ne correspondait pas absolument au caractère des œdèmes dits mécaniques ou par oblitération veineuse. Cet œdème de la racine du membre est mou, tremblotant pour ainsi dire : il est fréquemment rosé, souvent aussi il surmonte et entoure un paquet ganglionnaire plus ou moins augmenté de volume et siégeant à la racine de la cuisse.

Cela nous paraît donc plutôt en rapport avec un œdème inflammatoire qu'avec un œdème purement mécanique (1). » Nous sommes d'autant plus disposé à adopter cette opinion que nous avons assez souvent observé cette forme d'œdème chez des femmes variqueuses et grasses, atteintes de périphlébite douloureuse ; c'est cette sorte d'infiltration ressemblant plutôt à un développement anormal du tissu cellulaire qui cède le moins facilement au traitement thermal ; dans quelques cas, elle nous a paru liée à un état de varices généralisées aux réseaux veineux et lymphatique des membres inférieurs.

Dans la phlébite rhumatismale l'œdème paraît plutôt tardif ; on observe d'abord les troubles de la circulation, puis les symptômes phlegmasiques ; dans la phlegmatia cachectique, le contraire aurait lieu, et l'œdème serait l'aurore d'une localisation veineuse, d'ailleurs indolente, et qu'il faut souvent rechercher avec soin pour en trouver le lieu d'élection. Ces faits semblent bien en rapport avec l'état de la paroi qui subirait, dans le premier cas, une fluxion rhumatismale douloureuse, n'amenant que peu à peu les lésions de la tunique interne capable de déterminer la thrombose,

---

(1) Vasquez. In *Clinique de la Charité*, p. 791.

tandis que, dans le second cas, celle-ci serait plutôt déterminée par l'état du sang et des ferments, figurés ou non, qu'il transporte et qui altéreraient d'abord un point isolé de la membrane interne. La fréquence des embolies cachectiques, à l'inverse de ce qui s'observe dans la phlébite rhumatismale, appuierait encore cette théorie.

Dans le rhumatisme, il y a aussi à noter cet état décrit par M. Davaine (1), dans lequel la rougeur et l'œdème siègent aux mêmes points, la rougeur n'étant d'ailleurs pas limitée à une traînée le long du membre, mais étant diffuse de même que l'œdème qui l'accompagne. L'absence de douleur veineuse profonde ou de cordon induré douloureux superficiel doit alors éclairer le diagnostic.

Quant aux œdèmes des phlébites constitutionnelles, goutteuses et autres, ils sont le sort de la manifestation inflammatoire dont ils dépendent. Paget a décrit les deux formes goutteuses de phlegmatia et de phlébite localisée. Nous les avons observées nous-mêmes, comme nous l'avons déjà dit, sans qu'il nous ait été possible de délimiter la marche de l'infiltration autrement que par la probabilité de la localisation, et de l'intensité de la lésion veineuse.

Ce que doit devenir l'œdème est facile à supposer : il doit subir le sort de la lésion qui l'a déterminé ; cependant il n'est pas toujours en rapport avec l'évolution apparente de l'affection vasculaire, et peut-être l'inflammation chronique du tissu cellulaire lui-même est-il, comme nous l'avons dit, pour une part dans cette détermination. Nous avons déjà signalé cette transformation de l'infiltration du tissu cellulaire que caractérise une induration progressive et qui dégénère en éléphantiasis. Le membre est alors hypertrophié ; la peau est épaissie, souvent ridée en peau d'orange ; les poils sont abondamment développés, les sueurs fréquentes, surtout au niveau des orteils ; les ongles altérés soit parce qu'ils sont

______

(1) Davaine, *Thèse*. Paris.

irréguliers, ou striés, ou rugueux. Les varices acquièrent alors d'ordinaire un grand développement.

Les conséquences les plus habituelles des diverses lésions de la thrombose vasculaire, c'est-à-dire de l'oblitération complète ou incomplète de la lumière vasculaire, sont les perturbations circulatoires les plus variées dans le département sous-jacent. Tout dépend non seulement de l'arrêt du sang sur un point donné, mais surtout de la rapidité plus ou moins grande de l'occlusion du vaisseau, enfin de l'établissement facile ou impraticable d'une circulation collatérale.

Il est par conséquent impossible de comparer les désordres irréparables produits dans le champ circulatoire d'une artère terminale (artères cérébrales, artère splénique), ou pauvrement anastomotique (artères rénales, artères mésentériques), avec les perturbations souvent presque insignifiantes causées par la thrombose inflammatoire aiguë de la fémorale ou de l'humérale, observée au décours de la fièvre typhoïde, de la grippe ou de la pneumonie, pour ne citer que les exemples du domaine artériel et plus communément notés en chimie.

A un degré moindre, il en est de même pour la thrombose veineuse. A un moindre degré encore, ces mêmes considérations se retrouvent dans la dilatation veineuse et le processus scléreux artériel et veineux, comme nous l'avons déjà rencontré dans la cardio-sclérose. Dans tous ces cas, les troubles circulatoires tiennent une place des plus importantes au point de vue de l'évolution de l'affection comme à celui des desiderata thérapeutiques.

Arrivé au terme de cette étude de l'étiologie, de la pathogénie, de la nature et de l'évolution des affections du cœur et des vaisseaux caractérisées par la tendance à la chronicité, il est peut-être bon de nous expliquer une fois encore sur les idées qui nous ont dirigé. En cherchant constamment à mettre en évidence les liens constitutionnels étiologiques et pathogéniques, aussi bien que ceux qui peuvent se retrouver dans l'évolution de la maladie, loin de nous a été la pensée de reprendre l'individualité diathésique aux dépens des notions déjà bien acquises, et de celles qui tendent à se faire jour, sur le rôle de l'infection microbienne directe ou par action de ses toxines. Nous sommes des premiers à reconnaître la valeur de l'infection et à la rechercher, et nous l'avons mise en relief chaque fois qu'elle se présentait à nous. Tout au contraire avons-nous visé à faire ressortir cette idée que, si dans la pathogénie et l'évolution de l'affection aiguë et principalement de la maladie chronique, l'infection microbienne directe pouvait avoir à céder la première place à une infection indirecte par les toxines élaborées par les agents infectieux, il pouvait être juste de supposer que, de ces agents chimiques de toxicités organiques, il y aurait à rapprocher d'autres toxicités organiques d'origine constitutionnelle, ou plutôt produites par les déviations nutritives ; que ces formes d'origines diverses pouvaient agir d'une façon à peu près identique sur nos tissus comme le font d'autres agents chimiques, l'alcool par exemple dans le processus scléreux, ou combiner leurs toxicités de façon à lui donner, par moments, une force assez grande pour faire passer l'individu de l'état de diathésique latent à l'état de malade.

Là est certainement une inconnue que nous ne pouvons résoudre, mais à laquelle nous croyons que doit se rattacher, peut-être plus facilement que tout autre, le médecin dont le terrain d'observation de pratique hydrominérale groupe sous ses yeux des types nombreux de maladies chroniques.

Nous avons, au cours de nos recherches, et comme nous l'avons annoncé en commençant, emprunté à de nombreux auteurs le fond de leurs travaux ou des idées qu'ils ont soutenues ; nous avons tenu à le faire souvent sous la forme de citations textuelles, pour ne rien leur enlever de leur valeur.

En quittant l'étude des maladies du cœur et des vaisseaux

pour faire une incursion dans le domaine de la goutte et du rhumatisme, nous étions guidé par le fait non seulement de leur importance étiologique et pathogénique dans les affections cardio-vasculaires, mais par celui des indications qui en dérivent dans le domaine de la thérapeutique hydrominérale qu'il nous reste à envisager.

DEUXIÈME PARTIE

THÉRAPEUTIQUE HYDROMINÉRALE

INTRODUCTION

LA SPÉCIALISATION EN THÉRAPEUTIQUE HYDROMINÉRALE

Reconnaître l'*eau minérale* qu'il faut appliquer est un problème qui intéresse et le médecin spécialiste et le praticien qui doit diriger un malade vers la station qui lui convient le mieux. Savoir bien appliquer le *traitement hydrominéral* est le complément de ce problème qui intéresse directement le spécialiste. Gubler en a justement donné la solution en disant qu'elle « suppose la connaissance des deux termes : maladie et remède ».

La maladie, nous avons cherché à en bien connaître l'essence et l'évolution, afin de voir à quels attributs devait s'adresser une médication qui, outre des phénomènes pour ainsi dire superficiels, symptomatiques, prétend à atteindre la profondeur des actes intimes généraux de l'organisme.

Le remède ici, c'est l'eau minérale dont la connaissance exacte des effets généraux incombe particulièrement au spécialiste chargé d'en diriger l'administration. A lui aussi revient de faire connaître ce que lui aura appris cette pratique pour servir d'indication dans le choix des diverses stations vers lesquelles les malades devront être dirigés.

La mode trop souvent, le désir manifesté par le client viennent influencer ce choix ; peut-être aussi le manque d'indications bien déterminées contribue-t-il à permettre à cette influence de s'exercer. C'est cette lacune qu'il importe de combler à mesure que les connaissances dans les cures hydro-minérales se font plus exactes.

La médication par l'eau minérale repose d'une manière générale sur un élément complexe, essentiellement variable dans sa composition, dans son action immédiate ou lointaine sur l'économie, un agent thérapeutique spécial qui a des effets physiques, dynamiques, chimiques, électriques, et qui provoque les réactions les plus diverses et parfois les plus opposées, suivant la dose dont on se sert, le mode d'administration, soit interne, soit externe, et souvent même l'état hygrométrique. « Les eaux minérales ont quelque chose d'organique, de vivant, qui échappe encore à nos investigations de laboratoire ; les plus faiblement minéralisées ont parfois des actions plus puissantes que d'autres riches en sels variés. L'expérience clinique est la seule qui permette, à l'heure présente, de se prononcer sur l'opportunité de telle ou telle station (1). »

C'est l'expérience clinique de tout temps qui a démontré que les différentes eaux minérales avaient des actions reconstituantes, révulsives, et surtout altérantes, dont la combinaison peut aboutir à des effets spéciaux. Les eaux minérales que l'analyse quantitative rapproche et groupe dans une même classe par le fait de la communauté d'un principe chimique prédominant, peuvent avoir des propriétés thérapeutiques, sinon absolument identiques, du moins analogues. Ce que l'analyse quantitative produit pour les eaux fortement minéralisées, l'analyse qualitative paraît le réaliser pour certaines de celles que leur faible minéralisation a fait dénommer indéterminées. Ici intervient un autre facteur.

- (1) Arnozan. In Traité de thérapeutique de A. Robin, t. Ier, 1895, p. 19.

Lasègue voulait presque réduire le traitement hydro-minéral externe à une question de température de l'eau, bien plus importante, selon lui, que la part de la minéralisation. L'activité très grande de certaines eaux indéterminées tièdes combat cette opinion sans la détruire entièrement, car la température élevée de certaines autres est certainement pour une part dans les effets particuliers qu'elles produisent. La thermalité intervient encore d'une autre manière, elle peut transformer par ses variations la valeur thérapeutique d'une même eau ; une cure hydro-minérale, identique d'ailleurs, peut être excitante ou sédative du système nerveux suivant la température à laquelle on administre les douches ou les bains ; la thermalité a également une grande importance au point de vue de la circulation. En somme, des actions nettement opposées, curatives ou nuisibles peuvent être obtenues suivant l'élévation thermique de l'eau minérale.

Les pratiques balnéaires ont aussi, dans cet ordre de choses, une importance considérable ; des effets divers en apparence, même contradictoires, peuvent être obtenus par les conditions de l'application : durée, pression, etc...; la sédation ou l'excitation pourraient être ainsi créées à volonté.

Et cependant, au milieu de tout cela, on peut dire que chaque classe d'eau minérale a déjà sa spécialisation qui se qualifie d'une manière plus étroite pour chaque source en particulier ; cette formule, qui n'a qu'une rigueur apparente, et comporte des exceptions et des distinctions, est cependant l'essence même qui doit fixer la spécialisation vraie d'une station thermale. La sédation et l'excitation qui peuvent être tributaires de la thermalité ou de pratiques déterminées, sont cependant des qualités naturellement inhérentes à certaines eaux, que cette sédation soit celle du système nerveux ou celle du système circulatoire : d'où découle ce fait qu'en transformant par des conditions spéciales la qualité vraie d'une eau minérale, il est possible qu'on lui fasse perdre du même coup certaines de ses autres qualités physiologiques ou thérapeutiques, et que la question la plus intéressante en hydrologie, quoique la plus insoluble, soit celle de l'action naturelle d'une eau minérale, sans pour cela détruire l'intérêt qu'il y a, d'autre part, à connaître par quels procédés il sera possible de faire dévier ces attributs naturels pour les adapter à tel cas en particulier.

Les précédentes considérations ont donc trait à la résolution de cette question : *une eau minérale peut=elle se spécialiser ?* Ou plus exactement : *toute eau minérale peut=elle se spécialiser?* nous répondrons que : *toute eau minérale peut se spécialiser dans une certaine mesure ;* nous ajouterons que : *toute eau minérale doit se spécialiser dans la mesure de ce qui est possible.*

Au cours d'une discussion récente de la Société d'hydrologie de Paris sur la question difficile du traitement hydrominéral des albuminuries, soulevée par son président M. A. Robin, une des communications portait précisément sur cet aspect de la question des spécialisations :

Malgré les très intéressantes communications déjà entendues, y disions-nous, et dont notre savant président a cherché avec sa précision habituelle à tirer quelques conclusions pratiques, il nous semble que ces conclusions elles-mêmes ont été jusqu'ici difficiles à établir, qu'elles ont conservé des motifs à confusion, qu'elles ne ressortent pas clairement de l'exposé des faits d'observation, qu'elles paraissent, pour celui même qui expose ces faits, garder une certaine incertitude. Cette incertitude, nous la croyons due à ce que la question n'a pas été envisagée tout d'abord sous son véritable point de vue, qu'il n'a pas toujours été répondu d'une façon directe à la question posée.

Ainsi en dehors de tous les faits nouveaux de nature à

---

(1) CENSIER. A propos du traitement hydrominéral des albuminuries, séance de la *Soc. d'Hydrologie de Paris*, du 20 avril 1896.

intéresser et à instruire les membres de la Société, et
auxquels est toujours fait si bon acueil, le but des communications, la nature des discussions qu'elles soulèvent ont le
plus souvent trait, fort heureusement d'ailleurs, à des questions cliniques et thérapeutiques. Parmi celles-ci même,
malgré leur très grande diversité et malgré l'envergure
que certaines doivent atteindre, la tendance nous paraît être
de plus en plus, et cela il faut je crois nous en féliciter,
d'établir les points de spécialisation de chaque classe d'eau
minérale, de chaque station, de chaque source en particulier.

C'est sur ces données très circonscrites et très exactes
qu'il est ensuite facile d'étendre sa thérapeutique, sans
perdre de vue ces notions premières qui demeurent le point
de ralliement.

Il restera toujours assez de généralités indécises, assez
de difficultés de déterminations pour les grandes affections
diathésiques, comme le rhumatisme, pour que nous ne
voyions pas un très grand intérêt à nous attacher à préciser
des faits de spécialisations qui pourront elles-mêmes amener
peu à peu à certaines classifications dans les questions
d'ordre général, dans les facteurs diathésiques.

Or, pour poser les jalons d'une étude nouvelle du genre
de celle que nous avons choisie, et faire en sorte que de
cette étude puissent sortir des notions de différenciations
et de spécialisations, n'est-il pas nécessaire, avant tout, de
prendre un point de comparaison générale.

Pour étudier les résultats thérapeutiques d'agents analogues dans un cas particulier, et distinguer leurs effets,
n'y a-t-il pas lieu de choisir un mode également analogue
d'administration ?

Pour nous servir d'un exemple, si l'on veut comparer
l'action d'une série de diurétiques dans une affection déterminée, tout en ayant soin de bien spécifier la nature exacte
de la maladie et les particularités de chaque malade, donnera-
t-on chacun des agents à l'étude pêle-mêle avec d'autres

médicaments d'actions semblables ou diverses ? Ce serait compliquer singulièrement la question, la rendre presque insoluble...

Ici pour comparer entre eux les effets d'un traitement hydrominéral dans des états d'origines diverses. De même l'albuminurie, il est certainement nécessaire de considérer les diverses formes de l'affection, de noter celles auxquelles on s'est adressé, et les divers résultats obtenus dans les différentes formes, mais il est non moins nécessaire, en vue de la différenciation des traitements et de la spécialisation hydro-minérale, de donner les médicaments ou agents analogues, représentés par les diverses eaux minérales, isolément et sous des formules simples et comparables entre elles.

En effet, si un praticien vient dire qu'il a observé dans la station où il exerce tant d'albuminuries ; que les résultats qu'il a obtenus par son traitement ont été favorables dans tels cas, nuls dans tels autres, nuisibles à ceux-ci, ne restera-t-il pas à lui poser la question primordiale : Quelle médication avez-vous instituée ? quelle a été la nature du traitement dont vous nous dites les effets ? Et alors s'il répond que pour tels malades il a ordonné les douches chaudes ou tièdes, les frictions, les massages joints à un régime sévère, voire même le régime lacté absolu, pourrons-nous comparer les résultats de ce traitement avec ceux d'autres malades ayant fait ailleurs une simple cure de boisson pourrons-nous même tirer des résultats du premier traitement des conclusions fermes sur l'action de la source minérale employée ? Sera-ce, ne un mot, le traitement hydro-minéral que nous cherchons à étudier ? Évidemment non.

Ce que nous voulons dire, c'est que pour éclairer la question du traitement hydrominéral, il faut tout au moins l'aborder d'une manière toute pratique, qui puisse dès le début donner quelques indications simples, et pour cela éloigner les faits qui compliquent trop les choses, réduire le nombre des facteurs à leur plus simple expression, chercher l'action exacte de chaque source minérale dans son emploi le plus simple et donnant le mieux le sens de cette action. Telles sont les difficultés du problème à résoudre.

La spécialisation d'une eau minérale dépend naturellement de ses propriétés thérapeutiques ; mais celles-ci peuvent, à première vue, se présenter sous une apparence de très grande généralisation. Il est d'abord facile de reconnaître de grandes distinctions comme celles qui ressortent des effets purgatifs et diurétiques, ou comme celles qu'établit une haute minéralisation par un agent spécial, les alcalins, le soufre, ou par les gaz qui échappent, acide carbonique, hydrogène sulfuré, azote.

Mais, en dehors de la présence à dose élevée d'un agent minéralisateur qui puisse faire d'une eau minérale un produit médicamenteux, et alors même imposer particulièrement à cette eau l'usage interne presque exclusif comme il est pratiqué, par exemple, à Vichy, Vittel, Contrexéville, Brides, il y a à considérer l'usage externe non moins intéressant, qui permet de dénoter dans les diverses eaux des qualités thérapeutiques très marquées, et souvent nullement en rapport avec le taux de leur minéralisation.

Or, c'est précisément ici que la généralisation apparente, dont nous parlions tout à l'heure tente d'introduire une confusion qui a longtemps sévi et que les efforts actuels des hydrologues cherchent, à bon droit, à faire disparaître. Prenons par exemple le rhumatisme subaigu et chronique, qui est certainement une manifestation morbide de laquelle se réclament, d'ailleurs fort justement, un très grand nombre de stations thermales ; nous verrons qu'il est sur le programme de stations absolument dissemblables : Aix-les-Bains et Néris, Luchon et Vichy, la Bourboule et Cauterets, Bagnoles-de-l'Orne, le Mont-Dore et les Eaux-Bonnes, Dax et Royat.

Si nous examinons les choses de plus près, nous voyons

qu'Aix-les-Bains agit sur les rhumatismes chroniques sans
réactions vives, et que Néris reçoit les rhumatisants éréthi-
tiques ; — que Luchon repousse les artério=scléreux et que
Vichy traite les sanguins ; — que la Bourboule et Cauterets
agissent sur la nutrition, l'une par son arséniate de soude,
l'autre par son soufre ; l'une produisant une action d'épargne
sur le système nerveux, la seconde excitant ce même système ; — que Bagnoles-de-l'Orne, qui remonte les rhumatisants anémiés, possède un climat peu favorable aux manifestations bronchitiques rhumatismales qui se trouvent au
contraire fort bien d'un séjour au Mont-Dore ou aux Eaux-
Bonnes ; — que le traitement par les boues de Dax convient
aux atrophies anciennes, et que le bain chargé d'acide carbonique de Royat guérit les artérites rhumatismales chez
les sujets à tempéraments nerveux non excitables.

A d'autres points de vue, les manœuvres du massage sous
la douche, qui ont fait la réputation des thermes d'Aix,
sont plus rarement employées à Néris, où le traitement par
les bains tièdes est surtout en usage, et calme l'éréthisme
nerveux ; — Luchon traite par les bains les manifestations
cutanées des rhumatismes et Vichy agit par la boisson sur
les troubles survenus dans les fonctions hépatiques ; — Cauterets, Luchon, le Mont-Dore s'adressent aux manifestations
rhumatismales des voies respiratoires, le premier par ses
fines pulvérisations, le second par ses humages de vapeur,
le troisième surtout par ses inhalations ; — la Bourboule
donne à boire l'eau arsenicale aux rhumatisants lymphatiques, les Eaux-Bonnes l'eau sulfureuse aux rhumatisants
atteints de catarrhe bronchique ; le traitement balnéaire
de Bagnoles-de-l'Orne s'adresse tout particulièrement aux
manifestations vasculaires et cardiaques constitutionnelles,
et celui de Royat convient à certaines neurasthénies rhumatismales.

D'un autre côté, l'essence même de quelques spécialisations ramène à un certain degré de généralisation. Pour
conserver nos mêmes exemples nous remarquerons que

Aix-les-Bains, dont le massage-douche s'adresse plus particulièrement aux rhumatismes musculaires et articulaires
chroniques, admet certaines dermatoses de nature rhumatismale, est contre-indiqué chez les personnes nerveuses
ou sujettes aux congestions hépatiques, mais ne rejettera
pas certaines endocardites rhumatismales ; — Néris, qui se
prête aux cures hâtives du rhumatisme articulaire aigu,
même avec des complications cardiaques (de Ranse), et
aux formes combinées aux phénomènes névropathiques,
s'étend à la plupart des variétés du rhumatisme articulaire,
musculaire, etc. ; — Luchon, très actif dans le traitement des
dermatoses rhumatismales, ne le sera pas moins dans la plupart des formes du rhumatisme et trouvera d'autre part ses
contre-indications dans l'état du cœur et des vaisseaux ; —
Cauterets, très indiqué dans les manifestations rhumatismales
des voies respiratoires, agira par la méthode balnéaire dans de
nombreuses formes rhumatismales articulaires et musculaires ; — la Bourboule, utile surtout dans les épanchements
et épaississements rhumatismaux articulaires douloureux
et pour les malades impressionnables aux brusques variations de température, traite aussi les divers rhumatismes
subaigus et chroniques jusqu'au rhumatisme noueux ; —
Bagnoles-de-l'Orne, dont la spécialisation s'est depuis peu
d'années si rapidement affermie dans le traitement des affections des veines, parmi lesquelles celles d'origine rhumatismale ne sont pas le moins heureusement influencées, était
avant cela, et de tout temps, connu par son action sur le
rhumatisme dans lequel il reconnaît à peu près les mêmes
préférences que Néris ; — Royat, dont nous avons dit l'activité dans la cure des artérites rhumatismales se réclame
de presque tout l'arthritisme dans lequel il a certainement
à revendiquer une part qu'il serait intéressant et utile de
bien préciser. Et nous pourrions ainsi continuer en foule
nos citations, depuis Saint-Honoré dont les eaux sulfurées
moyennes et arsenicales s'adaptent fort bien aux bronchites
chroniques des hémophiliques, conviennent de même à

celle des rhumatisants et goutteux congestifs et au rhumatisme des tempéraments sanguins, jusqu'à Dax dont les
applications locales de boues donnent de bons résultats
dans les manifestations rhumatismales, articulaires, musculaires, viscérales, là où un traitement de bains hydrominé-
raux ou de bains de boues entiers ne pourrait être suivi,
si nous voulions, -disons-nous, continuer cette énumération, nous pourrions mettre en relief tous les tons de la
gamme des stations hydro-minérales qui placent à ce point
de vue la France tout à fait au-dessus des autres pays.

D'autre part, le degré de généralisation normale d'une
station thermale peut être augmenté du fait de la pluralité
des sources différentes qui y sont captées; mais ceci, pour
être un avantage pour la pratique du médecin qui y exerce,
peut être un sujet de confusion pour celui qui y envoie ses
clients, et paraître causé par le désir d'étendre outre mesure
le programme thérapeutique de la station ; il est rare d'ailleurs que des sources très différentes, soit comme nature de
minéralisation, soit même comme effet thérapeutique direct,
émergent côte à côte ; généralement elles sont simplement
des nuances un peu diverses qui se complètent utilement.

Nous venons de dire : effet thérapeutique direct, parce
qu'une autre cause de généralisation se produit du fait de
la complexité des moyens balnéaires, que l'on multiplie
dans les stations thermales précisément dans le but de
s'adapter au plus grand nombre possible d'affections. Ceci a
peut-être ses avantages, mais aussi ses inconvénients.

Ses avantages sont de mettre à la portée d'un malade, qui
se trouve dans la station pour une cause ou pour une autre,
un traitement qui peut lui convenir à la rigueur, alors
que le même traitement, pratiqué dans une station différente avec une eau minérale d'une autre nature, lui serait
beaucoup plus avantageux. Ceci correspond surtout à deux
circonstances : d'abord l'utilité qu'il peut y avoir à donner
des soins relativement utiles à des malades forcés d'être
dans une station, par exemple comme membres d'une famille

dont un autre membre suit une cure qui est bien appropriée
à son affection ; quelquefois aussi à la difficulté de refuser
un malade qu'adresse un médecin mal renseigné sur la station. Alors ce sont des cas d'adaptation relative. Mais si le
médecin traitant aux eaux minérales peut, dans une certaine
mesure, réparer la faute d'un confrère qui a adressé à tort
un malade à une station peu, ou même absolument pas
indiquée, quelles que soient son habileté, sa science et
sa pratique, il ne saurait rectifier l'erreur primordiale de
celui qui a méconnu une contre=indication absolue d'une
eau à action puissante et par suite dangereuse.

[Encore de ceci résulte-t-il le fait que l'on a pu chercher à
créer tout un courant de malades vers une station thermale
soi-disant spécialisée pour une maladie, et qu'en allant au
fond des choses on peut arriver à s'apercevoir que ce n'est
pas la source minérale qui se spécialise d'elle=même, mais
que l'on a dû éviter presque absolument son usage et créer
à côté tout un traitement hygiénique, diététique, etc., qui
n'a plus aucune attache avec la localité, et peut se réaliser
facilement ailleurs et là surtout où une source minérale
serait moins contre-indiquée, voire même favorable à la
cure ; tel est le résultat que les Allemands ont si adroite-
ment cherché à atteindre à Nauheim, pour les maladies du
cœur et dont le récent voyage de M. Huchard nous a dévoilé
la véritable nature (1); nous aurons l'occasion d'en reparler
dans les chapitres suivants (2).]

Un des inconvénients qui résultent du fait de vouloir trop
généraliser les indications thérapeutiques d'une station
thermale, trop y multiplier les divers procédés thérapeutiques, c'est d'abord de sembler faire un aveu d'impuissance
en supprimant pour ainsi dire les contre-indications. La
chose fût-elle vraie, et elle ne l'est jamais, il faudrait se
garder bien de le faire connaître, pour ne pas enlever du

----

(1) Huchard. *Journal des praticiens*, 15 décembre 1897.
(2) Le passage entre les signes [ ] est ajouté au manuscrit de l'Académie.

même coup la confiance aussi utile au malade qu'au médecin ; et aussi pour ne pas amener certains accidents, ou, tout au moins, de trop nombreux résultats insuffisants qui, peu à peu, détruiront une renommée d'ailleurs très méritée dans un cadre d'affections plus restreint. Ne serait-il pas plus sage, par exemple, de laisser aux sources sulfureuses et arsenicales le monopole des inhalations et des humages qui tendent trop à se répandre aujourd'hui dans des stations où ses effets ne sont sans doute pas à la hauteur de l'institution, sauf peut-être pour des cas très restreints et sous une forme spéciale qu'il faudrait bien spécifier.

Un inconvénient plus grave d'un tel état de choses est la confusion qui en résulte pour le Français, et surtout pour l'Étranger qui, étant placé plus loin, a besoin d'avoir un cadre plus nettement tracé. Lorsqu'un pays comme la France est aussi riche en eaux minérales, tous ses efforts, devraient tendre à spécifier le plus possible l'action de chaque station, de chaque source, afin que de tous les points du pays, ou des pays voisins, l'attention du malade ou du médecin fût de suite attirée par le nom de la station qui convient le mieux au cas qu'il a à traiter.

Nous ne connaissons rien de si peu propre à donner confiance dans la valeur thérapeutique d'une station que ces longues nomenclatures que les établissements thermaux affichent et publient souvent sans que le corps médical ait le pouvoir de les reviser, ou sans qu'il veuille protester. Tout ce qui y est contenu peut être vrai, la forme tout au moins est fâcheuse. Pour ne citer qu'un exemple, le malade, et même peut-être surtout le médecin de passage à Vichy, qui s'arrête devant la longue énumération, affichée à la porte des thermes, des maladies traitées, a la surprise de lire : phlébites. Et cependant la chose peut avoir du vrai. Il y a des phlébites par infections hépatiques ou dyspeptiques, et tel malade couché dans son lit à Paris, ou même dans l'Inde, pourra soigner et guérir une phlébite en buvant de l'eau de Vichy, à plus forte raison en venant se reposer à

Vichy sous ce climat privilégié et boire à la source. Mais le praticien de la station ira-il demander à ses confrères de lui adresser des phlébites quelconques, la chose n'aurait plus de sens.

Si le programme de la station est long, et il peut l'être, en détail il est tout au moins facile de le ramener sous la dépendance de têtes de chapitres, dont l'énumération suffira au médecin pour lui rappeler les observations qui auront été portées à sa connaissance, et les particularités que lui remémoreront au besoin les livres spéciaux, et qui n'égareront pas les idées ou ne prêteront pas à la critique, et spécifieront d'un mot certains faits établis.

Les stations où l'eau minérale est employée uniquement en boisson offrent moins de facilité à la généralisation, les sources purgatives en première ligne. Brides a son étiquette bien clairement écrite ; celles de Vittel, de Contrexéville ne sont pas moins nettes ; le programme de Vichy, pour être déjà beaucoup plus large du fait de la diffusion des affections auxquelles il s'adresse, a ses contre-indications trop nettes pour qu'il soit bien facile au médecin consultant de faire faire aux clients envoyés à tort des cures de complaisance. Enfin certaines eaux minérales d'une intensité d'action modérée, pourront trouver dans les observations cliniques le sens dans lequel cette action se manifeste particulièrement, et prouver ainsi une spécialisation très réelle et très efficace.

Nous avons dit que toute eau minérale *pouvait* et *devait* se spécialiser ; nous en dirons volontiers autant pour les stations thermales et les établissements thermaux. Nous voudrions, au lieu d'en voir certains chercher à élargir leur programme, le rétrécir ou plutôt le renfermer, comme nous l'avons dit, dans les indications les plus nettes possibles ; nous voudrions voir les établissements thermaux, suivant l'exemple donné par certains d'entre eux comme Aix, Bagnoles-de-l'Orne, le Mont-Dore, Néris, employer tous leurs efforts pour s'adapter d'abord à tel traitement spécial qui attirerait l'attention du monde médical français et étranger ; qui ferait que le malade souffrant de telle affection serait sûr de trouver là le traitement le meilleur et le mieux administré qui puisse lui convenir ; ce serait, croyons-nous, un des meilleurs moyens d'assurer le succès de ces stations. Ceci d'ailleurs dans la limite de ce qui convient à un programme thérapeutique.

Sans doute l'entente, dont les praticiens ont semblé reconnaître la nécessité, remédiera à cet état de choses, et comme la Société d'hydrologie, le syndicat qui, sous l'impulsion de M. A. Robin, vient de réunir les intérêts communs des médecins des stations thermales et de ces stations elles-mêmes, pourra faire beaucoup en ce sens.

Aux différents points de vue que nous venons d'examiner, la spécialisation de la thérapeutique hydrominérale des maladies du cœur et des vaisseaux est une de celles qui doivent le plus facilement s'indiquer et le plus nécessairement s'imposer.

CHAPITRE PREMIER

LA THÉRAPEUTIQUE HYDROMINÉRALE DANS LA PROPHYLAXIE
DE LA PATHOGÉNIE CARDIO-VASCULAIRE

Les affections cardio-vasculaires dépendent de la thérapeutique hydrominérale de par leur évolution, leur étiologie, l'hérédité. — Rôle des organes tributaires système digestif, système pulmonaire. — Action altérante des eaux minérales ; exemple tiré de la gynécologie. — Eau minérale agent thérapeutique naturel des troubles de la nutrition; exemple tiré des eaux chlorurées. — Les inconnues du problème thérapeutique. — Difficultés de l'expérimentation. — Les causes predisposantes; thérapeutique et prophylaxie. — Hérédité dans les maladies de l'appareil cardio-vasculaire. — Adaptation de la thérapeutique hydrominérale a l'amélioration des reproducteurs. — Apport morbifique héréditaire de l'enfance. — Les infections et les virulences diathésiques — Hypotension et hypertension. — Goutte, rhumatisme et artériosclérose. — La chronicité. — La genèse autochtone; atténuations et reviviscences. — Excitations et dépressions nerveuse et circulatoire. — La croissance et le cœur. — Les causes de renforcement et la vitalité cardio-vasculaire. — La thérapeutique hydrominérale prophylaxie cardio-vasculaire de l'enfance. — Stations maritimes et thermales. — Efficacité retardée dans la thérapeutique hydrominérale.

Nous ne reviendrons pas sur ce que nous avons dit, dans notre avant-propos, des motifs qui nous ont engagé à étudier simultanément les maladies du cœur et des vaisseaux en vue de leur thérapeutique hydrominérale.

En nous efforçant, dans la partie pathologique qui précède, de mettre en évidence la tendance à la chronicité de nombre d'affections cardiaques et vasculaires, nous devions aboutir tout naturellement à cette conclusion que de tels processus pathologiques peuvent, à un moment donné de leur évolution, être tributaires du traitement hydrominéral. Le but de notre étude thérapeutique actuelle est précisément de rechercher, avec les différentes indications de ce traitement qui peuvent convenir à de telles maladies, les divers échelons de leur évolution auxquels tel traitement hydrominéral doit s'adresser; quelles en sont les indications et les contre-indications, dans l'espèce même les avantages ou les dangers.

Nous avons fait plus : prenant l'étiologie des affections du cœur et des vaisseaux et recherchant par quel procédé de déviation physiologique l'homme normalement sain peut progressivement être entraîné sur la pente de ces affections, nous avons laissé entendre quelles lois d'hygiène, auxquelles sont appelées à contribuer, dans certaines mesures, les pratiques des stations balnéaires, avaient à intervenir dans cette prophylaxie avant que les cures hydrominérales aient à réagir contre le mal déjà acquis. Dans le même ordre d'idées, dans le sens de ces mêmes lois d'hygiène et de prophylaxie, nous avons examiné les causes héréditaires par lesquelles se crée la prédisposition, et qui ne sont souvent, elles-mêmes, que l'origine de l'évolution complète de la maladie, auxquelles viennent ensuite prêter aide les diverses causes de renforcement que nous avons passées en revue.

Plus loin, abordant directement l'étude des cardiopathies à tendances à la chronicité, nous avons été arrêté, dès les premiers pas, par l'étude des diathèses et de leur rôle dans la pathogénie du cœur, rôle que nous retrouvions ensuite dans celle des affections vasculaires. Cette question des diathèses, de la goutte et du rhumatisme, devait fixer notre attention par l'importance de la part qu'elle se réserve dans la thérapeutique des eaux minérales en général, et en particulier de celle qui nous occupe ici, par ce fait que s'attaquer, et s'attaquer à temps à une cause si considérable de certaines maladies du cœur et des vaisseaux est leur meilleure prophylaxie, et que la meilleure thérapeutique prophylactique, en cet ordre de choses, est peut-être un traitement hydrominéral bien dirigé et soutenu.

Chemin faisant, nous avons dû reconnaître que les cardiopathies et les affections vasculaires ne pouvaient évoluer individuellement sans influencer, quelquefois profondément, les fonctions et même la vitalité d'autres organes, et, réciproquement, que des troubles fonctionnels et vitaux de ces organes ne pouvaient se produire sans troubler les actes des organes de la circulation, et nous avons nommé deux grands systèmes : celui des fonctions d'assimilation nutritive et de désassimilation de déchets commandé par les organes de la digestion intestinale, avec le concours du foie, et des reins, pour la grande circulation ; celui de l'hématose pulmonaire, pour la petite circulation. De là découlent certaines indications de thérapeuthique symptomatique auxquelles celle des affections cardio-vasculaires est liée intimement; les eaux minérales y ont une part qu'il ne nous était pas permis de négliger de laisser entendre.

Nous allons reprendre, autant que possible, dans notre revue thérapeutique l'ordre que nous avons suivi dans notre étude pathologique.

Nous l'avons dit dans notre avant-propos, la thérapeutique thermale, qui est une médication à larges effets, agissant sur l'organisme d'une façon lente quelquefois, mais profonde toujours, dans nombre de cas où elle paraît le mieux se spécialiser, où par une action simple ou par des moyens plus condensés elle s'attaque à une région limitée, à un organe spécial, à une manifestation morbide localisée, ne parvient, le plus souvent, à modifier la région, à ramener l'organe à ses fonctions normales, à atténuer, à faire disparaître la manifestation morbide que par son action sur l'ensemble d'un organisme altéré dans sa nutrition, troublé dans sa circulation, vicié dans son état général, sur des manifestations d'intoxications, d'auto-intoxications prolongées, souvent héréditaires, diathésiques.

De ceci, un exemple nous est donné en gynécologie, cette branche si intéressante de la pratique hydriatique : « Vers 1860, écrivent MM. Doléris et Pichevin (1), Tillot disait : « Dans la majorité des circonstances les lésions ne sont que

---

(1) Doléris et Pichevin. La pratique gynécologique, t. II, p. 403.

« des symptômes secondaires survenus sous la dépendance
« d'un état général. En résumé, dans les affections chroniques
« de l'utérus, la lésion est à l'utérus, et la maladie est dans
« l'organisme. » On voit apparaître nettement la prééminence
de l'état général et la subordination de la lésion, symptôme
secondaire, à l'état constitutionnel, diathésique, autour
duquel gravitent les altérations anatomo-pathologiques, les
symptômes généraux et locaux.....

La conception de la diathèse, la conception de l'état
constitutionnel et du tempérament, pour avoir subi des
éclipses et finalement des modifications inhérentes au progrès de la microbiologie, n'ont pas été bannies de la science.
Sans doute le cadre des diathèses a été restreint. La découverte du bacille de Koch a démontré que la tuberculose
était une maladie infectieuse. On a établi les liens qui rattachent la tuberculose à la scrofule. L'accord s'est à peu près
fait sur ce qu'il faut entendre par arthritisme et lymphatisme. La signification de l'herpétisme n'est pas définitivement fixée. Bref, si les microbes jouent un rôle considérable
en pathologie, et en particulier dans les métrites, tout le
monde s'entend pour reconnaître l'importance du terrain
sur lequel les micro-organismes doivent s'aventurer, s'im-
planter et disparaître ou se multiplier à l'infini. »

Cette action, profonde, antidiathésique des eaux minérales, qui est l'action dite altérante, serait à elle seule, en
effet, une preuve de l'existence de la diathèse. Les notions
des infections, loin d'avoir affaibli la cure thermale, semblent
la fortifier ; après le premier moment d'effarement causé par
des recherches poussées en tous sens, à mesure que la
pondération revient, par le fait des données scientifiques
bien acquises et mieux jugées dans leur portée, la thérapeutique hydrominérale y puise un nouvel élan. Les troubles
vitaux, les troubles nerveux, les déchéances organiques,
qu'ils soient créés par l'infection ou par l'hérédité, dérivent
de cette médication simple et complexe, naturelle, qu'est
l'administration de l'eau minérale.

La thérapeutique hydriatique pourrait s'appeler justement la thérapeutique des troubles de la nutrition ; « le caractère capital des eaux est cette médication altérante, c'est-à-dire douée de ces propriétés essentielles en vertu desquelles un médicament, ou une maladie, change la manière d'être de l'organisme en s'adressant aux phénomènes intimes de la nutrition ».

Nous venons d'écrire le terme d'*action altérante* de l'eau minérale. Cette expression, qui, avec d'autres, menacerait de vieillir si elle n'était rajeunie par l'étude des maladies de la nutrition, n'explique pas certainement ce qu'elle désigne ; mais, tout au moins, a l'avantage de désigner assez bien un fait physiologique et thérapeutique encore inexpliqué ; c'est pourquoi nous le retenons, bien qu'il ait disparu de récents traités d'hydrologie.

Pour ce qui est de cette action de l'eau minérale sur les phénomènes intimes de la nutrition, en voici un exemple : Sous l'influence d'un bain d'eau chlorurée sodique forte, alors que l'absorption des éléments minéralisateurs ne se fait même pas par la peau, on voit se produire des modifications appréciables par nos moyens d'investigation qui démontrent qu'il y a des changements dans l'économie et des perturbations dans les phénomènes intimes de la nutrition.

La preuve en est d'abord tirée du sang, Le nombre de globules rouges et la proportion d'oxyhémoglobine se trouvent notablement augmentés.

L'analyse des urines rend compte des échanges biologiques qui se font dans l'économie, des combustions et des mutations qui se passent dans la profondeur des tissus. M. A. Robin, dans un travail qui a eu un grand retentissement (1), a montré que le bain au quart de Salies-de-Béarn augmente légèrement les échanges azotés de l'organisme,

---

(1) Albert Robin. La balnéation chlorurée sodique ; son action sur la nutrition ; ses nouvelles indications. *Bull. de l'Ac. de méd.*, 1891.

active l'oxydation des déchets azotés de la désassimilation, diminue l'échange des matériaux organiques non azotés, diminue l'acide urique, accroît légèrement la désassimilation des organes riches en phosphore, diminue la quantité d'urine et augmente l'élimination des chlorures. Passant en revue l'action du bain demi-sel et celle du bain pur sel, il fait ressortir ce fait que chacun possède une sorte de spécificité d'action qui est étroitement liée à sa concentration.

Ce qui a été fait ainsi d'une façon expérimentale très précise pour les eaux chlorurées sodiques, pourrait l'être pour toutes les eaux minérales, et toutes révéleraient des phénomènes d'ordre nutritif divers, selon la spécialité de leur action altérante (1).

Et cependant la nature n'abandonne pas facilement ses droits à la science. Que d'inconnues dans cette question de l'action des eaux minérales sur la nutrition ; M. Linossier l'a bien déclaré dans son remarquable rapport lu en octobre 1896 au congrès d'hydrologie de Clermont-Ferrand :

« Dans leur action, disait-il, aussi remarquable que difficile à interpréter, sur l'organisme malade, les eaux minérales se montrent essentiellement modificatrices de la nutrition.

La plupart des maladies justiciables de la médication thermale sont précisément les maladies chroniques considérées jadis comme humorales, et que l'on a tendance à regarder aujourd'hui comme le résultat d'une altération de la nutrition cellulaire. Si les eaux minérales sont parfois efficaces contre certaines maladies infectieuses, comme la

---

(1) On ne peut d'ailleurs déduire de ces expériences un mode uniforme, pour toute eau minérale, de production de l'action altérante. Celle-ci peut être le fait d'actes très divers, et nous croyons qu'elle existe pour toute eau minérale antidiothédique à un taux et suivant des procédés différents ; c'est ainsi qu'il ne nous paraîtrait pas illogique de supposer, par exemple, que pour une eau faiblement minéralisée comme celle de Bagnoles-de-l'Orne elle fut le produit de l'influence sur les actes intimes de la nutrition de deux actions d'ailleurs évidentes : accélération de la circulation périphérique ; sédation nerveuse.

tuberculose, la syphilis, il n'est plus soutenable aujourd'hui qu'elles exercent une action toxique quelconque sur l'agent spécifique de l'infection. Dans la lutte engagée entre le microbe et la cellule, ce n'est pas en affaiblissant le microbe, c'est en activant les fonctions cellulaires qu'elles sont utiles. Là encore leur action est donc une modification de la nutrition.

Les actions locales, topiques, actions de surface, comme les appelle Durand-Fardel, sont rarement indépendantes d'une modification de la nutrition générale, sans laquelle elles ne seraient que difficilement obtenues, et, quand elles le sont, elles exigent le plus souvent pour se produire, outre le contact de l'eau minérale, un ensemble de pratiques plus ou moins compliquées, massages, pulvérisation, etc., auxquelles on peut attribuer en partie le résultat.

Je crois donc pouvoir, sans insister davantage, inscrire au début de ce rapport la proposition suivante :

Les eaux minérales sont essentiellement des médicaments de nutrition, et leur activité se manifeste surtout dans les maladies ayant pour cause et pour effet une déviation de la nutrition cellulaire normale. »

Jusqu'ici M. Linossier n'avait qu'à affirmer les faits révélés par la pratique courante, par l'observation clinique qui, « aussi ancienne que l'usage médical des eaux minérales, a permis de connaître les indications et les contre-indications des différentes eaux, et d'apprécier leur valeur relative dans des cas déterminés. Elle a inspiré et réglementé les modes d'administration dans chaque station. Nous lui sommes redevables de la presque totalité de nos connaissances en matière de thérapeutique hydrominérale. Dans la période d'évolution que subit la médecine, nous pouvons lui reprocher de ne nous fournir que des résultats empiriques, et de ne nous donner aucune notion du mécanisme des actions curatives. Au point de vue spécial de l'action des eaux minérales sur la nutrition, elle ne nous fournit d'ailleurs que des renseignements vagues, les altérations de la nutrition n'étant pas accessibles dans leur essence à la simple observation clinique ». Mais lorsqu'il s'agit d'en arriver aux généralisations de faits expérimentaux capables d'introduire des données scientifiques certaines et exactes pour dévoiler le mode d'action intime de l'eau minérale sur l'organisme vivant, apparaît l'aveu d'impuissance actuelle, ouvrant cependant la voie aux recherches de l'avenir : « Il est tout à fait impossible, dans l'état actuel de la science, de traiter même superficiellement la question de l'action des eaux minérales sur la nutrition. Dans le cours de ces dernières années, un certain nombre de Mémoires ont été publiés relativement à l'action de telle ou telle source sur la nutrition; M. Albert Robin, comme rapporteur de la commission des Eaux minérales à l'Académie de Médecine, a eu le mérite de diriger dans cette voie les recherches des stagiaires de l'Académie. Il a donné lui-même, dans ses importantes études sur la balnéation chlorurée sodique, un plan d'expériences qui a été généralement, adopté dans les recherches ultérieures, et il a montré dans divers articles de son *Traité de Thérapeutique* comment de la double notion de l'action d'une eau minérale sur la nutrition, et des déviations de la nutrition dans une maladie déterminée, on peut déduire des indications thérapeutiques précieuses.

Les recherches actuellement publiées visent exclusivement l'action immédiate de la médication thermale, et ont été le plus souvent effectuées sur des sujets sains (habituellement l'auteur même du travail). Elles sont trop peu nombreuses pour qu'il puisse en ressortir autre chose que des conclusions de détail, utilisables pour la direction du traitement thermal dans telle ou telle station déterminée. On ne peut en déduire une loi générale pouvant trouver place dans un rapport d'ensemble.

Tout au plus peut-on faire remarquer que l'excitation de la nutrition paraît beaucoup plus fréquemment réalisée par les eaux minérales que le ralentissement.

Nul doute que, d'ici peu, ce chapitre de thérapeutique ne prenne un développement considérable. Aux travaux publiés actuellement s'ajouteront peu à peu de nouvelles recherches. Chacune d'elles est une pierre de plus pour l'édifice futur. En attendant que ces pierres accumulées constituent un ensemble de matériaux suffisant, contentons-nous d'enre= gistrer les faits de détails sans nous laisser entraîner à des généralisations hâtives. N'émettons pas des idées que les faits pourraient contredire : mais, suivant le conseil de Buffon, amassons des faits pour avoir des idées. »

Il est inutile d'insister sur les difficultés qui interviennent dans les stations thermales dans les recherches expérimentales aux conditions rigoureuses desquelles il est impossible de soumettre le client; mais la multiplicité des faits d'une expérimentation moins rigoureuse et leur comparaison avec des faits d'expérimentation exacte, mais isolée, pourront sans doute amener peu à peu à la solution tout au moins de quelques points de cet intéressant problème.

Pour remonter à l'origine même d'une affection isolée du cœur ou des vaisseaux, ou d'un ensemble cardio-vasculaire pathologique, nous avons dû envisager d'abord les *causes prédisposantes*. Celles-ci, nous le disions plus haut, ont une thérapeutique, tout au moins une prophylaxie qui, dans une certaine mesure, doit rentrer dans notre cadre, et cela d'autant plus qu'un de leurs caractères est la persistance opposée à l'acte soudain, imprévu et passager de la cause déterminante. Si ces caractères la soustraient à l'action de toute thérapeutique, l'inverse doit se produire, et se produit effectivement, pour le caractère opposé de la cause prédisposante. A une cause de profonde et de longue influence on doit pouvoir opposer une thérapeutiqne à action lente et progressive. A des états généraux souvent héréditaires diathésiques, produits des déviations nutritives, il y a lieu ·d'opposer une thérapeutique altérante de ces troubles de nutrition. Nous avons dit que la thérapeutique pouvait et devait être précédée de la prophylaxie; celle-ci est élément de l'hygiène qui devra se continuer avec des conditions variables pendant toute la vie du diathésique, qu'il subisse l'évolution de la maladie cardio-vasculaire ou qu'il soit seulement menacé de cette évolution; question évidemment intéressante à des titres multiples.

L'hérédité, cette loi biologique « en vertu de laquelle tous les êtres doués de vie tendent à se répéter dans leurs descendants » (Th. Ribot), par ce fait qu'elle est « la transmission à l'être procréé des caractères, attributs et propriétés de l'être ou des êtres procréateurs » (Legendre), indique, dans une certaine mesure, dès avant la naissance de l'enfant, vers quelle destinée physiologique et pathologique il sera fatalement entraîné, surtout si rien ne vient réagir contre les tendances acquises. Nous avons donné (p. 12) l'exposé des prédispositions créées de par l'hérédité aux maladies de l'appareil circulatoire : elle peut s'indiquer dans l'hémophilie, le purpura, la chlorose, les affections rénales, mais surtout dans l'artério-sclérose et l'athérome. Or déjà nous trouvons ici la notion de l'arthritisme : possible dans l'hémophilie, le purpura, la chlorose, les affections rénales, il est facteur absolu de l'artério-sclérose, de l'aortisme héréditaire (Huchard). La phlébectasie constitutionnelle et la phlébosclérose ont une origine identique. Dans tous ces états il y a certainement un fait d'atonie générale que l'on retrouve dans plusieurs organes, où l'atonie et la faiblesse vasculaires sont des mieux démontrées, peut-être dues à une instabilité du système vasomoteur, et l'on sait bien les liens du nervosisme et de l'arthritisme.

Toutes ces causes d'hérédité sont communes aux cardiopathies et aux maladies du système vasculaire ; le phénomène morbide qui en résultera sera, d'une manière générale, le trouble circulatoire; puisqu'il se produira du fait de la diathèse familiale, à quelle hauteur dans l'hérédité devra s'adresser la prophylaxie dont peut faire partie la thérapeutique hydrominérale ? Telle est une des questions que nous avons à résoudre.

Nous avons dit (p. 15) que, avant même que des naissances d'enfants malformés ou débiles soient survenues, ou que des maladies héréditaires se soient déclarées chez les enfants issus des unions mauvaises, le médecin peut quelquefois intervenir utilement par ses conseils pour mettre les parents dans les conditions physiologiques les plus favorables pour la procréation, soit en supprimant une intoxication habituelle, interstitielle (surmenage), ou une anto-intoxication d'origine digestive (dyspepsie), ou en modifiant favorablement un trouble nutritif diathésique.

Le surmenage intellectuel ou physique relève d'abord des conditions d'hygiène ; celles-ci seront d'autant plus profitables qu'elles seront plus complètes : un repos dans une station hydriatique, outre la suppression absolue des causes de surmenage, aura l'avantage de pouvoir se combiner avec une cure sédative, tonique, reconstituante. La dyspepsie sous ses diverses formes, les troubles hépatiques sont tributaires de cures thermales variables ; au trouble nutritif constitutionnel s'adresse l'action altérante de l'eau minérale ; contre la syphilis les eaux sulfureuses pourront, suivant les cas, manifester leur activité propre, ou tout au moins faciliter le traitement médicamenteux intensif ; le nervosisme se réclamera de cures hydrothérapiques ou balnéaires.

Ainsi, d'une manière générale, c'est aux parents, dès avant la procréation de l'enfant menacé d'une hérédité cardio-vasculaire, que la thérapeutique hydrominérale pourra, avec avantage pour lui, pour son avenir, intervenir sur la santé des futurs parents. Telle était la notion que nous devions indiquer sans y insister autrement que sous cette formule générale : La station thermale est, et doit toujours être, une station d'hygiène où ceux même qui n'ont pas à suivre une cure hydrominérale trouvent les avantages de la cure climatérique et des conditions favorables d'exercice et de vie au grand air, qui se joignent à l'isolement des causes habituelles de fatigue, de préoccupations, de surmenage, d'intoxications de toutes sortes ; elle offre en outre, à

ceux dont la santé le réclame, les divers facteurs de traitement hydrothérapique et les spécialisations qui incombent
aux cures par les eaux minérales ; à tous, enfin, l'avantage d'une direction médicale facile et rendue profitable
par la réunion de tous ces moyens hygiéniques et thérapeutiques.

A la naissance, l'enfant peut apporter, en germes latents,
les divers facteurs de l'hérédité de la diathèse physiologique
ou morbide (p. 20). Les infections microbiennes aussi bien
que les agents chimiques ont pu produire *ab ovo* des
intoxications diverses ; ces modifications de la nutrition
ainsi créées chez les parents peuvent se reproduire chez
l'enfant ; le rendre plus apte à subir lui=même de semblables
intoxications en diminuant ses forces de résistance vitale ;
la diathèse est dès lors devenue la prédisposition morbide,
le tempérament morbide (Bouchard) ; l'arthritisme le mène
à un processus de pathogénie cardio-vasculaire d'emblée,
ou en le faisant passer par des intermédiaires patholo=
giques : le rhumatisme, le diabète, l'obésité, la goutte, la
lithiase biliaire. Parmi ces intermédiaires, deux types se
distinguent : la goutte et le rhumatisme, que réunit encore
une pathogénie de déviations nutritives et de virulences
chimiques constitutionnelles, malgré les progrès incessants
des recherches de laboratoire en vue de séparer, au nom de
l'injection microbienne directe, ce que la clinique réunit
encore comme formes diverses d'une même famille morbide.

L'infection microbienne d'ailleurs, qu'elle agisse directement, ou par les poisons vitaux qu'elle engendre, a ce point
de rapprochement avec ce qu'on pourrait appeler la virulence diathésique de s'attaquer aux organes de la circulation, de les influencer toujours, de les léser souvent.
Produits solubles d'origine microbienne, et produits chimiques de virulences constitutionnelles trouvent donc un
point de contact en pathogénie cardio-vasculaire.

Nous avons énuméré (p. 22) dans cet ordre d'idées les
divers facteurs de l'artério-sclérose ; M. Huchard a défini

le rôle de l'hérédité dans les phénomènes de variabilité de la tension vasculaire (p. 3o) en lui accordant une large part dans la genèse de l'artério-sclérose, par la filiation de ce processus commençant à l'adultération sanguine et passant par le stade d'hypertension artérielle, évolution dans laquelle il accorde à bon droit une place à la goutte qui est elle-même sous la dépendance des virulences diathésiques par toxicité d'origine alimentaire.

Le rhumatisme chronique conduit aussi à la sclérose généralisée, et le rhumatisme aigu « mord le cœur » (Lasègue).

Dans la goutte, le fait de la toxité reste le même, que l'on admette, d'ailleurs, dans son processus : la théorie de production des phénomènes interstitiels des tissus et des conditions génératrices de ces oxydations insuffisantes ; la suractivité du travail cellulaire jetant dans la circulation une série de déchets nuisibles (Lecorché) ; ou la preuve d'un ralentissement de la nutrition (Bouchard). Tout le monde s'entend aujourd'hui pour la reconnaître : maladie générale constitutionnelle (p. 38).

Mais, pour créer la goutte, il faut d'abord une prédisposition originelle par laquelle, à l'accumulation silencieuse des déchets insuffisamment éliminés, viendra se joindre la participation du système nerveux, fait du nervosisme commun aux maladies arthritiques.

Quand le rôle de cause déterminante joué par l'infection a disparu, quand les produits se sont éliminés, la pathologie cellulaire demeure en scène, la déviation du type normal se poursuit, elle donne la clef de la genèse des altérations sans nombre, suite des conséquences éloignées de l'infection : arthrites, névrites, endocardites, myocardites, artério-sclérose ; l'évolution se continue dans la chronicité. Le processus diathésique offre de semblables enchaînements.

La chronicité n'est pas seule à envisager ; elle admet à ses côtés les poussées aiguës et surtout l'aggravation progressive dans laquelle se manifeste bien l'effort permanent de l'étiologie constitutionnelle.

La théorie de la genèse autochtone des maladies (p. 42) a conduit à celle des atténuations et des réviviscences ; celles-ci peuvent aussi bien être d'essence microbienne que dépendre des virulences diathésiques ; l'observation clinique, à défaut de preuves expérimentales, est manifestement en faveur de l'influence diathésique, reconnue cause prédisposante d'abord, puis cause efficiente admettant l'adjuvance de la cause des renforcements occasionnels (p. 47), où la croissance, la puberté, d'abord, et plus tard la grossesse, la puerpéralité, la ménopause pour les femmes, les divers surmenages intellectuels et physiques surtout pour les hommes sont intervenus.

Dans tous ces actes de la vie, les troubles de l'appareil circulatoire sont les plus frappants, par leur brusque apparition et leur intensité ; mais, pour le diathésique, nous savons qu'ils ont été préparés de bonne heure (p. 48).

La loi de Féré ne doit pas être perdue de vue dans l'appréciation des effets du surmenage intellectuel : « Chaque fois qu'un centre nerveux entre en action, il détermine d'abord une excitation de tout l'organisme, puis un épuisement proportionnel à l'excitation antérieure. » Les phénomènes circulatoires sont signalés parmi les concomitants physiques de l'attention ; à l'excitation passagère succède aussi pour eux la dépression.

Enfin les organes du système circulatoire doivent se prêter aux phénomènes de croissance ; le cœur, en particulier, y prend une grande part. Nous avons signalé (p. 50), d'après Benèke, par quelles variations passe son augmentation de volume, et quels sont par suite, pour ainsi dire, les âges physiologiquement critiques de l'évolution du cœur dans la croissance et, si nous nions avec M. Huchard l'hypertrophie de croissance, nous sommes du moins forcé de reconnaître la tachychardie d'effort qu'accompagne la situation momentanément gênée de l'organe dans un thorax retardé dans son développement. La rupture de l'équilibre circulatoire est alors singulièrement facile, surtout lorsque l'organe central reçoit d'autre part des effets nocifs d'états morbides tels que le rhumatisme, la chlorose, la dyspepsie, par exemple, pour ne parler que de celles de notre cadre diathésique. Les altérations acquises héréditairement, et renforcées dans l'enfance et la jeunesse, trouveront le cœur mal préparé pour subir les causes nouvelles de fatigues ultérieures qui lui viendront du fait de la puberté, de la grossesse, de la puerpéralité, de la ménopause, des surmenages, des maladies (p. 52).

Avec l'âge la fréquence des lésions cardio-vasculaires s'accroît (p. 54) ; la musculature du cœur elle-même est atteinte dans sa vitalité par une pathogénie caractérisée par un processus d'atrophie masqué plus ou moins par des dégénérescences adipeuses qui altèrent sa fibre ; celle-ci subit encore les infiltrations scléreuses et calcaires ; ces mêmes infiltrations atteindront les vaisseaux justifiant cette assertion : « On a l'âge de ses artères » (Cazalis), qui pourrait se compléter par celle-ci non moins juste que l'on a l'âge de son cœur. Diminution générale de la contractilité, et retentissement du cœur sur la circulation, et réciproquement, ainsi se constitueront dés troubles circulatoires où la cause sénile peut être singulièrement hâtive chez les prédisposés, les héréditaires.

Ce résumé rapide de l'évolution pathologique chronique de la maladie cardio-vasculaire doit nous montrer de suite quel immense intérêt il y a à se préoccuper, dès l'enfance, des prédispositions héréditaires et autres qui peuvent diminuer la résistance de l'organe, et s'efforcer, chez les diathésiques héréditaires surtout, de modifier dès la première heure le terrain dans lequel de tels procédés pathologiques trouveraient un aliment favorable à leur production et à l'activité de leur évolution.

Ici nous continuons à envisager notre thérapeutique dans son cadre le plus large. Contre l'hérédité qui n'a encore de rapport avec la manifestation locale que parce qu'elle peut l'engendrer ou la favoriser, qui n'est pas non plus la maladie générale, dont elle peut être, toutefois, la cause première et à laquelle elle peut donner un cachet spécial, mais qui est cependant le fait latent d'un état général plus ou moins vicié, dans lequel les phénomènes physiologiques tendent à subir une certaine transformation ou un certain déréglement dans leurs allures normales, il peut, et il doit d'abord y avoir quelque chose à faire qui, pour n'être pas de la thérapeutique proprement dite, est tout au moins une hygiène active, ou une plus grande activité imprimée momentanément à l'hygiène, une compensation à ce que celle-ci peut éprouver de défectueux pendant de plus ou moins longues périodes.

Or, les conditions de la vie moderne, son surmenage physique et intellectuel, ses préoccupations et ses obligations de toutes sortes tendent à augmenter, dans une large proportion, les tendances aux déchéances organiques qui sont le fond même de la diathèse arthritique, aujourd'hui si largement répandue principalement dans la classe aisée.

De là le besoin qui se généralise de plus en plus, pour le nombre croissant des enfants affectés de cette hérédité, de cures raisonnées qui, si elles n'ont pas encore à exercer leur action dans le sens de la guérison d'une lésion acquise, d'une maladie engendrée et en voie d'évolution, doivent tout au moins avoir pour but, avec le repos des organes surmenés et affaiblis, de donner ūn coup de fouet à l'organisme en général, et aux échanges nutritifs qui en sont la garantie et la vie, en vue de la réparation des forces perdues, de la remise au point des actes physiologiques à la veille d'être troublés définitivement dans leurs fonctions, de la neutralisation des principes nocifs tendant à devenir prédominants, en un mot de la reprise de l'équilibre fonctionnel et de l'emmagasinement de forces nouvelles pour la résistance à de nouvelles causes de détérioration que ramènera la reprise prochaine de conditions d'hygiène trop souvent inévitablement défectueuses.

Ce que nous avons dit du rôle de la thérapeutique hydrominérale et des cures dans les stations climatériques, balnéaires et thermales à l'usage des procréateurs en vue de l'amélioration du produit, nous pourrions le répéter presque exactement ici.

Le surmenage peut se produire chez l'enfant comme chez l'adulte avec adjonction d'un autre facteur, la croissance ; plus faible, il doit à ce point de vue être surveillé attentivement et d'autant plus qu'il relève d'une hérédité diathésique dont il paraîtra avoir acquis plus d'aptitude à cultiver la semence. L'hygiène chez l'enfant doit tenir la première place dans la prophylaxie des déviations menaçantes de l'état constitutionnel ; elle devra céder la place à une thérapeutique active sitôt qu'apparaîtra le moindre signe de déchéance, d'atteinte morbide ; nous avons vu combien le cœur y est prédisposé, et quelles sont dès lors les causes qui le menacent et ses moments de faiblesse en dehors même des atteintes pathologiques.

Nous avons dit (p. 80) combien le rhumatisme aigu est fréquent chez l'enfant et porte alors volontiers son empreinte sur le cœur. Les affections des organes respiratoires, les troubles de fonctions ont également sur le système circulatoire une influence considérable, qu'il ne faut à aucun prix négliger de contre-balancer. Les fréquentes dyspepsies de l'enfance n'ont pas une moins grande importance.

Rhumatisme, nombre d'affections et de troubles des fonctions respiratoires, dyspepsies, se traitent avec beaucoup d'activité par les eaux minérales, où leur intervention est souvent la meilleure thérapeutique en même temps qu'elle place les petits malades dans un milieu climatérique favorable à leur santé générale.

Ici, le séjour dans les stations maritimes, avec ou sans bains de mer, doit être mis au rang des traitements comparables ; mais s'il est juste de constater les bons effets que pourront en retirer nombre d'enfants anémiques, lymphatiques, scrofuleux, etc., il n'est pas moins nécessaire de noter, en passant, que la cure marine trouve des contre-

indications absolues dans la prédisposition rhumatismale
bien établie et dans l'état de nervosisme de nombre d'enfants
arthritiques, état de choses que le bain de mer, et même l'air
excitant qui y est respiré, surexcitent beaucoup. A ce point de
vue il y a une grande différenciation à faire suivant l'exposition de telle ou telle plage ; mais, à des degrés divers, l'influence persiste, et nous ne pourrons oublier ce fait frappant d'une enfant qui, au déclin d'une fièvre typhoïde qu'elle
eut à subir dans une station maritime, où elle en avait
apporté le germe avec elle, fut prise d'une toux quinteuse
vraiment incoercible, malgré la médication active qui lui fut
opposée, et, transportée à distance suffisante de la côte, à
Bagnoles-de-l'Orne, centre forestier, vit disparaître cette
toux en quelques heures, malgré la cessation de tout traitement *ad hoc.*

L'air et les bains de mer, dont sont ainsi privés ces enfants,
seront alors remplacés avantageusement par l'air vif et sain
de la montagne ou des pays forestiers, et les bains frais,
reconstituants, pris dans les belles piscines que possèdent,
pour leur plus grand avantage, certaines de nos stations balnéaires françaises.

Il faut donc, par ces moyens puissants, combattre la prédisposition héréditaire et s'opposer à son évolution ; elle
commence avec la vie et a une tendance naturelle à se développer par elle-même ; tendance qui sera exaltée par toutes
les influences extérieures ou autres qui menacent l'individu aux différentes périodes de son existence.

Les stations thermales remplissent à tous égards ces conditions, et, si elles ne doivent pas être exclusivement employées, nous pouvons affirmer qu'elles méritent bien souvent la préférence, pour toutes les raisons que nous avons
données ci-dessus, sur les autres moyens thérapeutiques. Il
n'y a qu'à voir les résultats obtenus chez l'adulte dans nombre
de maladies acquises pour juger ce que l'on est en droit
d'attendre de leur action sur la sensibilité vitale de l'enfant.

« La vie est une lutte, une résistance de la force individuelle contre les forces générales qui tendent à l'absorber. Toutes les influences morbifiques ont d'autant moins de prise sur l'économie que sa force de résistance est plus développée; cette loi est applicable non seulement aux causes pathogéniques qui l'attaquent du dehors, mais à l'évolution des germes morbides que nous apportons en naissant. » (Bichat.)

L'efficacité de la médication hydro-minérale n'est pas toujours immédiate, ce n'est souvent qu'après l'application que l'action favorable se fait sentir; mais lorsque l'indication du traitement a été bien appropriée, que le traitement a été bien formulé et exactement suivi dans toutes ses parties, on peut certifier, presque à coup sûr, que l'effet cherché se produira. Quelquefois héroïque au début d'une maladie chronique, le traitement minéral a très souvent un heureux résultat pendant son développement; il peut encore rendre service à une époque plus avancée, lorsque les fonctions sont déjà profondément troublées et la constitution altérée. Bordeu regardait, non sans raison, comme incurable toute maladie chronique qui résistait aux eaux minérales et au traitement minéral bien appropriés. Alors qu'incurable ce traitement peut encore retarder son évolution, lui accorder quelques moments de répit.

Ce sont ces considérations que nous allons examiner.

CHAPITRE II

LA THÉRAPEUTIQUE HYDROMINÉRALE
DANS LES DIATHÈSES GÉNÉRATRICES D'AFFECTIONS CARDIAQUES
ET VASCULAIRES

Rôle dominateur des diathèses dans l'étiologie et le développement des maladies chroniques. — Attaque aiguë et phases aiguës — Goutte et rhumatismes, cœur et vaisseaux — Rhumatisme facteur de pathogénie, de recrudescence et d'entretien des cardiopathies. — La diathèse dans le rhumatisme et dans l'acte de thérapeutique hydrominérale — Cures hâtives et tardives — Goutte maladie constitutionnelle — Goutte excitable et goutte torpide — La goutte et la cure thermale, considérations générales, état du cœur, des vaisseaux et des reins. — Le rhumatisme et la cure thermale; considérations générales; localisations cardiaques et vasculaires.

« Les diathèses jouent un rôle dominateur dans l'étiologie et le développement des maladies chroniques ; souvent originelles, comme implantées dans le germe lui-même par les êtres qui lui ont donné naissance, elles éclatent, sous l'influence de causes occasionnelles, avec une énergie proportionnée à la puissance de ces causes et à la disposition de l'économie à en recevoir l'impression. Elles se propagent sous cette impulsion première, ou sous l'action répétée des conditions qui en ont amené la première évolution. Une fois développées, elles s'emparent de l'organisme, deviennent une puissance dont il est pour ainsi dire vassal et avec laquelle il faut compter. » (Guéneau de Mussy.)

Or, le moment où sous l'influence des causes occasionnelles efficientes la maladie chronique vient à éclater, est quelquefois une affection aiguë, souvent une phase aiguë, comme il s'en manifeste dans le cours des maladies chroniques.

D'autre part, cette affection, ou cette phase aiguë, peuvent être indépendantes de l'évolution cardio-vasculaire pathologique et n'avoir avec celle-ci qu'une influence de détermination ou de progression. Nous avons déjà parlé à ce point de vue de la goutte ; elle intéresse tout le processus de morbidité cardio-vasculaire, mais elle l'influence surtout par le système vasculaire.

Le rhumatisme, au contraire, agit plus directement sur le cœur, du moins dans ses formes aiguës, et on peut dire qu'alors il régit une grande partie de la pathologie cardiaque. Goutte et rhumatisme, procréateurs d'affections cardiaques et vasculaires, sont tributaires de l'hydrologie dans la prophylaxie et le traitement de ces affections.

Agent actif de localisation des lésions cardiaques, dans son individualité de polyarthrite aigue fébrile, le rhumatisme subaigu et chronique a aussi sa part dans l'étiologie des affections cardiaques, soit aiguës, soit chroniques. Il est facteur pathogénique, il est terrain de prédisposition de recrudescence et d'entretien. C'est ce que nous avons simplement noté au cours de l'examen de la maladie rhumatismale que nous avons fait aussi complet que possible (p. 55 à 97), dans le double but : de rechercher, malgré la nature indépendante que l'infection microbienne paraîtrait attribuer à certaine forme, s'il n'y avait pas encore au fond même de son essence, dans la qualité de son terrain, une communauté qui devait la rattacher à la diathèse à laquelle elle tendrait à échapper, et nous croyons l'avoir reconnue ; en second lieu, de remarquer en passant que toutes les formes rhumatismales, aiguës et chroniques, avaient leur processus de pathogénie cardio-vasculaire, qui donne au rhumatisme un intérêt puissant dans l'intervention thérapeutique de prophylaxie et de traitement par les eaux minérales.

Le rhumatisme est, en effet, nous l'avons déjà dit, une des morbidités auxquelles le traitement thermal s'adresse le mieux dans toutes ses formes subaiguës et chroniques ; la polyarthrite aiguë échappe-t-elle à cette thérapeutique comme sembleraient l'indiquer sa nature infectieuse et l'acuité de son allure ? Oui, évidemment, dans la phase aiguë de son parcours ; non, dans ce fond même d'essence d'hérédité diathésique que nous lui avons reconnu, dans cette déviation des actes nutritifs qui la caractérise ; non encore dans cette tendance que nous avons relatée quelquefois à la persistance de certaines arthropathies, et à un état subaigu qui marque cette disposition à la chronicité qu'il tient de son terrain diathésique ; non encore, dans le remontement constitutionnel que réclame son passage dans l'organisme qu'il débilite à un extrême degré, comme le montre bien cette anémie qu'il crée si rapidement et dont celui-ci a tant de peine à se relever; non encore, par la tendance aux récidives contre laquelle la cure hydrominérale est une des mieux capables de lutter; et non encore, dans le fait de ses localisations cardiaques auxquelles certaines spécialisations hydrominérales doivent s'adresser, et cela le plus tôt possible, dans l'espoir réalisable d'une rétrocession de lésions en voie de chronicité.

Telle doit être la thérapeutique hydrominérale de la première heure, telles doivent être celles de la prophylaxie, de la reconstitution vitale, de la rétrocession des lésions parmi lesquelles les localisations cardiaques ont l'importance que nous savons.

Plus tard, si la rétrocession a été vaincue par de nouvelles attaques du mal, si les forces morbides du combat de la vie ont donné à la diathèse des avantages momentanés, si elle a gagné un terrain qu'elle ne veut plus rendre, si de nouvelles localisations se sont faites dans les organes de la circulation qui appellent de nouveau à la rescousse la thérapeutique hydrominérale, la lutte s'engagera dans un sens nouveau, celui de la résistance, pour arrêter l'envahissement, et, s'il faut céder du terrain, ne le faire que pas à pas, ralentir les progrès de l'invasion.

Alors, comme au début, il faudra rappeler que la force de

l'ennemi vient de sa nature rhumatismale, de son alliance avec la diathèse, et, en luttant contre la prise de possession d'une place centrale, il ne faudra pas oublier que cette forteresse est bâtie sur un terrain que cherche à miner un ennemi qui se cache dans le sol même.

C'est par de semblables considérations que nous ne croyons pas avoir attaché un intérêt trop grand à l'étude du rhumatisme à propos de la thérapeutique hydrominérale de la pathogénie cardio-vasculaire. Celui que nous reconnaissons devoir porter à la goutte s'en rapproche beaucoup ; il en diffère par la manière dont la goutte s'attaque au système circulatoire. La thérapeutique thermale ne pourra pas toujours organiser contre elle qu'une lutte moins active, moins complète ; il lui faudra, dans un intérêt général, renoncer quelquefois à défendre certaines positions. Cependant, ici aussi, les eaux minérales ont leurs indications multiples et très nettes, elles tiennent une place importante, et, bien que ce ne soit pas le lieu de l'indiquer pour ne pas sortir absolument de notre cadre, nous pouvons cependant donner un aperçu général du plan de défense.

Le but premier à atteindre est la modification du terrain ; en cela rien de nouveau que nous n'ayons déjà dit au sujet de la prophylaxie, d'abord par l'amélioration des reproducteurs, puis par l'action hâtive à exercer sur l'enfant. La goutte que nous avons reconnue (p. 38) maladie générale, constitutionnelle, liée à un vice fondamental de la nutrition, amenant une élaboration imparfaite des éléments et une oxydation incomplète des matériaux azotés introduits dans l'économie, et dépendant de ce vice originel en vertu duquel les déchets destinés à être éliminés s'accumulent dans l'économie, la goutte, maladie d'essence diathésique héréditaire, paraîtrait admettre par là même une soumission plus grande à la thérapeutique hydrominérale que son caractère excitable ne lui permet de le faire. Vis-à-vis de la goutte confirmée, il est d'abord juste de le reconnaître, par le séjour dans une station thermale, loin des causes de toutes sortes qui ont permis à

la maladie de réaliser ses progrès et qui s'opposent souvent
à un traitement sagement suivi, le malade doit se retrouver
dans les conditions les meilleures pour ne s'occuper que de
ce qu'il vient faire, suivre en tous points le traitement auquel
il vient se soumettre. Exercice, vie au grand air, climat, et,
s'il est possible, régime bien approprié, seront dès lors des
conditions déjà avantageuses pour lui.

La cure hydrominérale elle-même réclame un choix très
judicieux; il s'agit de connaître non seulement le tempérament du goutteux et la caractéristique de sa goutte, mais
aussi la période de la maladie à laquelle il se trouve. Nous
verrons plus loin que l'état de ses vaisseaux, de son cœur,
doit entrer en ligne de compte.

La période des manifestations articulaires est, d'ores et
déjà, une réserve formelle. L'état des reins, non moins que
celui du cœur, demande à être avant tout bien connu. En
ces deux termes résident les deux plus grandes contre-
indications du traitement thermal. Ce que nous venons de
rappeler de la connaissance exacte que le médecin doit avoir
du malade et de sa maladie détermine le choix qu'il doit
faire de la station, entre les eaux alcalines, les lithinées, les
chlorurées, les sulfatées calciques, les sulfureuses, les thermales simples, les ferrugineuses même. Nous en aurons dit
assez pour notre sujet si nous rappelons simplement que
les contre-indications venant du cœur peuvent être celles
de l'altitude de la station, et aussi de l'excitation circulatoire
sur des organes en voie de dégénérescence. Ceci est vrai, en
particulier, dans les cas de goutte invétérée et torpide, avec
des raideurs articulaires, de l'atrophie musculaire auxquelles
les eaux minérales à haute thermalité, la balnéation très
chaude pourraient être très avantageuses, à la condition
d'avoir préalablement vérifié l'état de la circulation et du
cœur : athéromateux, artério-scléreux, cardiaques, devront
être éliminés avec soin d'une telle thérapeutique. Et là encore,
pour la goutte elle-même, comme pour le cœur, l'intégrité
du rein et de ses fonctions a une importance capitale ; il ne

faut pas oublier que la goutte est au rein, de par sa vascularité, ce que le rhumatisme est au cœur.

Si maintenant, pour envisager d'une manière simple, au point de vue de notre thérapeutique, la maladie rhumatismale, nous prenons pour type, pour chef de file, l'attaque franche, régulière, la polyarthrite aiguë fébrile, pour ranger à sa suite les formes irrégulières ou atténuées qui, alternant avec celle-ci, ou la remplaçant, font partie, comme elle, de la même famille ; pour descendre ensuite des formes subaiguës aux formes chroniques, nous aurons à rappeler encore, d'une part, qu'il n'est pas rare d'observer qu'une attaque de rhumatisme aigu n'arrive pas complètement à résolution, qu'elle traîne, suivant une expression consacrée, et qu'elle se termine par des arthropathies localisées dont la guérison se fait quelquefois longtemps attendre, de même que les morsures du cœur tendent à créer des déformations, des lésions définitives, mais susceptibles de servir d'amorce à des réactions aiguës nouvelles, tout comme les arthropathies chroniques se réveillent en poussées aiguës. D'autre part nous rappellerons aussi qu'après ces formes amoindries il en est une qui, par la lenteur de sa marche, la faible intensité de sa réaction fébrile et l'absence presque complète de phénomènes généraux, nécessite une description particulière ; nous voulons parler du rhumatisme articulaire subaigu. En effet, les phénomènes locaux prédominent, la maladie affecte de préférence les grandes articulations, elle s'y fixe avec une ténacité persistante sans que l'état général du sujet semble d'abord sérieusement modifié ; puis elle se localise sur les tissus périarticulaires, sur les gaines tendineuses, et ces manifestations lentes, torpides, laissent cependant souvent à leur suite des déformations durables. A la fin de ce travail pathologique, qui dure de quatre à cinq semaines, on constate alors dans un grand nombre de cas, qu'un malade dont l'affection s'était écoulée presque apyrétique, limitée à des symptômes locaux, est affaibli, pâle, émacié, comme à la suite d'une maladie

grave ; il présente tous les signes d'une cachexie rhumatismale. La communauté d'origine du rhumatisme articulaire
aigu et de cette forme subaiguë qui s'impose, et repose principalement sur la loi de l'hérédité et sur l'alternance de la
succession des manifestations articulaires, se retrouve dans
l'analogie des indications de thérapeutique hydrominérale
qui convient à chacune d'elles.

Nous verrons qu'il en sera de même de certains phénomènes qui, relevant du rhumatisme, lui empruntent un caractère propre, précédant, accompagnant ou suivant les lésions
des jointures, et permettant de reconnaître la nature de la
maladie ; ce sont, pour nous, et entre autres, les endocardites, les péricardites, les artérites et les phlébites rhumatismales.

Dans l'état aigu de la maladie rhumatismale, les indications se rapprochent de celles de la goutte ; là aussi il faudra
respecter cette phase aigue qui ressort d'une autre thérapeutique ; il y aura cependant moins longtemps à attendre pour
exercer cette action de la première heure contre des localisations tendant à la chronicité, parmi lesquelles nous retrouverons les lésions cardiaques, en vue d'obtenir la *restitutio
ad integrum*. Dans ces cas du moins, faudra-t-il user d'une
grande prudence dans la décision à prendre sur le choix de
la station et sur celui du traitement à appliquer ; telle eau,
tel traitement, favorables dans un cas, seraient capables,
dans tel autre, de réveiller de vives douleurs et même de
ramener une poussée aigue fébrile.

Ici encore, le cadre de notre sujet ne nous permet de
donner que des considérations très générales ; mais ce que
nous devons rappeler avec insistance, c'est que, d'une application aussi précise que délicate dans les cas de tendance à
la chronicité auxquels on doit s'opposer et contre lesquels
la cure hydrominérale bien appropriée est le plus à même
de réagir par son action altérante, la thérapeutique
hydriatique conserve une importance primordiale dans
toutes les autres formes du rhumatisme de par cette même

action altérante antidiathésique d'abord, puis par d'autres phénomènes reconstituants, résolutifs, révulsifs, excitants, sédatifs, auxquels se prêtent si bien les valeurs diverses de toute la gamme de minéralisation et de thermalité des différentes sources, et l'emploi des applications variées du traitement thermal.

Toujours et dans tous les cas l'examen du cœur s'impose, que ce soit lui qui appelle surtout la médication, ou qu'il soit supposé sain ; son état d'intégrité ou de morbidité, ses lésions en voie d'évolution ou dès longtemps acquises, l'état des vaisseaux qui peuvent réclamer certaines indications et certaines cures spéciales sont aussi un des principaux sujets de contre-indications ; nous aurons plus d'une fois à revenir sur ce point au cours de la thérapeutique du cœur et des vaisseaux.

CHAPITRE III

LA THÉRAPEUTIQUE HYDROMINÉRALE DANS LES AFFECTIONS CARDIAQUES

Thérapeutique hydrominérale et chronicité — Rhumatisme, chronicité et cardiopathies — Rhumatisme, fluxion et bénignité — Lésions et retrocession. —
Limite périphérique circulatoire — Intégrité pulmonaire, hepatique, rénale. —
Lésions mitrales, troubles circulatoires et cachexie cardiaque. — Lésions aortiques et terminaison rapide — Asystolie syndrome pulmonaire, rénal, hepatique, cardiaque — Stases et asphyxies viscerales. — Surmenage musculaire
cardiaque — Adipose — Dilatation transitoire et permanente — Hypertrophie
pure et associee — Myocardites, forme syncopale, guerison — Anevrisme cardiaque et troubles circulatoires. — Endocardites, localisations valvulaires; rhumatismes et goutte, enfance. — Pericardite et rhumatisme — Thérapeutique
hydrominerale du cœur et bibliographie — Etat actuel de la question — Thérapeutique, lesion cardiaque et circulation; influence rhumatismale. — Action
alterante — Cures hâtives et retardees, indications. — Cure thermale et lésions
aortiques, lesions mitrales, lesions de l'orifice pulmonaire, dilatation, hypertrophie, nevroses cardiaques, adipose. — Thérapeutique cardiaque et diurèse.
— Thérapeutique hydrominerale et medicamenteuse. — Insuffisances renale et
hepatique — Cardio-sclerose — Contre-indications.

Si la thérapeutique hydrominérale doit quelquefois
s'adresser à des états aigus, avons-nous dit (p. 99), c'est
même alors contre le passage à la chronicité qu'elle doit
lutter, c'est contre la disposition constitutionnelle qui fait sa
tendance qu'elle doit agir ; c'est la lésion qui vient s'établir,
ce sont les causes qui s'efforcent de la produire qu'elle doit
avoir toujours en vue.

Nous avons dit aussi combien ce qui tend à faire la chronicité, dans les maladies rhumatismales, semble avoir une
influence profonde dans les cardiopathies qu'elle engendre,
pour établir les lésions orificielles, la chronicité de la cardiopathie. D'autre part, le rhumatisme accorde aux cardiopathies

qu'il crée une bénignité immédiate, relativement à la quantité des endocardites infectieuses dont la malignité est un
des caractères prédominants ; mais les lésions, pour ne pas
évoluer vers la destruction des tissus, se réparent mal. La
fluxion qui paraît être leur caractère évolutif, comme celui
de l'arthrite, peut laisser, et laisse plus facilement encore
qu'elle, des traces de son passage, constituant la lésion
initiale de la chronicité qui va évoluer à son tour.

Cependant la rétrocession est possible, les preuves anatomo-pathologiques en ont été fournies, attirant vers ce but
désirable de la cure tous les efforts de la thérapeutique,
d'un traitement actif et bien dirigé capable d'aider les forces
de l'organisme à se débarrasser du poison, à relever sa
vitalité, à imprimer à ses actes intimes l'effort qui doit lui
permettre de remplacer l'acte morbide subi par un acte
inverse de réaction curatrice.

Dans l'acte pathogénique des affections cardiaques comme
dans celui des affections vasculaires, chaque territoire a
son importance extrême, et celle-ci n'est pas moindre qu'au
centre, à la périphérie, à la limite respective de transition
des circulations artérielles et veineuses, caractérisée par
la capillarité, que cette limite soit dans l'alvéole pulmonaire
pour la petite circulation, ou dans l'intimité des tissus pour
la grande (p. 103).

Si l'intégrité pulmonaire a ici une grande importance,
non moindres seront celles du rein, filtre épurateur du sang,
et du foie dont la viciation des fonctions peut amener l'accumulation, dans le sang, des acides biliaires destructeurs des
globules, et poisons du muscle cardiaque.

Poumon, rein, foie sont donc trois organes dont l'intégrité a une importance capitale dans le bon fonctionnement
du cœur et de l'acte circulatoire, dont la maladie peut créer
celle des organes de la circulation ; les troubles de la
circulation, à leur tour, peuvent vicier les fonctions et
produire l'altération morbide, dont enfin le bon fonctionnement joue un rôle favorable primordial dans l'évolution

des affections vasculaires cardiaques et réciproquement.

Tous ces facteurs, qui s'unissent à titres divers et avec une valeur variable dans le syndrome asystolie de la cachexie cardiaque, sont ceux que la thérapeutique doit attaquer tour à tour isolément dès leur apparition ou plus tard, selon leur prédominance, pour enrayer l'évolution et l'aggravation des affections cardiaques et vasculaires et des troubles de la circulation (p. 107).

Les affections mitrales qui réalisent au maximum les troubles circulatoires (p. 108) qui constituent la cachexie cardiaque, sont aussi celles qui se prêtent le mieux à la thérapeutique hydrominérale. Les affections aortiques qui n'atteignent pas toujours la phase asystolique et sont fort souvent interrompues, dans leur évolution en quelque sorte naturelle, par un accident plus promptement mortel, notamment par la syncope, sont de ce fait même une des contre-indications fréquentes de la cure thermale ; nous l'avons déjà noté à propos du rhumatisme et de la goutte.

La connaissance des causes pulmonaires, rénales, hépatiques, etc., qui concourent à la production de l'asystolie ont, depuis Beau, transformé son interprétation de symptôme simple en syndrome complexe, dans lequel peut intervenir l'élément nerveux.

Les lésions cardiaques conservent cependant la première place au milieu de ces divers facteurs ; les stases veineuses, les œdèmes, qui résultent des lésions veineuses et capillaires, produisent des retentissements très graves dans l'intimité des tissus, et en particulier sur les viscères dont nous avons noté l'importance des relations avec la fonction circulatoire, ils créent les types anatomo-pathologiques et les processus cliniques du rein cardiaque, du foie cardiaque, du poumon cardiaque, où les capillaires veineux sont gorgés d'un sang surchargé de principes toxiques, et qui est le processus de l'œdème pulmonaire ; ces phénomènes attirent l'attention du thérapeute sur cette toxhémie.

Mais toutes ces stases et asphyxies viscérales ne nous

intéressent guère qu'au point de vue de l'état cachectique et de ses complications, auxquels tend l'évolution de la cardiopathie, et qu'il faut s'efforcer de prévenir, d'arrêter, tout au moins de retarder.

Le muscle cardiaque (p. 111) est le seul de l'économie qui n'ait, la vie durant, droit à aucun repos prolongé ; ses nombreuses causes de surmenage d'origine physique ou intellectuelle et morale, diathésique, infectieuses et toxiques, sans compter l'influence des autres causes morbides passagères ou persistantes, sont cependant de nature à être l'objet d'une thérapeutique, ou tout au moins d'une hygiène spéciale ; nous en avons déjà envisagé les conditions comme prophylaxie, et il est inutile d'y revenir.

L'une de ces complications cependant, ou plutôt une conséquence pathologique de cet état de choses : l'adipose cardiaque, mérite une mention particulière. Liée à un état d'adipose générale, elle ressort de certaines cures spéciales d'amaigrissement, telles que celles de Brides, à l'occasion de l'application de laquelle l'état du cœur et des vaisseaux sera sujet à indications ou contre-indications. Isolée, nous aurons à l'examiner dans notre dernier chapitre à l'occasion de la pratique des cures de terrain combinée à la pratique hydriatique ou isolée. Nous savons (p. 114) que la goutte, le diabète tiennent, avec l'alcoolisme, les excès alimentaires et le sédentarisme, la première place dans sa production ; si elle diminue la résistance du cœur, elle ne diminue pas, par elle-même, la résistance de la fibre musculaire, notion importante dans la détermination de l'opportunité d'une cure thermale.

La dilatation du cœur (p. 118) peut être transitoire ou permanente, et, dans le premier cas, être déterminée par l'insuffisance du myocarde par trouble survenu dans la circulation pulmonaire, par modification de la circulation générale ; elle est donc sous la dépendance d'un grand nombre de maladies dont quelques-unes sont des cardiopathies aiguës, mais dont les autres rentrent encore dans les rangs de la pathogénie toxique : dyspepsies gastro-intestinales, affections du foie, du rein, chlorose. Celles-ci, avec certains des susdits troubles de la circulation pulmonaire, sont encore, nous le savons, dans le domaine de la thérapeutique hydrominérale. L'amélioration obtenue par elle de ces phénomènes morbides réagira sur le cœur qu'elle soulagera d'autant. C'est là de la médication symptomatique, qu'il ne faut jamais négliger. Hygiène et thérapeutique thermale s'adressent aussi aux causes de surmenage qui peuvent concourir à des résultats identiques (p. 119).

L'hypertrophie cardiaque de son côté, pure ou associée à d'autres processus de pathologie cardiaque, reconnaît dans sa pathogénie : les diverses causes de surmenages physiques si elle est pure et essentielle, les lésions pulmonaires, cardiaques, gastro-hépatiques si elle est secondaire ; associée, elle est du domaine des affections rénales, de l'artério-sclérose et de l'athérome, de l'anévrisme aortique (p. 121). Nous voyons de suite la part qui revient à sa prophylaxie et à son évolution. Facteur de compensation, nous la retrouverons dans notre dernier chapitre à l'occasion de l'exercice musculaire des cardiaques.

Nous ne nous arrêterons aux myocardites aiguës que pour dire : que la forme syncopale ne subit pas fatalement la terminaison rapide, mais peut faire place à l'évolution consécutive des dégénérescences ; que des observations existent (p. 128) de guérison par rétrocessions, accidents menaçants ; enfin que la forme atténuée peut admettre la disparition et la résorption des cellules dégénérées et la reconstitution de nouveaux éléments musculaires (p. 129), fait encourageant pour la thérapeutique du cœur.

Les anévrismes cardiaques, quelles que soient leur origine et leur localisation, sont des facteurs de troubles circulatoires. C'est là tout ce que nous avons à en dire ici ; quant à la sclérose cardiaque, nous la réservons pour l'envisager plus tard avec l'artério-sclérose généralisée.

Nous savons que, pour l'endocarde, les questions d'infection, de toxicité, de terrain, n'entrent pas seules en jeu, et que certaines conditions anatomiques et physiologiques interviennent : contact du courant sanguin, choc des valvules, suractivité fonctionnelle ; nous avons dit précédemment que les localisations des lésions qui produisent les formes de cardiopathies aortiques et mitrales ont une importance très grande dans les indications et les contre-indications des cures thermales ; nous y reviendrons dans un moment.

Nous noterons simplement encore en passant que si le rhumatisme aigu est un des principaux facteurs pathogéniques des endocardites dont il constitue la forme dite rhumatismale (p. 57, 100 et 133), l'action constante et prolongée d'un poison, organique ou autre, sur la membrane du cœur (p. 138) fait rentrer aussi la goutte au nombre des facteurs étiologiques et pathogéniques de l'endocardite, qui prend il est vrai, alors, surtout l'allure chronique, ce qui ne contredit pas la valeur du traitement de la goutte dans la thérapeutique du cœur.

Enfin, avant de quitter cette question, rappelons que la fréquence des inflammations endocardiaques chez les enfants, à la suite non seulement du rhumatisme articulaire aigu franc, mais des manifestations localisées des rhumatismes subaigus, de la chorée, etc. (p. 138), est à l'appui de l'importance que nous avons donnée à la prophylaxie et à la thérapeutique du rhumatisme, de l'hérédité et de la diathèse auxquelles il se relie.

Dans le rhumatisme aigu la péricardite, comme l'endocardite, est la règle (p. 145), ces deux localisations se montrent indépendantes ou associées. Sans revêtir la gravité de l'endocardite, la péricardite menace surtout l'avenir par les adhérences qu'elle crée et les troubles circulatoires qui en sont la conséquence ; sa curabilité complète est bien démontrée (p. 147) ; mais elle peut aussi s'associer à la marche chronique du rhumatisme (p. 148), et les poussées aigues qui frappent le cœur à chaque nouvelle attaque, peuvent conduire à la chronicité et à la symphyse une péricardite qui avait d'abord été nettement aigue.

Nous entrons maintenant de plain-pied dans la thérapeutique hydrominérale directe des cardiopathies. Cette question, pour n'être pas nouvelle, n'avait encore jamais été, croyons-nous, traitée dans un travail d'ensemble. La bibliographie historique en est d'ailleurs courte, commencée en 1823 dans un mémoire de Michel Bertrand, du Mont-Dore, elle n'était, jusqu'en 1871, représentée que par quelques observations éparses. En 1871, la Société d'hydrologie portait cette question à son ordre du jour, et M. Caulet, dans la séance du 18 décembre 1871, s'exprimait en ces termes : « Les affections du cœur n'ont guère profité jusqu'ici des ressources puissantes qu'offrent les eaux minérales à la thérapeutique des maladies chroniques.

Malgré les bons résultats signalés par V. Gerdy, Vernière (1), à Saint-Nectaire; Nicolas (2), à Vichy; Dufresse, de Chassaigne (3), à Bagnols (Lozère); malgré les conclusions favorables d'un rapport académique de Patissier (4) ; malgré les encouragements de Durand-Fardel (5), l'emploi des eaux dans le traitement de ces affections est resté exceptionnel, et aujourd'hui encore, dans les maladies où leur usage est le mieux indiqué, la plupart des médecins considèrent la coincidence d'une affection cardiaque comme une contre-indication formelle de tout traitement thermal. En proposant l'étude de cette importante question, la Société d'hydrologie a pensé qu'il y avait lieu de reviser ce jugement (6). »

Était-ce absence de ceux qui auraient eu qualité pour

---

(1) Vernière. Première lettre sur les eaux de Saint-Nectaire, 1852

(2) Nicolas. Vichy, 1851.

(3) Dufresse de Chassaigne. Guide des malades aux eaux de Bagnols (Lozère), 1852, et Sur le traitement de l'anévrisme rhumatismal du cœur par les eaux de Bagnols (Lozère), 1852.

(4) *Bulletin de l'Acad imp. de méd.*, t. XX.

(5) Durand-Fardel. Lettres méd. sur Vichy, 1866, p. 164.

(6) Caulet. Notes et observations pour servir à l'histoire du traitement thermal dans les maladies du cœur. *Annales d'hydrol. méd. de Paris*, t. XVII, p 65.

traiter la question ; était-ce crainte de leur part d'être taxés de hardiesse et d'imprudence en face de l'opinion médicale préconçue, d'autres questions absorbèrent-elles alors l'attention de la Société d'hydrologie, la communication de M. Caulet resta sans discussion et fut la seule qui répondit à l'appel.

Plus tard quelques notes isolées de publicité médicale furent lancées ; M. Barié, dans un article récent (1), complétant sa « thérapeutique des maladies du cœur », a rappelé celles faites en faveur des eaux de La Motte, en Isère (Gubian, 1883), et celles de Chaudesaigues, en Cantal. Mais, à mesure que les cas traités se multipliaient et que les observations se faisaient plus rigoureuses, certains spécialistes affirmaient plus nettement les indications et les contre-indications des cures hydrominérales dans les cardiopathies, et certaines stations se réclamaient scientifiquement de cette thérapeutique : Bagnols-en-Lozère [Raynal, 1874 (2); Hermantier, 1879 (3); Dandé; Coulomb, 1882-1883]; Néris [de-Ranse, 1891 (4)]; Bagnoles-de-l'Orne [Censier, 1895 (5)]; Bourbon-Lancy [de Bosia, 1895 (6)]. Les bains de boues eux-mêmes admettaient, avec la prudence voulue, certaines cardiopathies bien compensées chez des sujets jeunes [Barthe de Sandfort 1887 (7)]; enfin M. de Ranse venait tout récemment (août 1895) (8) produire, au nom des résultats de la thérapeutique thermale, une statistique fort consolante relative à l'angine de poitrine et au nombre relativement considérable de pseudo-angines

---

(1) Barré. *Médecine moderne*, 1896, p. 105.

(2) Raynal. Mémoire à l'Acad. de méd., 1879.

(3) Barié. Loco citato.

(4) Dr Ranse. Les formes du rhumatisme, 1891

(5) Censier. Mémoire à l'Acad. de méd., 1895.

(6) Dr Bosia. Traitement des maladies chroniques du cœur et des vaisseaux, 1895.

(7) Barthe de Sandford. Bains de boues chez certains rhumatisants cardiopathes. *Journal de Bordeaux*, 1887, nos 49, 50, 51.

(8) Dr Ranse. Mémoire à l'Acad. de méd., avril 1896.

englobées sous cette dénomination. Aujourd'hui il n'y a plus d'article complet de thérapeutique des maladies du cœur et des vaisseaux qui ne renferme sa partie consacrée aux eaux minérales, et M. Ferrand, en acceptant de faire partie du conseil scientifique de la *Gazette des eaux*, réformée sous l'impulsion active et savante de M. Morice, s'est senti autorisé et encouragé à écrire un article d'ouverture sur « la pratique thermale et les maladies du cœur (1) ».

Dans cette progression, on doit reconnaître, outre le fait des connaissances plus exactes que les travaux récents ont imprimées à l'hydrologie médicale, et qui ont augmenté à juste titre la notoriété thérapeutique hydrominérale, et celui de la connaissance également plus approfondie des affections cardiaques et de leur thérapeutique par les remarquables travaux que nous avons eu à citer dans notre revue pathologique, le fait également vrai, et dont nous avons plus d'une fois entendu faire la remarque par M. Huchard, de la multiplicité croissante des cardiopathies et des affections vasculaires, due à l'ensemble des causes étiologiques et pathogéniques que nous avons étudiées.

Nous n'entendons parler ici que des eaux minérales françaises auxquelles nous avons limité notre étude ; leur richesse, d'une part, la réalité des résultats obtenus et publiés, d'autre part, nous permettent de donner ainsi une étude thérapeutique très complète et très exacte.

En face de l'affection cardiaque elle-même, le thérapeute a deux points de vue à envisager : celui de la lésion, et celui de l'état de la circulation ; la cause et l'effet. La première question que nous avons donc à nous poser est celle-ci : la lésion peut-elle intéresser la thérapeutique hydriatique ? Il est facile de répondre, avec réserve sans doute, mais cependant par l'affirmative, parce que l'immense majorité des lésions cardiaques récentes qui pourront et devront être

---

(1) *Gazette des eaux*, 7 janvier 1897.

soumises à un traitement thermal, sont la conséquence d'une ou de plusieurs attaques de rhumatisme articulaire aigu, tandis que les faits d'endocardites ou d'aortites dépendantes de causes autres seront l'exception ; la nature rhumatismale de l'affection la met d'emblée sous la dépendance de l'action curatrice des eaux minérales. Il est facile en effet de remarquer que les stations thermales qui peuvent à bon droit se réclamer d'une telle action curatrice, sont de celles qui s'adressent le plus directement à certaines formes du rhumatisme.

Un autre point doit fixer ici l'attention : on a vu certains efforts faits en vue d'une médication capable de s'opposer aux localisations cardiaques du rhumatisme ; s'ils n'ont pas donné tous les résultats désirables, il est juste de reconnaître que le traitement capable de s'opposer le mieux à ces affections sera celui qui agira le plus sûrement et le plus profondément sur le terrain diathésique, et nous ne croyons pas qu'il soit possible d'en mettre aucun sur le même rang que l'action altérante antirhumatismale, anti-diathésique du traitement thermal complet et strictement formulé, et observé dans toutes ses indications. Si elle ne suffit pas à empêcher la manifestation ou la récidive de l'attaque rhumatismale, elle peut l'atténuer au point de s'opposer à la localisation cardiaque ; mais ceci est encore de la prophylaxie.

Prenons maintenant la manifestation produite et la localisation cardiaque acquise ; c'est encore sur l'action altérante de l'administration de l'eau minérale qu'on sera en droit de compter pour obtenir, si possible, la régression de la lésion, le retour à l'intégrité. « Des guérisons réelles par disparition plus ou moins complète des végétations valvulaires peuvent être réalisées surtout lorsque la lésion de l'endocardite n'a pas franchi les deux premiers stades », celui d'eusystolie, par parfaite compensation et adaptation, et celui d'hypersystolie, période de compensation exagérée par hypertrophie ventriculaire. « Elle a été observée princi-

palement chez les enfants et les jeunes gens, et à une époque
plus ou moins rapprochée de l'attaque rhumatismale; elle
est survenue sous l'influence d'une médication iodurée
suivie pendant plusieurs mois et même pendant plus d'une
année; elle est survenue spontanément, en dehors de toute
médication, par les simples effets de l'hygiène, comme nous
l'avons constaté sur deux jeunes gens de 14 à 16 ans, chez
lesquels un souffle d'insuffisance mitrale réelle a fini par
disparaître après une année. Presque tous les auteurs ont
observé des faits semblables. On voit combien il est important de diviser les guérisons des cardiopathies en apparentes,
accidentelles ou réelles, et quelle créance il convient d'accorder aux *guérisons* annoncées par ceux encore qui
prétendent *guérir* des cardiopathies organiques par des
bains chlorurés sodiques à l'acide carbonique, ou par
l'ingestion d'une eau minérale quelconque (1). »

Nous nous associons pleinement à cette restriction de
M. Huchard, et nous sommes des premiers à suspecter les
guérisons de cardiopathies organiques constituées, mais
nous retenons aussi qu'il accorde un certain délai dans
lequel la régression des éléments morbides peut encore se
faire, soit par la force de nature, soit par un traitement
ioduré suivi avec persévérance ; or, c'est précisément dans
ce délai qu'il nous semble difficile à un praticien de se
désintéresser d'un moyen tel que celui de l'action altérante
de la cure thermale, et, sans relever aucune des observations
publiées ayant trait à cette matière, nous nous bornerons
aux indications de cette cure hâtive.

La cure hâtive des endocardites rhumatismales a ceci de
particulièrement délicat qu'elle doit être commencée aussi
près qu'il est possible de la convalescence du rhumatisme,
puisque c'est en somme, pour une part importante, la cure de
ce rhumatisme lui-même, de l'évolution morbide, des fluxions

---

(1) HUCHARD. Traité de thérap., fasc. 10, 1897, p. 39.

qu'il a produites et qui tendent à laisser des lésions persistantes quelquefois, aussi bien dans les articulations que sur le cœur. Toutes les indications et contre-indications venant du processus rhumatismal s'imposent d'ores et déjà.

On sait que si l'attaque de rhumatisme articulaire a été franchement aiguë, si elle n'a pas laissé après elle des reliquats articulaires, si , en un mot, elle a guéri complètement, la cure thermale n'a qu'une urgence guère moins pressante, puisqu'elle s'adresse au terrain pour prévenir et empêcher les récidives.

Si, au contraire, le rhumatisme articulaire aigu a duré longtemps, s'il a laissé après lui des reliquats articulaires, de la raideur des jointures, l'indication de la cure thermale hâtive se pose et produit souvent les plus heureux résultats sur ces localisations, d'abord, mais elle a aussi à envisager l'état de faiblessse et d'anémie du malade, elle doit joindre à l'action altérante l'action reconstituante.

Si les résidus articulaires sont encore excitables, sujets à des poussées aiguës assez fréquentes, encore douloureuses, les eaux thermales faiblement minéralisées, peu chargées de principes actifs, sont seules indiquées, comme celles de Bagnères-de-Bigorre, Bagnoles-de-l'Orne, Chaudesaigues, Luxeuil, Néris, Plombières, etc. C'est dans ce même groupe qu'il faudra choisir, pour les cures hâtives où le cœur a aussi subi une atteinte, parmi les eaux qui, comme Néris, s'adaptent bien aux « cures hâtives de la convalescence du rhumatisme articulaire aigu et dans le rhumatisme articulaire subaigu, sans crainte de complications cardiaques (1) ».

C'est la cure balnéaire la plus simple qui convient dans ces cas ; encore faut-il ajouter que pour de telles cures, qui ont besoin d'être très prudemment et très soigneusement dirigées et suivies, il est nécessaire que les installations particulières de la station permettent que le malade puisse

(1) De Ranse. Loco citato.

être rapporté directement de son bain dans son lit, soigneusement enveloppé, et ne soit à aucun moment exposé à éprouver des refroidissements.

L'action de telles eaux est généralement, par elle-même, assez reconstituante et remontante pour s'adapter à l'indication venant de l'état d'affaiblissement et d'anémie des malades.

Les particularités dont leur action sur la circulation peut encore guider dans leur choix seront traitées dans notre dernier chapitre.

Ces mêmes eaux, et d'autres plus minéralisées, et par suite un peu plus excitantes, parmi les chlorurées sodiques, pourront être permises un peu plus tard et avantageusement employées dans les cas où les articulations, non plus douloureuses, mais encore tuméfiées et empâtées, sont, avec quelques localisations cardiaques, les signes de menace de lésions persistantes : Balaruc, Bourbon-Lancy, Bourbon-l'Archambault, Bourbonne-les-Bains, Saint-Nectaire, sont des types de ces stations. Les mesures de prudence indiquées précédemment devront encore être ici considérées comme importantes ; les lésions cardiaques seront des indications qui pourront faire préférer la cure balnéaire simple à tout traitement par la douche autre que la douche localisée à une articulation.

Une réserve un peu plus grande, qui n'est cependant pas une contre-indication absolue, s'impose dans l'emploi des eaux sulfurées sodiques ou calciques, ou le traitement par la douche tel qu'il est pratiqué à Aix-les-Bains. Pour les cas qui évoluent vers la chronicité articulaire, même avec l'adjonction d'une lésion cardiaque que cette tendance paraît aussi atteindre, de telles cures peuvent avoir leur très réelle indication et apporter un très grand bénéfice. En un mot, dans ces cas comme dans ceux qui précèdent, ce n'est pas tant l'effet de l'eau minérale qu'il faut craindre, que celui d'une cure imprudente, mal appropriée à l'état donné, suivie avec des indications et une surveillance insuffisantes ; ce sera au malade à comprendre la nécessité qu'il y a pour lui à se soumettre strictement à la règle qui lui sera prescrite ; au médecin qui envoie à s'assurer que son client trouvera dans la station choisie toutes les conditions voulues d'un bon traitement, au médecin de la station à veiller à ce que toutes les recommandations qu'il juge nécessaires puissent être exactement remplies. Si toutes ces conditions étaient rigoureusement suivies, que de bonnes cures on ferait dans les stations thermales, où le contraire risque de détruire une confiance méritée.

Enfin, nous avons déjà dit que M. Barthe de Sandfort (1) avait cherché à établir que, sans vouloir proposer un système de traitement des cardialgiques par les bains de boues, il avait pu faire suivre une série de cures par ce mode de balnéation à un « arthritique jeune, présentant des accidents cardiaques, mais chez lequel la compensation était bien établie, et chez lequel n'existait pas d'endartérite », et qu'il avait obtenu une certaine amélioration de l'état du cœur. Toutes ces réserves ainsi formulées nous paraissent fort justes lorsque l'on se rend compte que les applications locales de boues sont déjà facteurs d'élévation de température générale, d'accélération du pouls et de réaction vive sur le système nerveux central ; M. Delmas (2), qui cite ces effets physiologiques, ne conclut cependant pas à la contre-indication formelle du bain de boues pour tout cardiopathe ; il leur préfère cependant l'application locale.

Nous venons de voir le traitement thermal des cardiopathies au début, nous avons maintenant à examiner dans quelles conditions et dans quelles limites il peut encore convenir dans la période de leur progression, quelles sont les formes qui peuvent en bénéficier, et comment, et où, les contre-indications se formulent.

D'abord, reconnaissons qu'il ne s'agit plus de guérison ;

---

(1) Barthe de Sandfort. Loco citato.

(2) Delmas. Du traitement des affections chroniques articulaires. *Soc. de méd de Paris*, février 1896.

lorsque la cure altérante antidiathésique, antirhumatismale, aura déjà donné ce qu'elle peut pour empêcher les récidives et l'aggravation, pour retarder tout au moins celle-ci ; lorsque les cures diverses s'adressant aux lésions dépendantes des autres organes, dyspepsie, maladie du foie, du poumon, etc., auront soulagé le cœur, il restera encore à voir ce dont la thérapeutique hydrominérale est capable vis-à-vis des troubles circulatoires.

Maintenant, si nous voulons envisager les lésions cardiaques individuellement, il nous restera peu de chose à dire et ce ne seront que des considérations générales.

Les lésions aortiques principalement échappent de bonne heure à la thérapeutique thermale, si elles conservent toutefois plus longtemps leur droit à un traitement hydrominéral interne en rapport avec le terrain évolutif.

La lésion, bien que compensée, s'accompagne de troubles fonctionnels à marche progressive ; c'est cette marche qu'il y a lieu de tendre à enrayer, en même temps qu'un traitement qui s'adressera à la circulation générale périphérique, pourra avoir quelque utilité ; ceci nous renvoie à la thérapeutique vasculaire d'une part, au traitement des symptômes de voisinage (rein, foie, etc.) de l'autre. En un mot, le traitement de l'orifice aortique et celui de l'artériosclérose se confondent.

Les lésions mitrales peuvent beaucoup plus longtemps, à une période beaucoup plus avancée de leur progression, trouver des indications d'une cure thermale ; pour ce traitement qui doit avoir pour but de retarder l'apparition des troubles de la circulation générale, ou de les combattre lorsqu'ils viennent à se produire, nous devons renvoyer encore au chapitre suivant ; il nous suffit ici de dire que les mêmes stations et les mêmes indications que nous avons déjà énumérées au sujet des cures hâtives retrouvent leurs applications ; nous pouvons ajouter que l'insuffisance mitrale peut très longtemps supporter le traitement balnéaire, et que nous avons pu, par exemple, accepter de diriger à Bagnoles-de-l'Orne certaines cures balnéaires suivies chez des malades âgés, rhumatisants et affectés de lésions d'insuffisance mitrale déjà avancées. Ces cures, que nous avions tentées plutôt dans un but de relèvement moral que d'amélioration physique réelle, n'ont donné, il est vrai, que des résultats peu marqués au point de vue de l'amélioration de la circulation et de l'œdème, et nous n'avons nulle intention de prôner leur valeur; elles ont toutefois apporté quelque soulagement aux malades au point de vue d'accidents douloureux de névralgies rhumatismales, et même de la dyspnée; elles indiquent principalement pour nous la tolérance de certaines cardiopathies confirmées à certains traitements balnéaires modérés et prudemment conduits.

Les lésions de l'orifice pulmonaire doivent être l'objet d'indications toutes différentes; c'est aux conditions hygiéniques capables de prémunir les malades contre les affections respiratoires, qui toujours augmentent les troubles dus à la lésion cardiaque, et servent, dans bien des cas, de cause déterminante à l'apparition d'accidents emboliques, qu'il faudra s'adresser d'abord. Il faudra d'autre part surveiller avec sollicitude les premières manifestations de la tuberculose pulmonaire, si fréquente en pareil cas, et lutter contre son développement par les moyens appropriés. Les cures climatériques et d'altitude, les hivernages dans les stations maritimes et sanitaires, se combineront suivant les cas avec l'emploi interne des eaux minérales sulfureuses ou arsenicales et les inhalations : Eaux-Bonnes, Cauterets, Luchon, Saint-Honoré, La Bourboule, Mont-Dore, etc.

La dilatation cardiaque d'origine tricuspidienne secondaire des affections broncho-pulmonaires reconnaît encore les mêmes indications, tandis que celle qui est créée par les troubles gastro-hépatiques ressort de la thérapeutique de ces troubles eux-mêmes. Dans tous ces cas, la thérapeutique cardiaque directe n'a rien à voir; l'état du cœur est absolument dépendant de celui des autres organes et suivra le sort de leur maladie.

L'hypertrophie cardiaque est au contraire, dans quelques cas, plus directement un élément de cardiopathie essentielle.

Dans l'hypertrophie de croissance, G. Sée recommandait la vie active, les exercices musculaires, aux adolescents ; et aux enfants, au contraire, un repos physique et moral destiné à enrayer la dystrophie du cœur ; c'est à ceux-ci, et aussi dans des cas assez nombreux aux adolescents, auxquels conviennent peu les exercices musculaires ou dont l'état du cœur vient d'un abus de ces exercices (entraînement), que conviennent, suivant les cas, les cures marines ou les cures thermales reconstituantes, mais non excitantes ; les dilatations de même ordre répondent aux mêmes indications. L'interprétation de ces faits, donnés par M. Huchard, ne transforme d'ailleurs pas ces vues thérapeutiques (p. 5o et 123).

Nous avons déjà dit un mot des névroses cardiaques, des pseudo-angines. L'angine de poitrine de cause névrosique est la seule qui puisse relever d'un traitement hydrothérapique ou thermal. C'est en dehors des accès que pourra avec avantage être employée l'hydrothérapie ; l'application qui convient ici, et qui répond aux facilités de traitement des stations thermales diverses, est la douche légère, assez courte, appliquée sur le tronc en colonne bien brisée, tiède d'abord, de façon à ne causer au malade aucune surprise, et ayant toujours soin d'éviter la région précordiale ; un peu plus de chaleur et d'action sur les membres inférieurs terminera la séance. Ce traitement hydrothérapique, qui sera facilement administré en particulier dans des stations où l'hydrothérapie simple est bien installée, comme Divonne, Forges, Gérardmer, constituera tout le traitement de la cure, ou pourra être la période prémonitoire d'un traitement balnéaire hydrominéral, avec des eaux de sédation nerveuse et d'action favorable à la réglementation de la circulation, comme Bagnoles-de-l'Orne, Néris, et d'autres encore, Ax, Luxeuil, Bagnères-de-Bigorre, Bourbon-Lancy, Dax, Lamalou, Plombières, Royat, Saint-Amand, Ussat.

Le traitement moral, le changement de climat, de milieu,

et l'isolement des conditions de vie habituelle sont facteurs importants de ce traitement. Convaincre le malade qu'il n'a pas de lésion cardiaque, le lui prouver en lui faisant suivre une cure complète a déjà une influence énorme sur sa guérison.

Il nous reste à parler de l'adipose et des dégénérescences cardiaques. Ces dernières sont des phénomènes de dé=chéance dans lesquels il serait téméraire, pour ne pas dire plus, de vouloir faire intervenir les cures thermales ; l'usage interne de certaines eaux minérales pourra seulement être alors indiqué contre des phénomènes hépatiques, rénaux, gastriques, pulmonaires divers.

Cet usage interne interviendra encore dans l'adipose cardiaque liée à l'obésité, et alors les cures de Brides, Chatel-guyon, Vichy pourront trouver à titres divers leurs indications.

Les buveurs d'eau sont rarement goutteux, et à ce titre on peut prescrire aux goutteux l'eau pure en abondance ; certainese aux minérales leur sont particulièrement favorables, à cause de leurs propriétés spéciales ; le traitement de la goutte doit viser l'élimination de l'acide urique et, par suite, deux organes en particulier, le foie qui le fabrique et le rein qui le rejette. Parmi les sources peu minéralisées qui semblent agir en déterminant une sorte de lixiviation générale, on peut citer entre autres : Capvern, Contrexéville, Evian, Marigny, Vittel, etc. L'indication de diminuer la formation de l'acide urique désigne les sources de Pougues, Royat, Saint-Nectaire, Vals, Vichy. La lithine, qui agirait par ses propriétés diurétiques et dissolvantes, se retrouve à petites doses dans les eaux de Marigny et de Royat.

A titre d'antigoutteux et de diurétique, l'usage interne de ces diverses eaux peut trouver son emploi dans les cardiopathies, soit en dehors de la cure thermale, soit pendant même que l'on y est soumis, soit que la source offre en même temps le traitement externe et interne, ou que l'on s'adresse à une eau bicarbonatée pour agir contre certains symptômes viscéraux constitutionnels, ou à une eau diuré-

tique pour ajouter une valeur nouvelle à un traitement balnéaire visant surtout l'état diathésique et les phénomènes
circulatoires. Malgré ce que cette union peut paraître prêter
à la critique, nous croyons qu'elle mérite considération. Les
eaux peu diurétiques ont une action reconstituante et remontante que n'ont pas celles-là et qu'il ne faut pas négliger.
Dans un sens analogue, nous nous sommes plus d'une fois
bien trouvé de faire suivre une cure lactée atténuée, en même
temps qu'une cure balnéaire tonique ou s'adressant à des
troubles circulatoires. De même deux cures consécutives à un
intervalle suffisant dans deux stations différentes sont souvent une très utile mesure et donnent d'excellents résultats.

Il nous paraît d'ailleurs juste de faire observer ici que la
cure thermale doit, lorsqu'elle s'adresse à un état de chronicité déjà avancé, être considérée comme ayant pour but de
concilier un traitement actif avec le repos le plus grand
possible des organes auxquels la maladie cause des lésions
progressives, ou tout au moins un surmenage. En particulier dans les cardiopathies, alors qu'il n'y a plus à chercher
à obtenir, par le maximum d'effets possibles, la régression
d'altérations et de lésions récentes, le traitement doit viser à
être une cure de repos relatif du cœur, de soulagement dans
le surmenage auquel il peut être astreint, ou dans l'affaiblissement progressif dans lequel il tombe ; c'est à ce point de
vue que doivent agir les eaux qui ont, par leur usage externe,
une action de relèvement de la circulation périphérique. De
même, si la diurèse doit être recherchée à son maximum
dans les lésions très récentes où il est permis d'espérer une
guérison complète, il y a lieu, plus tard, au contraire, dans
un état chronique, de ménager le rein en vue de ce qu'il y
aura à lui demander d'efforts dans l'avenir. A plus forte
raison l'emploi de toute thérapeutique autre que les laxatifs
nécessaires dans certaines cures un peu constipantes, doit
être évité.

L'insuffisance rénale, qui met obstacle à l'élimination complète des toxines, l'insuffisance hépatique, qui empêche leur

destruction et permet la pénétration de ces poisons dans la circulation sanguine, sont, avec les troubles de la circulation périphérique, les grands processus par lesquels se produit l'aggravation des cardiopathies ; c'est contre cette triple alliance qu'il faut lutter, mais il faut le faire avec ménagement pour ne pas affaiblir des forces qui seront ensuite à employer dans un but d'utilité. C'est dans ces considérations qu'il faut trouver l'opportunité et l'avantage des cures hydro-minérales et de l'action d'ensemble physiologique qui les caractérise.

A la cardio-sclérose est attribuable une des principales contre-indications du traitement thermal. La maladie commence par les artères périphériques et l'intimité des organes ; puis les grosses artères sont atteintes, elles perdent leur élasticité et leur contractilité qui est un des plus puissants auxiliaires de la circulation ; le travail du cœur augmente, et le surmenage auquel il se livre après avoir pu créer une hypertrophie compensatrice, le conduit lui-même à la dégénérescence athéromateuse.

En résumé, dirons-nous avec M. Huchard (1), ce qu'il faut éviter dans le traitement des cardiopathies artérielles par les eaux minérales, c'est l'excitation d'eaux fortement minéralisées, des eaux sulfureuses, des trop hautes altitudes. Ce qu'il faut craindre, c'est le danger d'un traitement hydrominéral appliqué à des cardiaques trop excitables ou arrivés à la période d'asystolie (celle d'hyposystolie n'étant pas une contre-indication absolue), et surtout à des malades dont l'affection du cœur était ignorée.

Nous avons suffisamment insisté, chemin faisant, sur les conditions nécessaires à une cure thermale afin qu'elle soit non seulement utile mais sans danger, pour qu'il ne soit pas suffisant de rappeler que toutes infractions à ces conditions constituent des contre-indications.

____

(1) Huchard. Traité de thérap., fasc. 10, 1897, p. 95.

Censier. Cœur, vaisseaux.   23

CHAPITRE IV

LA THÉRAPEUTIQUE HYDROMINÉRALE DANS LES AFFECTIONS VASCULAIRES

Hydraulique circulatoire — Lésions vasculaires de l'artério-sclérose troubles circulatoires, fonctionnels, vitalité organique — Altérations du sang coagulations, obliterations, hypertension et hypotension. — Envahissement périphérique de l'arterio-sclérose — L'artério-sclérose, la cure thermale, la therapeutique hydrominerale — Lenteur de l'évolution de l'artério-sclerose. — Artérites aigues suppurees, aigues végétantes, rhumatismales; therapeutique hydrominerale. — Cœur, artère, veine · contraction. contractilité, elasticite, attitudes physiologiques — Dilatation veineuse congénitale. — Varices, artério-sclerose et phlebosclérose. — Varices douloureuses, phlébites chroniques et périphlebites. — Phlébites aigues hyperseptiques et atténuées, suppuration et coagulation. — Formes attenuees coagulation, imperméabilité, caillot pariétal. — Phlébites rhumatismales, goutteuses constitutionnelles. — Thérapeutique hydrominerale, action directe et indirecte — Suites de phlebites et cure thermale — Elements de la cure thermale type des phlébites et suites de phlebites · action altérante, sédative du système nerveux, stimulante de l'atonie viscérale et musculaire. — Dégénerescence stimulante et regulatrice de la circulation périphérique — Adjuvant de la cure thermale. — Opportunité et contre-indications de la cure thermale.

Les effets que produisent sur l'appareil circulatoire les différentes causes pathogènes, portent et sur les organes qui le constituent et sur le torrent sanguin. De l'intégrité des premiers ressortent les conditions d'une bonne hydraulique; de l'altération de l'un quelconque des segments du système circulatoire résultent des troubles de circulation qui eux= mêmes engendrent des altérations diverses dans les territoires qu'ils tiennent sous leur dépendance.

Dans les vaisseaux ces troubles, s'ils ne sont pas produits par une lésion ou un vice fonctionnel du cœur, proviennent de lésions inflammatoires et dégénératives que les causes pathogènes déterminent dans l'intimité de leur tissu

et autour de leurs parois, que les vaisseaux lésés soient
d'ailleurs de fort calibre et isolés dans les interstices musculaires et autres, ou qu'ils soient intimement unis au tissu
et aux fonctions de certains organes. Ces processus inflammatoires constituent la dilatation ou le rétrécissement, parfois la rupture, mais c'est toujours le trouble circulatoire
qui est l'acte morbide capital pour la vitalité organique ; d'où
il ressort que les lésions des petits vaisseaux qui sont liés
d'une façon tellement étroite aux maladies des tissus et des
organes auxquels ils se distribuent qu'il est impossible de
les en distraire, commandent absolument le fonctionnement
et la vitalité de ces organes (p. 158).

Les altérations du sang, outre leurs processus pathogènes
divers, ont encore dans cet ordre de choses une action
directe en tant que facteurs de coagulations, d'oblitérations
vasculaires, d'anémie et de nécrose d'un territoire quelconque. Elles sont encore l'origine de troubles hydrauliques
du fait des modifications de pression et d'irrégularité de répartition parmi ces divers territoires (p. 159). L'exagération
de la tension veineuse, avec abaissement de la tension artérielle, a pour expression le syndrome asystolique ; les modifications de pression entraînent comme conséquences extra-
cardiaques, certains troubles de fonctions viscérales dont
l'une des plus importantes est la variabilité des sécrétions
urinaires (polyurie, oligurie). Ces troubles, qui portent sur
la répartition du sang dans les diverses parties de l'appareil
circulatoire, se traduisent par des symptômes qui sont
ceux-là mêmes des maladies de ces organes.

Un obstacle circulatoire placé sur un des gros vaisseaux
tout près du cœur, avons-nous dit (p. 161), aura certainement une influence très grande sur celui-ci, par les efforts
auxquels il l'obligera ; mais un obstacle généralisé dans un
département un peu important de la circulation, comme
celui du poumon, du foie ou du rein, devra avoir une importance de retentissement déjà considérable ; que sera-ce donc
si l'obstacle se généralise à tout l'arbre vasculaire, s'il est

maladie générale de tout ce réseau? Or, telle est l'importance de l'artério-sclérose que caractérise une lésion plus ou moins généralisée des petits vaisseaux viscéraux, aussi bien que celle des vaisseaux les plus importants, et dont la gravité augmente plutôt en raison inverse du calibre des vaisseaux, mais en raison directe de la généralisation viscérale concomitante des petits vaisseaux, et dont la marche envahissante débute en général précisément par les artérioles périphériques, pour de là, par les grosses artères, envahir le cœur lui-même. Aussi, dans le chapitre précédent, lorsque nous avons eu à envisager la sclérose cardiaque, avons-nous dû la mettre sous la dépendance formelle de l'artério-sclérose viscérale généralisée.

Ceci est donc bien en même temps un aveu d'impuissance de la cure thermale contre l'artério-sclérose, qui est plutôt pour elle un sujet de contre-indication. C'est à sa pathogénie que nous avons déjà vu que cette thérapeutique devait d'abord s'adresser ; nous devrons cependant ajouter que la médication hydrominérale interne pourra poursuivre les premiers troubles fonctionnels hépatiques et rénaux ; dans les troubles gastriques, surtout, son emploi pourra être continué fort tard.

Mais cependant, en plaçant ainsi, comme nous le devions, l'artério-sclérose en évidence dans les contre-indications de la cure thermale en général, est-il nécessaire d'ajouter que cette contre-indication elle-même subit naturellement une valeur diverse suivant les conditions d'altitude des stations, de minéralisation de l'eau, d'excitation produite par le traitement ; tout ce que nous avons dit au sujet des affections cardiaques serait à répéter ici, et nous n'avons qu'à renvoyer à ce chapitre. Dans une station d'une altitude convenable, avec des eaux peu minéralisées et d'une thermalité peu élevée, une cure balnéaire pourra être suivie à un degré déjà avancé de l'artério-sclérose, et si ces eaux ont une action favorable sur la circulation périphérique, certains malades pourront en retirer des bénéfices dont il serait

injuste de vouloir les priver ; les phénomènes d'hypertension pourront éprouver quelque atténuation passagère, mais
qui donnera, cependant, un peu de soulagement au cœur ;
enfin il sera possible, avec la prudence voulue, de faire
ainsi suivre aux malades un traitement que réclament des
accidents d'autre sorte, de rhumatisme par exemple, un des
facteurs de l'artério-sclérose (p. 175).

De plus, l'artério-sclérose a une évolution d'une extrême
lenteur ; un long espace de temps peut s'écouler entre son
début et sa période d'état, et les premières lésions artérielles doivent devancer de beaucoup leurs manifestations
cliniques ; pour ceux, par exemple, qui veulent voir une
relation étiologique entre les altérations musculaires et les
maladies aiguës, il faudra faire remonter souvent l'origine
de l'artério-sclérose aux affections aiguës de l'enfance ; dans
ce cas, il est vrai, il est difficile de comprendre le rapport
de cause à effet, sans admettre une cause d'entretien,
une cause prédisposante et de renforcement progressif, en
un mot une cause constitutionnelle ; par suite, traiter la
diathèse et les divers accidents qu'elle peut produire chez
de tels sujets, sera déjà traiter l'artério-sclérose à son
début, dans sa période d'envahissement insidieux et latent,
dans laquelle les manifestations diathésiques pourront être
dès alors des symptômes atténués de l'artério-sclérose. Le
traitement hydrominéral pratiqué pendant cette période de
latence pourra, sinon empêcher, du moins retarder l'apparition des lésions irréparables en retardant l'évolution de
l'artério-sclérose elle-même. La cure thermale qui favorise
les phénomènes de la nutrition, les oxydations et les élimi-
nations qui relèvent le taux de la vitalité organique, sera la
cure de cette période, indépendamment du traitement hydrominéral qui aura à s'adresser à des manifestations diverses.

Les artérites aiguës que nous avons vu être de deux
sortes (p. 182), suppurées ou aiguës, végétantes, ne ressortissent guère non plus directement de la cure thermale ;
tout ce que nous savons, c'est que la thrombose aiguë

d'une artère occupant un membre dontelle trouble la circulation et les phénomènes nutritifs, peut se trouver très heureusement influencée par un traitement balnéaire approprié ;
nous en avons vu un cas dans lequel les troublès circulatoires et trophiques ont été rapidement améliorés à Bagnoles-
de-l'Orne ; la maladie et le traitement sont alors trop analogues à ceux des phlébites dans leurs phénomènes et leurs
indications pour qu'il ne suffise pas de renvoyer simplement
à ce qu'il sera dit à ce sujet.

Ce que nous savons encore, c'est que l'arthrite rhumatismale aiguë, pour être une affection rare, est cependant un
fait connu. Identité de structure, identité de fonction, tel
est le fait qui rapproche cette manifestation rhumatismale
de la phlébite de même nature. Cette identité-rapproche
également leurs indications de thérapeutique hydrominérale
au point de les confondre.

Cœur, artère, veine sont caractérisés, au point de vue
hydraulique, par trois termes différents : contraction musculaire, contractilité et élasticité actives, élasticité passive ;
nous avons vu (p. 189) que la passivité circulatoire du
système veineux trouve dans le fait de l'existence du
cœur veineux plantaire, et dans la contractilité musculaire,
la compensation de la distance de l'impulsion cardiaque, du
ralentissement circulatoire produit par la capillarité et du
poids de la colonne sanguine dans l'attitude debout qui,
physiologiquement, correspond à la marche, tandis que la
position couchée correspond au repos, et que la station
debout se montre, par le fait de la disparition de ces phénomènes de compensation, une attitude antiphysiologique. Il
ne serait donc pas logique d'incriminer au même titre, dans
la pathogénie variqueuse, la station verticale habituelle et
les efforts prolongés des muscles de la jambe qu'elle
nécessite ; les fausses positions dans la station assise avec
ou sans tension musculaire, et le surmenage musculaire des
marches forcées.

La dilatation (p. 195) veineuse congénitale révèle un des

facteurs importants de la pathogénie variqueuse, l'atonie du tissu veineux, et, dans la complexité des causes des varices, il faut faire une part importante à cette disposition originelle qui s'allie à d'autres atonies organiques, et est une dépendance de l'arthritisme. C'est par ce même mode que la tendance à la chronicité des varices est imposée, tendance à la chronicité et à la transformation scléreuse qui les rapproche de la nature d'un processus inflammatoire. On doit toujours, chez les artério=scléreux, chercher l'état du système veineux, a dit M. Huchard (1), qui sur quatre-vingt-sept artério-scléreux a constaté cinquante et une fois la coexistence des lésions veineuses, pendant que M. Quénu dans cinq cas de varices trouvait quatre fois les altérations de l'endartérite avec infiltrations calcaires des parois et quelquefois thromboses de branches volumineuses. Le processus inflammatoire, qui fait la transition de la varice simple à la phlébite chronique, est donc bien celui de la sclérose généralisée : de là le lien constitutionnel qui rattache les variqueux à l'arthritisme, et le fait de leur marche progressive.

La phlébo-sclérose est d'ailleurs un phénomène qui ne paraît pas en lui-même constituer une affection beaucoup plus facile que l'artério-sclérose à atteindre par une thérapeutique thermale, et cette alliance avec l'artério-sclérose doit ordonner la prudence dans les pratiques balnéaires qui leur seraient peut-être le plus profitables, les bains minéraux et les bains de boues à température élevée ; à ces dernières, les applications locales devront alors être nécessairement préférées. D'autre part, le processus variqueux qui crée les grosses varices et leur sclérose n'est pas d'ordinaire celui dont les phénomènes d'ordre douloureux engagent à se réclamer de ces modes de thérapeutique hydrominérale, et, lorsque ceux-ci existent, ils sont plutôt

---

(1) Huchard. Traité des maladies du cœur et des vaisseaux, p. 92.

(2) Quénu. *Revue de chirurgie,* 1882.

le fait d'une localisation nerveuse que peut modifier un trai
tement plus doux et encore suffisamment actif.

Au contraire les phénomènes douloureux appartiennent
en propre à une autre forme variqueuse (p. 200) où les
parois veineuses, au lieu d'être indurées, épaissies, semblent
plutôt minces et flasques; la veine dilatée et assez flexueuse
encore est moins ampoulaire et subit par instants, et sous
des influences fréquentes et diverses (état gastrique,
période menstruelle, variations barométriques, etc.), une
turgescence douloureuse, qui paraît bien appartenir à son
tissu lui-même.

Un phénomène douloureux encore différent appartient
aux varices qui, ayant contracté des adhérences avec les
tissus voisins, s'entourent d'une atmosphère de tissu cellulaire dont l'irritation chronique marche à une dégénérescence scléreuse qui subit de fréquentes poussées subaiguës,
quelquefois aigues. Enfin nous avons décrit l'éréthisme
veineux douloureux (p. 201).

La phlébite chronique reconnaît encore plusieurs variétés (p. 206); certaines sont le reliquat d'une endophlébite
aiguë thrombosique; d'autres sont des altérations chroniques
d'emblée, circonscrites à la membrane interne, ou généralisées à l'ensemble des parois veineuses; toutes sont sujettes
à des douleurs non seulement réveillées à la pression, mais
fréquemment spontanées et assez vives. Ces variétés de
varices douloureuses et de phlébites chroniques sont celles
auxquelles la cure thermale s'adresse avec des résultats
très avantageux.

La phlébite aiguë dont nous avons dit l'histoire (p. 207-220)
revêt plusieurs formes; mais tandis que l'une tend à disparaître, de par les découvertes de Pasteur et les progrès de
l'asepsie opératoire et puerpérale, il nous semble que
d'autres tendent au contraire à se multiplier en raison
directe de la diffusion de l'arthritisme.

La phlébite hyperseptique, manifestation de l'infection
purulente, peut avoir, comme les infections elles-mêmes,

des modes d'atténuation ; mais tandis que la première a une gravité immédiate qui n'est autre que la suppuration, sans coagulations, les formes atténuées paraissent plutôt compromettre, plus ou moins sérieusement et pour plus ou moins longtemps, l'avenir par les désordres que crée, dans la circulation, dans la nutrition, dans les fonctions du territoire que dessert le vaisseau lésé, le fait de l'oblitération vasculaire créée par la coagulation qui est surtout l'expression de cette allure de l'affection (p. 224).

Les types morbides, dont la graduation relie la phlébite suppurée à la thrombose simple, intéressent surtout la thérapeutique en raison de la diversité et de la variabilité dans l'intensité des troubles divers qu'elles engendrent, et qui constituent les *suites* des phlébites.

Deux terminaisons contraires peuvent se produire, l'oblitération définitive du vaisseau en tant que canal, ou la guérison radicale par désintégration et résorption du caillot et réouverture du canal ; entre ces deux extrêmes, il y a encore place pour les cas où le calibre est simplement diminué par épaississement persistant, ou passager, des tuniques veineuses, ou formation d'un caillot simplement pariétal ; le présent et l'avenir des troubles produits seront très différemment influencés, mais toujours le phénomène le plus important sera le trouble dans la circulation.

Cette grande diversité dans les formes paraît être un caractère propre aux phlébites constitutionnelles : nous l'avons démontré dans les modes de manifestation de la phlébite rhumatismale, goutteuse, et du rhumatisme veineux.

Nous n'avons pas à revenir sur le long examen (p. 230 à 259) où, tout en recherchant les processus de la pathogénie infectieuse directe de la phlébite du rhumatisme articulaire aigu, que nous avons dû laisser provisoirement dans le cadre des phlébites septiques, nous avons retrouvé le lien qui paraît la rattacher, sans doute par les virulences constitutionnelles, au terrain de l'arthritisme. Il nous suffit de rappeler que tout ce que nous avons dit de la prophylaxie et de la thérapeutique du rhumatisme, aussi bien que de celle de la goutte et des cardiopathies qu'ils engendrent, trouve sa place dans la prophylaxie de la phlébite. La thérapeutique hydrominérale qui s'adresse à ces différents actes morbides est la même pour les affections veineuses que pour les affections artérielles et cardiaques.

Ce qu'il nous reste à dire ici est ce qui intéresse directement la phlébite constituée, quelle que soit son étiologie, et suivant ses formes : le traitement hydrominéral des *suites* de l'endophlébite, car le premier acte de sa pathologie, le fait même de la localisation et des débuts de son évolution, nous échappe entièrement; c'est l'ère de l'abstention, la période où la menace d'embolie prime toute autre indication.

Dans la périphlébite sans localisation endothéliale, sans thrombose, donc sans possibilité d'embolie, l'affection mériterait d'être traitée de très bonne heure, si n'était la crainte fréquente d'une coagulation légère, peut-être pariétale, et toujours inquiétante.

L'impossibilité évidente de tout acte embolique dans les varices douloureuses, dans les dilatations et les éréthismes veineux douloureux, sera au contraire l'indication aussi hâtive qu'on le voudra de la cure thermale qui leur convient.

La thérapeutique hydrominérale de la phlébite a cependant encore une action directe hâtive dont il y a lieu de tenir compte, c'est celle dont nous avons déjà parlé au sujet de la spécialisation des stations thermales; nous disions alors (p. 304) qu'il peut y avoir, par exemple, des phlébites par infections hépatiques dont le traitement comporte l'usage de l'eau de Vichy, et dont l'emploi de cette eau, en modifiant la cause, peut faire céder l'affection en tant que cause aigue ; mais c'est encore là presque de la prophylaxie, retardée si l'on veut.

Un autre exemple de cette même action nous est donné dans une observation plusieurs fois citée par M. Baraduc, de

Chatel-Guyon, qui fait observer que l'un des points intéres
sants est que « le malade n'est pas allé à la station, mais a
été traité chez lui à Paris ; qu'on ne peut donc pas invoquer,
pour expliquer sa guérison, le changement d'habitudes,
l'air de la campagne, etc. (1) ». Ceci est tout en l'honneur de
l'action, d'ailleurs bien démontrée, des eaux de Chatel-
Guyon dans les dyspepsies où leur action purgative est
tout indiquée contre les fermentations gastriques. Nous
ne serons donc plus de l'avis de M. Baraduc lorsqu'il dit
que la dyspepsie de ce malade lui paraissait « liée à des
troubles de la circulation et à un état général variqueux des
veines; destiné à éclairer le médecin sur l'origine, de la
dyspepsie et à viser un point de l'étiologie si obscure de
cette maladie ». Il nous semble au contraire tout naturel
d'admettre que, chez ce malade variqueux, la dyspepsie est
facteur de fermentations, de virulences organiques, et que
ces virulences créent un état d'adultération du sang, qui
lui-même agit sur la paroi du vaisseau. Ceci est absolument
le mode de genèse des phlébites constitutionnelles ;
M. Baraduc en fournit lui-même un autre exemple (2),
et M. Hirtz vient d'en donner la démonstration dans son
article du « traitement des phlébites constitutionnelles »
où il montre l'influence du régime alimentaire (3).

Que l'état d'adultération du sang, qui produit l'inflammation de l'endothélium veineux, soit aussi pour une part dans
l'entretien de la dyspepsie, il n'y a là rien que de très admissible et qui vient encore à l'appui de la virulence constitutionnelle.

C'est toujours la vieille question : *principiis obsta, sero
medecina paratur*; mais la thérapeutique, nous l'avons dit,
ne peut avoir qu'une intervention retardée dans les endo=

---

(1) Baraduc. De la dyspepsie gastro-intestinale et de l'entérite chronique.
Paris, 1881, p. 15.

(2) Baraduc. Loco citato, p. 20.

(3) Traité de thérap. de A. Robin, fasc. XI, p. 267.

phlébites communes, et la cure thermale s'adresse alors à ses suites, et pourra convenir encore, dans ces conditions, comme thérapeutique consécutive des troubles de la circulation, à ces états inflammatoires créés dans les veines par l'adultération sanguine.

Les suites de phlébites nous mettent en présence de trois ordres de symptômes : les uns directs, troubles circulatoires, troubles trophiques, troubles nerveux ; ceux-ci précoces ou tardifs ; les autres secondaires : état général d'affaiblissement, d'anémie, d'engraissement rapide, d'impotence et d'ankyloses acquises. Les premiers surtout ressortissent directement d'une spécialisation hydrominérale dont Bagnoles-de-l'Orne peut nous donner le type.

D'autres stations, telles que Bourbon-Lancy, Bourbonne, Luxeuil, Ussat, et même les boues de Saint-Amand, se sont mises sur les rangs pour cette cure ; si nous recherchons leurs indications particulières, nous remarquons d'abord que ce sont pour la plupart des stations dont nous avons déjà eu à parler pour les cardiopathies, et que l'on retrouvera au chapitre de cette thérapeutique, le complément de ce que nous avons à dire ici.

Bourbon-Lancy a une action diurétique puissante et M. de Bosia vante son action sur la sclérose des veines ; nous avons vu que cette sclérose est très souvent liée à l'artério-sclérose, d'où première indication de surveillance très grande des malades, surtout dans l'emploi de bains d'une thermalité un peu élevée. M. de Bosia émet l'hypothèse d'une « reconstitution de l'influx nerveux qui, tout en régularisant les phénomènes de nutrition générale dans l'individu, détermine un travail de régression dans les parois veineuses sclérosées et, par suite, la résorption du tissu conjonctif de nouvelle formation (1) » ; que l'influx nerveux soit mis en action par le bain d'eau minérale, d'où

---

(1) Dr Bosia. Balnéation thermale contre les maladies chroniques du cœur et des vaisseaux, 1895, p. 39.

relèvement des phénomènes de nutrition, ce paraît être en effet l'un des modes thérapeutiques de la cure thermale ; cette action sera-t-elle suffisante pour déterminer le travail de régression du processus scléreux, ce serait, ce nous semble, beaucoup en attendre, sinon peut-être à la période de début qui, nous le savons, est longtemps latente.

Bourbonne, parmi les rhumatismes traités avec succès, reconnaît des cas de convalescence de rhumatisme aigu compliqués de phlébite (1), ce qui rentre bien dans ce que nous avons dit au sujet des complications cardiaques de cette même pathogénie et de cette même période.

Les eaux de Luxeuil, par leur caractéristique, faible minéralisation et thermalité très variée, et par leur programme thérapeutique : anémie, chlorose, rhumatismes, affections utérines, peuvent convenir aussi à un traitement sagement dirigé. Or, dans les phlébites récentes, de même que dans les varices douloureuses, le traitement balnéaire le plus simple sera le plus sûr et le meilleur ; ce sera aussi celui qui révélera le mieux la spécialisation de la station ; les déterminations de variations de température, de durée des bains, etc., seront encore, dans cette thérapeutique, des nuances délicates qui devront s'adresser aux susceptibilités individuelles et à l'état de l'affection, et qui pourront beaucoup changer la valeur de la cure. Les moyens adjuvants, tels que douches, massages, dont nous parlerons dans le chapitre suivant, s'adressent à des phénomènes déterminés qui ne sont ni ceux d'une endophlébite récente, ni ceux de simples varices à parois enflammées.

C'est aussi la balnéation simple qui est dans les cas ordinaires pratiquée à Ussat, où deux faits dont nous avons eu connaissance se sont trouvés très améliorés, et à Bagnoles-de-l'Orne dont la spécialisation très nettement définie doit nous arrêter un moment.

____

(1) Mercier. Notes thérap., 1886, p. 10.

Ce qui a peut-être fait le plus justement apprécier la valeur de Bagnoles-de-l'Orne dans le monde médical, c'est que sa spécialisation dans le traitement des phlébites s'est révélée d'elle-même, et que la notoriété s'en est d'abord répandue par les cures manifestées ; que la divulgation dans les milieux scientifiques ne s'en est faite que tardivement et que lorsque notre premier mémoire sur cette question a été adressé à l'Académie de médecine (1894), on peut dire qu'il était attendu comme l'affirmation scientifique d'un fait connu.

M. Vaquez avait déjà en effet pu dire, dans un important ouvrage, qu'il avait connaissance de plusieurs observations où la cure balnéaire de Bagnoles-de-l'Orne avait « permis d'obtenir une guérison parfois durable d'accidents post-phlébitiques en apparence incurables (1) ». Aujourd'hui la démonstration est faite et M. Huchard vient d'écrire que les eaux de Bagnoles-de-l'Orne avaient « une influence légèrement excitante sur la circulation et une action favorable bien démontrée sur les maladies des veines (2) ». MM. Doléris et Pichevin ont résumé ainsi leurs modes d'action :

« Les eaux de Bagnoles-de-l'Orne ont des effets assez variés sur l'économie. Prises en boisson, elles sont toniques, reconstituantes et (faiblement) diurétiques ; administrées en bains, elles déterminent les mêmes effets, auxquels viennent s'ajouter les effets excitants des fonctions cutanées, glandulaires et sédatifs du système nerveux. En même temps l'appétit augmente, la circulation s'accélère, l'énergie musculaire s'accroît, donnant aux malades une sensation particulière de force et de bien-être. Au point de vue thérapeutique, l'indication la plus importante, et on pourrait dire spéciale aux eaux de Bagnoles-de-l'Orne, c'est le traitement des phlébites de toutes sortes et en particulier des phlé-

---

(1) VAQUEZ. In *Clinique de la Charité*, p. 912.
(2) HUCHARD. Traité thérap , 1897, p. 92.

bites puerpérales. M. Censier a cité dans son livre (1) plusieurs observations où la guérison radicale a été obtenue grâce aux bains. Le traitement n'a pas duré généralement bien longtemps. Ainsi nous trouvons dans un cas 27 bains, dans un autre 49, dans un troisième 60. Dans un cas elle s'est maintenue pendant douze ans et la récidive s'est faite la suite d'influenza. Voilà, nous semble-t-il, la seule indication des eaux de Bagnoles-de-l'Orne dans la thérapeutique des maladies des femmes. On pourrait y ajouter le traitement des métrites chroniques, mais ces dernières affections peuvent être soignées aussi bien dans d'autres stations thermales. Enfin, un dernier mot : les paralysies des membres avec atonie générale des nouvelles accouchées sont améliorées par les eaux de Bagnoles (2). »

En somme, si l'on cherche à analyser dans ses résultats cliniques la cure thermale du traitement des phlébites et des suites de phlébites, telle qu'elle est représentée par la cure type de Bagnoles-de-l'Orne, c'est-à-dire simple cure balnéaire à thermalité modérée, combinée à l'usage interne de l'eau en boisson, voici en quels éléments on peut la décomposer :

a. De tout temps la source thermale de Bagnoles-de-l'Orne a été qualifiée par les praticiens de la station, comme une eau active contre le rhumatisme chronique, qui a été sa première et sa plus ancienne spécialisation; l'attestation s'en retrouve (3) dans les mémoires de Geoffroy père (1694), Geoffroy fils (1767, 1768, 1769); Piette (1813); Bignon (1867); Ledmé (1867) (4) ; M. Levassort en a réuni dans sa

---

(1) Censier. Études sur Bagnoles-de-l'Orne, 1894.

(2) Doléris et Pichevin, 2ᵉ fasc. 1896, p. 517.

(3) Censier. *Congrès de la Soc. pour l'avancement des sciences.* Caen, août 1894.

(4) Ledmé. Eaux thermales de Bagnoles-de-l'Orne, leurs prop. curatives, 1867.

thèse (1882) (1) les preuves tirées du dépouillement des rapports officiels des médecins inspecteurs.

b. Les dyspepsies, et principalement les dyspepsies ato-niques, sont devenues un peu plus tard la seconde indica-tion mise en évidence au programme de Bagnoles-de-l'Orne. A l'Académie de médecine cette notion fut surtout repré-sentée par Lebreton qui, de 1816 à 1840, y envoyait un nombre de plus en plus grand de dyspeptiques, et Desnos, qui connaissait la station et affirmait que telle était pour lui sa véritable spécialisation : « Dans une publication antérieure, ajoute-t-il, nous avons insisté sur la façon avec laquelle ces eaux étaient tolérées par des personnes excitables dans les formes douloureuses des maladies de l'estomac (2) ».

c. Si l'on ajoute à ceci, avec MM. Doléris et Pichevin, cer-taines maladies des femmes « dans ce stade qui s'étend depuis le début de l'invasion jusqu'à la résorption et la *res-titutio ád integrum*, ou depuis la pénétration des germes pathogènes jusqu'à la suppuration ou le passage à l'état chronique, et dans lequel les lésions inflammatoires sont sous la dépendance de l'état général ; dans ce stade où la diathèse imprime son cachet et met sa signature aussi aux anomalies persistantes et préexistantes qui existent dans l'accomplissement des fonctions essentielles à l'organisme, et alors que la pérennité de ces lésions utérines, péri-uté-rines entretenues ou non par un état général ou une dia-thèse, engendre à son tour une anémie, une nervosité, des états pathologiques divers qu'il importe de combattre » (3); si, disons-nous, on envisage cette triple thérapeutique du rhu-matisme chronique, de la dyspepsie atonique, des lésions utérines susdites, on se trouve évidemment en face du fait

---

(1) LEVASSORT. Le rhumatisme chronique et Bagnoles-de-l'Orne. *Thèse.* Paris, 1882.

(2) DESNOS. *Nouveau dict. de méd. et chir. prat.* Article Bagnoles-de-l'Orne.

(3) DOLÉRIS et PICHEVIN. Loco citato, p. 496.

de l'*action altérante* de l'eau minérale, action qui, dans cette dyspepsie, où l'atonie révèle son origine arthritique, à l'action générale se joint celle de la diminution des fermentations gastriques et intestinales du fait de l'amélioration de la tonicité.

D'autre part nous trouvons la preuve de l'action *sédative* sur le système nerveux dans l'atténuation ou la disparition des douleurs gastriques signalées par Desnos et communément observées dans les névralgies et en particulier dans les douleurs de phlébite et de certains états variqueux ou d'éréthisme veineux.

Nous devons placer un point d'interrogation à côté de l'expression « sédative » : la Société d'hydrologie de Paris a repris, au cours de sa session 1896-97, la discussion anciennement ouverte de l'action de l'azote dans certaines eaux qui paraissent se caractériser précisément par leur action sédative, et son savant président, M. A. Robin, a entrepris dans son laboratoire, avec le concours de M. Binet, de résoudre par l'expérimentation ce problème resté jusqu'ici insoluble. Or, il paraît résulter des premières expériences qui se poursuivent sous des formes variées, que l'ingestion d'une petite quantité d'eau azotée a une action modératrice sur les échanges respiratoires, caractérisée par l'abaissement de ces échanges, sans apporter aucune différence dans l'action du pouls et de la respiration ; de plus les dernières expériences sembleraient encore prouver que cette ingestion d'eau azotée agirait sur l'exhalation pulmonaire de l'azote dans le sens d'une action réfrénatrice des échanges ternaires et azotés de l'organisme qui pourrait faire de ce gaz un élément de thérapeutique des plus puissants. Nous ne pouvons donner ces indications que sous la réserve que nous imposent les résultats encore incomplets de M. A. Robin ; mais il nous a paru intéressant de les rapprocher de ce que nous venons de dire de l'action des eaux de Bagnoles dont l'analyse, faite par le P¹ Bouchard avec la collaboration de M. Desgrez, des gaz qui se dégagent en grosses bulles de la source thermale, a révélé 5 p. 100 de gaz acide carbonique contre 95 p. 100 de gaz présentant les caractères négatifs de l'azote, mais dans lesquels apparaissent les raies spectrales de l'argon et de l'hélium dont M. Bouchard avait déjà déterminé la présence dans les eaux de Cauterets, mais que M. Desgrez parvenait ici pour la première fois à doser dans une eau minérale au titre de 4,5 p. 100 du volume de l'azote avec simplement quelques traces d'hélium (1).

A côté de l'action sédative du système nerveux, nous notons l'*action stimulante*, viscérale et musculaire, qui se révèle dans les atonies viscérales et les paralysies musculaires, comme l'atteste, entre autres faits, une observation lue à l'Académie de médecine et à la Société d'hydrologie (2) par Desnos, de guérison rapide d'une paralysie post-typhoïdique.

Reste la question des phénomènes produits sur les troubles circulatoires qui semblent s'indiquer d'après une courbe de température recueillie par M. Bouchard après et pendant une cure type et qui a indiqué que « l'écart de la ligne de température axillaire et de la ligne de température rectale était moindre pendant la cure et que cet effet a été immédiat (3) ». La facilité plus grande apportée à la circulation veineuse, sans excitation du cœur, est l'élément d'action sur la réglementation des troubles circulatoires qui, avec la caractéristique de sa cure, a permis de classer Bagnoles-de-l'Orne au nombre des stations qui peuvent fournir la cure hâtive des rhumatismes aigus, avec ou sans localisations cardiaques, et s'adresser, comme nous l'avons vu, en particulier à certaines cardiopathies (2° partie : Thérapeutique, chapitres II et III).

---

(1) BOUCHARD. *Communication à l'Acad. des sciences*, séance du 7 décembre 1896.

(2) *Annales de la Soc. d'hydrologie*, t. III, p. 428 (1856-1857).

(3) BOUCHARD. Communication manuscrite.

Dans les maladies des femmes, cette place s'indique d'elle-même : « Il importe de fixer dans le cadre nosologique une place assez large aux fausses métrites décrites par Doléris, lésions utérines non infectieuses. L'élément microbien ne prend aucune part à ces altérations de la matrice. Il s'agit de congestions passives, de stases veineuses, d'engorgement utérin. Les troubles circulatoires jouent dans les lésions le rôle primitif et essentiel. C'est ici l'état général qui peut être incriminé (faiblesse acquise, débilité congénitale de l'organisme), là des troubles vaso-moteurs d'origine réflexe, ailleurs ce sont des troubles imputables à la ménopause ; dans d'autres cas c'est la subinvolution sans intervention microbienne qui coexiste avec des troubles circulatoires locaux. En maintes circonstances ces fausses métrites sont sous la dépendance de la dilatation variqueuse des plexus veineux. En somme, troubles vaso-moteurs, stases vasculaires d'origines diverses, mais lésions indépendantes de l'infection ; voilà ce qui caractérise le groupe mal délimité, incomplètement étudié des fausses métrites (1). »

En résumé, dans le traitement des phlébites, l'action altérante s'adresse à la tare constitutionnelle et prévient, modère tout au moins, les récidives si fréquentes dans les phlébites constitutionnelles ; la stimulation organique et musculaire s'adresse à l'œdème, aux troubles trophiques, aux parésies et paralysies concomitantes et consécutives, et aux échanges nutritifs, ce qui donne l'action reconstituante ; la sédation nerveuse calme les douleurs sans s'opposer au relèvement de l'influx nerveux et de la stimulation de la vitalité, et a une grande importance si l'on se reporte aux troubles nerveux précoces et tardifs que nous avons étudiés (p. 262-268) ; enfin, les troubles circulatoires s'amendent du fait du relèvement de la circulation périphérique.

« Les symptômes nerveux observés dans la phlébite ne sont pas, dit M. Petit, une simple vue de l'esprit.

---

(1) Doléris et Pichevin, p. 495.

L'anatomie pathologique vient de les démontrer. M. Quénu (*Rev. de chir.*, 1882), le premier, a émis cette idée que les douleurs observées fréquemment chez les variqueux tenaient à une propagation de la lésion aux nerfs, à des varices du système nerveux. C'était un premier pas. Plus tard Klippel (*Arch. de méd.*, juillet et août 1889) rechercha méthodiquement l'état des nerfs dans les œdèmes de toute nature et en particulier dans la phlegmatia. Les nerfs se sont montrés altérés dans la plupart des cas, à des degrés variables, depuis la fragmentation à peine sensible de la gaine de myéline avec conservation de cylindraxe, jusqu'à la disparition complète du cylindraxe et de la myéline, c'est-à-dire jusqu'à la disparition du nerf.

Klippel pense que cette névrite est produite par l'action irritative de la sérosité dans laquelle baignent les tubes nerveux. Quénu (*Traité de chirurgie*, t. II, p. 206) donne une explication plus plausible : L'inflammation s'est propagée jusque dans les veines des nerfs voisins, sciatique, crural, etc., et y a déterminé de la phlébite et de la névrite consécutives. Cette idée, bien en harmonie avec ce que nous savons de l'anatomie pathologique, cadre encore mieux avec les allures cliniques des troubles nerveux observés dans les phlébites. Ajoutons enfin que ces troubles nerveux ne sont pas en rapport avec la lésion veineuse ; celle-ci peut être peu accusée et les douleurs nerveuses très manifestes. C'est le type de la *phlébite dite névralgique* (1). » La cure thermale agit donc dans ces cas à un double point de vue de réglementation des troubles circulatoires et de guérison des symptômes nerveux.

Nous n'avons cru devoir entrer dans aucune indication à propos du traitement hydrominéral de la syphilis en tant que facteur de lésions cardiaques et vasculaires, c'eût été nous entraîner entièrement hors du cadre de notre sujet ; la

---

(1) Petit. Traité de méd , t. V, p. 426.

cure des phlébites syphilitiques exigera avant tout le traitement spécifique auquel s'adjoindra avec avantage la thérapeutique hydrominérale dès que cela sera possible ; mais nous devons mettre en garde contre la facilité de ces phlébites à faire des embolies et les rapprocher en cela des endophlébites goutteuses.

[Pour nous résumer, voici sous quelle forme nous venons de tracer devant la Société d'hydrologie le tableau du traitement hydrominéral des maladies des veines :

Pour suivre un certain ordre progressif, nous pouvons placer au premier degré la sclérose elle-même ; la phlébosclérose, morbidité à longue échéance, morbidité de dégénérescence, nous avons vu que, pour envisager son traitement il faudrait remonter jusqu'à son hérédité ; plus tard, c'est contre les accidents qu'elle produit, varices et inflammations subséquentes, qu'il y a à agir. Les varices peu ou plus sclérosées (car il n'y a ici qu'une question de degré pour les opposer à la dilatation veineuse atonique qui peut se rencontrer sans sclérose), sont susceptibles d'une progression étendue de traitement. Cette progression ira-t-elle des bains à faible thermalité dans une eau peu excitante de la circulation jusqu'aux applications de douches fortes et très chaudes que ne craignent pas d'employer certains praticiens? Si de celles-ci quelques personnes ont pu se trouver bien, comme on l'a affirmé, nous croyons qu'elles se sont adressées à un tissu scléreux très tolérant, ce qui n'est pas à admettre comme règle de la phlébo-sclérose, et même qu'une certaine dose de chance a bien voulu présider au traitement. Mais il est certainement juste de reconnaître que l'on doit chercher à lutter contre la tendance à la phlébosclérose, qui paraît un peu plus régressive que l'artériosclérose, et à la formation des varices, et admettre pour cette thérapeutique des applications judicieusement graduées, depuis le bain tiède jusqu'aux bains de température plus élevée (suivant ce que l'état général du malade pourra d'ailleurs permettre), et aux arrosages tièdes et chauds avec

une pomme d'arrosoir fine et une pression sagement modé
rée, enfin, dans les conditions voulues pour éviter le choc sur
le vaisseau tout en s'adressant à la révulsion de sa paroi et à
la circulation locale et générale. Ici pourront, dans quelques
cas, prendre place certaines applications locales de boues.
Ceci est donc le traitement de la phlébo-sclérose et des
varices sans complications, même de la dilatation veineuse
lorsqu'elle n'est que le produit de la faiblese individuelle de
la paroi et n'a pas une raison pathogénique particulière
impliquant un traitement spécial unique ou surajouté ; mais
nous nous arrêtons au point où la veine, de phlébosée, variqueuse, dilatée, devient ou simplement sensible, irritable,
ou congestive, sujette à s'enflammer ; ces cas sont nombreux, et la phlébo-sclérose, la varice, doivent être certainement considérées comme des candidates à la phlébite
aiguë ou chronique. Alors la progression thérapeutique doit
s'arrêter en route et il faut toujours être prudent dans les
applications de thermalité en bains et douches qui ne doivent être elles-mêmes que le plus simple arrosage.

Si nous franchissons un degré de plus nous arrivons à la
phlébite, périphlébite ou endophlébite ; et une différenciation très grande s'impose suivant que l'on a affaire à l'une
ou à l'autre de ces manifestations inflammatoires.

La périphlébite est la détermination la plus commode,
celle pour laquelle le traitement peut accepter les modes
d'application les plus divers et doit donner les résultats
les plus satisfaisants et les plus encourageants. Disons en
même temps que ce sont eux qui ont pu rendre le plus
hardi, mais la hardiesse en pareille matière est toujours
condamnable ; on ne sait jamais au juste en présence d'une
veine qui est, ou a été enflammée, même quand sa gaine
celluleuse paraît seule intéressée, si le vaisseau ne renferme pas quelque chose d'ignoré et de mobilisable.

La périphlébite d'abord est comme la phlébo-sclérose, les
varices, affaire de terrain ; c'est le terrain, c'est l'individualité qui la rendra plus ou moins susceptible de modification,

qui devra déterminer le choix d'un traitement plus simple, plus modéré, ou un peu plus actif, et nous pouvons ajouter que, dans la majorité des périphlébites rhumatismales, nous avons vu une balnéation très modérée réussir d'une manière remarquable ; nous avons vu des malades subir ailleurs des traitements intensifs de bains chauds, arrosages et douches chaudes, sudations suivies de massages, venir à Bagnoles=de-l'Orne après insuccès, et se trouver assez bien d'une simple cure de bains tièdes pour revenir d'eux=mêmes l'année suivante ; la composition de l'eau est sans doute pour quelque chose dans sa réaction et c'est là ce qui a pu déterminer la spécialisation de cette station.

Maintenant, dès qu'il y a endophlébite reconnue ou soupçonnée, la prudence la plus grande est non seulement légitime, mais doit être une règle absolue, et, jusqu'à une distance suffisante du début de l'accident, le traitement par les bains tièdes ou des arrosages et enveloppements également tièdes, ou peu chauds, est pour nous la limite qu'on ne doit pas dépasser ; encore ne devra-t-on permettre de déplacer les malades, pour les envoyer dans une station thermale et les mettre dans une baignoire, que lorsque toute chance d'embolie facile semblera avoir disparu, bien que, d'un autre côté, il puisse être désirable de commencer la cure balnéaire judicieuse, que nous entendons, le plus tôt possible dans l'intérêt d'une guérison plus rapide et plus complète. De plus, le moment venu, si le malade n'a pas encore marché, devra-t-on opérer la mise au bain avec toutes les précautions voulues, et ne laisser faire les premiers pas que d'une façon très mesurée. Toutes ces indications nécessitées par la date rapprochée du début de la coagulation diminueront pour disparaître à mesure que cette date s'éloignera ; mais il en résulte que la cure hydrominérale des phlébites ne doit souvent être considérée que comme la cure des suites de phlébites, ce qui est une nuance importante ; et alors elle devient un traitement de choix, qui donne les meilleurs et les plus rapides résultats, lorsqu'il est conduit dans de bonnes conditions ; celles-ci dépendent en premier lieu de la détermination de la station, puis de l'appropriation de la cure. Les divers éléments d'antécé= dents héréditaires et personnels, de terrain, qui auront pu entrer dans la pathogénie de la phlébite, ou modifier son évolution, doivent, comme nous l'avons démontré, entrer ici en ligne de compte.

Ce que nous venons de dire a rapport souvent aux phlé= bites franchement infectieuses, mais non à celles de la cachexie qui sortent forcément du cadre du traitement ther- mal, et sont même fréquemment des thromboses où la vita- lité de la paroi vasculaire est en sous-ordre ; cela a rapport aussi aux endophlébites vraies du rhumatisme, des varices, et aussi à celles de la goutte, et pour celles-ci en particu= lier nous ne saurions engager à trop de prudence, vu la friabilité fréquente du caillot et l'émigration facile des phlé- bolites récents (1)] ; nous rapprocherons à ce point de vue des endophlébites goutteuses celles de la syphilis.

Pour les périphlébites, les pseudo-phlébites, fluxions, congestions des tuniques, de leurs gaines, les indications de la cure thermale devront peu différer ; ici encore ce n'est ni aux moyens énergiques ni aux eaux excitantes que l'on doit avoir recours. Reste la question déjà traitée du traitement hydrominéral de la pathogénie ou des complications de certaines phlébites. En dehors de cela, et comme nous l'avons exposé, les manifestations morbides des veines et les suites de phlébite mettront en présence de trois ordres de symptômes : les uns directs, troubles circulatoires, troubles trophiques, troubles nerveux, précoces et tardifs ; les autres secondaires, état général d'affaiblissement, d'anémie, d'en- graissement rapide, d'impotence par ankyloses, etc. La cure hydrominérale devra donc donner : *l'action altérante*, contre la tare constitutionnelle et les dispositions aux rechutes et

---

(1) Le passage entre [ ] est ajouté au manuscrit de l'Académie de méde- cine.

récidives ; l'*action de stimulation* organique et musculaire, contre l'œdème, les troubles trophiques, les parésies et paralysies concomitantes et consécutives, et en vue d'activer les échanges nutritifs, d'où résultent l'*action reconstituante* de l'état général affaibli, anémié, etc. ; l'*action légèrement excitante de la circulation périphérique* pour rétablir l'ordre troublé dans le système circulatoire ; *l'action sédative du système nerveux* contre les hyperesthésies et phénomènes douloureux.

La cure hydrominérale proprement dite pourra, en vue du traitement de certains des susdits phénomènes symptomatiques ou de complications, être complétée par l'emploi de certains adjuvants qui peuvent, dans des cas donnés, intéresser la thérapeutique des affections vasculaires aussi bien que celle des cardiopathies ; tels sont les douches, le massage, l'exercice musculaire, la cure de terrain, etc. Nous les examinerons dans notre dernier chapitre ; nous avons tenu à les séparer nettement de ce que nous avons appelé la cure thermale type. Il nous reste à dire les contre-indications de cette cure ; nous les avons indiquées chemin faisant, et il n'est besoin d'y revenir que pour les rappeler en groupe.

Ces contre-indications résident avant tout dans la menace d'embolie, et il est évident que l'on ne devra pas songer à transporter un malade dans une station thermale avant que cette menace ait disparu. Par elle-même, la cure balnéaire dans les stations spécialisées par la douceur de leurs effets et l'action modérément accélératrice de la circulation périphérique ne serait pas une contre-indication aussi formelle que le danger des mouvements et de la marche, surtout si l'on se rend compte du renforcement du courant sanguin veineux par le cœur veineux plantaire que nous avons étudié (p. 191). Les questions de transport des malades et de confort balnéaire devront donc avoir une certaine importance au point de vue du moment où pourra être commencée une cure dont la précocité aurait ses avantages pour l'avenir des lésions.

« Le traitement des accidents consécutifs à la phlébite, dit Vaquez, nécessite un soin très attentif, car ces accidents sont d'ordinaire pénibles et persistants. Il est de règle que, lorsqu'ils se produisent sous forme de crises douloureuses ou d'œdème récidivant, on prescrive de suite le repos au lit. L'œdème disparaît d'ordinaire, mais les douleurs persistent trop souvent et, trop fréquemment aussi, le membre s'atrophie. C'est la peur de voir apparaître soudainement une embolie qui a fait ainsi mettre à nouveau au lit les anciens phlébitiques, quelles que soient l'ancienneté et la cause de leur phlébite. Mais il faut savoir que cette crainte, d'ordinaire injustifiée, peut être fort préjudiciable au malade. Il n'est pas rare de rencontrer de malheureux patients que la terreur de l'embolie immobilise jusqu'à la cachexie. Il importe donc de ne pas se laisser entraîner à une inaction que souvent rien ne justifie (1). » C'est en particulier contre de telles suites de phlébite que la cure thermale aura un rôle très avantageux.

A l'opportunité du début de la cure se limitent les contre-indications spéciales aux phlébites ; les autres contre-indications, état du cœur, du poumon, du rein, etc., restent les mêmes que pour les autres cures déjà étudiées. Il nous suffira d'ajouter que l'état scléreux des artères, qui accompagne d'ordinaire celui des veines, devra être recherché avant le traitement des varices scléreuses.

---

(1) Vaquez. *Clinique de la Charité,* p. 931.

CHAPITRE V

DES ADJUVANTS DE LA THÉRAPEUTIQUE HYDROMINÉRALE DANS LES AFFECTIONS CARDIAQUES ET VASCULAIRES

Climat d'altitude dans les cardiopathies et les fausses cardiopathies — Climat maritime. — Tableau d'altitude des stations citees. — Douche, thermalité, durée, pression, minéralisation. — Douche dans les cardiopathies. dans les phlébites. — Cure de terrain · exercice musculaire, sudation. régime; intégrité myocardique et viscerale ; lesion orificielle, eusystolie, adaptation. compensation, surmenage musculaire et phénomènes rénaux; cœur affaibli et cœur faible; exercice musculaire et circulation periphérique; sous-alimentation azotée, lactée, hypertrophie cardiaque anatomique et atrophie fonctionnelle, contre-indications de la cure de terrain. — Decharge du cœur, cure thermale et massage, exercice musculaire passif, activité circulatoire périphérique — Courbe thermique de l exercice musculaire. — Massage dans les suites de phlebites et non dans les phlébites ; indications et contre-indications.

Nous avons tenu jusqu'ici à restreindre notre étude de la thérapeutique hydrominérale des affectious cardiaques et vasculaires à ce que nous avons appelé la cure type, c'est-à-dire par l'usage interne de l'eau minérale et le traitement balnéaire ; mais il est certains adjuvants de cette cure dont l'emploi combiné peut être très avantageux, et il importe d'en dire quelques mots. Ces adjuvants : douches, exercices musculaires, massages, sont, dans les cardiopathies, à examiner d'abord au point de vue de la tension sanguine et do l'hématose, et, dans ce même ordre de choses, la question de climat et d'altitude doit être envisagée dans le choix de la station thermale.

La très grande utilité que les climats d'altitude peuvent avoir contre les causes ou les conséquences pulmonaires des cardiopathies, ou contre les palpitations liées à certains états nerveux ou constitutionnels, a sans doute été le moyen dont on s'est servi pour présenter un traitement des cardiopathies par le climat d'altitude. Sans nier ce que celui-ci pourrait avoir d'avantageux dans la stimulation de l'hématose, le fait primordial de l'élévation de la pression artérielle du fait de l'abaissement de la pression atmosphérique devient une contre-indication dans les cardiopathies artérielles, et, « si l'on a voulu il y a quelques années recommander Saint-Moritz, dans l'Engadine, situé à une hauteur de plus de 1.800 mètres, comme climat favorable aux maladies de cœur, on a encouru une grave responsabilité (1) ».

' Dans les fausses cardiopathies ce n'est pas au trouble cardiaque, c'est à la maladie qui lui a donné naissance qu'il faut s'attaquer ; Scudamore rappelait qu'il y a des palpitations goutteuses ; la goutte est à l'estomac ce que le rhumatisme est au cœur ; traiter la dyspepsie des goutteux est traiter leur cardiopathie ; néanmoins chez ces malades, si l'état des artères et du cœur le permet, le séjour dans les stations d'altitude ne sera pas contre-indiqué ; mais c'est surtout aux fausses cardiopathies de l'anémie et de la neurasthémie que ces cures conviennent. « Néanmoins, dit M. Huchard, il est irrationnel d'envoyer ces malades à une altitude trop élevée, mais à 1.200 mètres au plus ; et 600 à 800 mètres au plus pour les cardiopathies valvulaires (2). »

Nous avons dit quels pourraient être les inconvénients du séjour au bord de la mer pour les rhumatisants et pour les nerveux ; l'excitation circulatoire, que produit parfois chez les cardiopathes l'air de la mer, peut leur être préjudiciable à l'encontre des avantages de la basse altitude.

Voici, à titre de comparaison, les altitudes des diverses

---

(1) Huchard. Traité de thérap., fasc. X, 1897, p. 67.
(2) Huchard. Loco citato.

stations dont nous avons eu à parler dans les chapitres précédents :

Mètres.		Mètres	
18	Dax.	385	Néris.
23	Balaruc.	400	Royat.
24	Saint-Amand	420	Plombières
120	Forges	475	Divonne
163	Bagnoles-de-l'Orne.	490	Ussat.
180	Lamalou	550	Bagnères-de-Bigorre
195	Pougues	560	Capvern.
240	Vichy.	570	Brides
243	Vals.	620	La Motte.
248	Bourbon-Lancy.	629	Bagnères-de-Luchon
255	Bourbonne	700	Gérardmer.
260	Aix	718	Ax.
270	Bourbon-l'Archambault.	750	Chaudesaigues.
272	Saint-Honoré.	750	Eaux-Bonnes
310	Luxeuil.	750	Saint-Nectaire.
336	Vittel.	850	Bagnols (Lozère)
342	Contrexéville.	850	Bourbonne
360	Chatelguyon.	980	Cauterets
366	Martigny.	1 050	Mont-Dore.
378	Evian.		

Le traitement par la douche minérale ne peut pas être envisagé au même titre que le bain dans l'appréciation des effets d'une eau minérale ; trop d'éléments divers composent son action physiologique et thérapeutique ; en revanche elle peut être considérée parfois comme unique application d'un traitement minéro-thermal, souvent comme adjuvant utile, comme un moyen de renforcement de la cure balnéaire.

Dans la douche rentrent les conditions et les effets de pression, de choc, de thermalité, de durée, tous facteurs qui se combinent de façons très variées, et auxquels peuvent s'ajouter les propriétés particulières de l'eau minérale, surtout lorsqu'elle est employée à une température convenable et pour une durée suffisamment prolongée, propriétés peut-être transformées par le mode d'application. Il est donc difficile, pour ne pas dire impossible, de faire la part de

chacun de ces éléments. De plus, la douche peut être générale, locale ou localisée (si nous attribuons suivant l'usage
la désignation de douche locale à l'irrigation interne vagi-
nale ou rectale, et celle de douche localisée à l'application
externe de la douche restreinte à une région, à un
membre par exemple, à une articulation.

A la douche, indépendamment de l'action de minéralisation de l'eau, appartiennent suivant la thermalité et le mode
d'application des effets excitants ou sédatifs des systèmes
circulatoire et nerveux. D'une manière générale, dans les
affections cardiaques, la réaction trop brusque qu'elle commande contre-indique l'usage de l'eau froide, et particulièrement de la douche froide, si ce n'est dans des cas assez
rares, à la fin d'une cure s'adressant à un état de nervosisme ou d'anémie, par exemple en cas de fausses cardiopathies. Il en est de même de l'emploi des chocs trop violents
et des températures élevées, si ce n'est sur les membres
inférieurs comme dérivatifs ; de plus, on doit presque toujours éviter dans l'application la région cardiaque. Les
mêmes observations s'adressent à l'emploi de la douche
dans le traitement des suites des phlébites où elle peut
être quelquefois indiquée, par exemple contre un état
d'œdème tendant à l'induration ; c'est presque toujours alors
la thermalité avec une application très brisée qui sera indiquée, et on ménagera le trajet de la veine intéressée. Nous
avons vu des applications trop chaudes et trop fortes raviver
l'inflammation des phlébites variqueuses chez des goutteux.

La douche peut être encore utilement employée contre
quelques accidents nerveux tardifs pour amener une réaction que ne suffirait pas à produire l'usage du bain simple, et
qui peut être nécessaire dans le courant d'une cure de ce
genre. La douche, nous l'avons déjà dit, ne doit être envisagée ni comme un mode de traitement hâtif des phlébites,
ni comme le traitement des éréthismes veineux et des
varices douloureuses par les eaux minérales que leurs effets
thérapeutiques spécialisent dans cette cure, à moins de

vouloir entendre par douches les arrosages que nous avons admis au chapitre précédent à l'occasion de ce traitement, mais qui par le fait qu'ils n'impliquent pas de percussion sortent pour nous de ce qu'on doit entendre par douche.

Un adjuvant de la cure thermale, dont on a voulu faire un mode thérapeutique complexe des cardiopathies, est celui de la méthode empruntée par Œrtel à Stokes et Daniel, et créée à Nauheim, et dont la valeur réelle, souvent combattue, vient encore d'être l'objet d'une longue et intéressante discussion à la Société médicale de Berlin dans les séances des 21 décembre 1896, 11 et 18 janvier 1897.

La cure de terrain (Terrains-Kurorte) comprend en effet, outre un exercice musculaire d'entraînement méthodique, trois autres éléments fondamentaux : la balnéothérapie par les bains d'air chaud ou de vapeur, la sudation qui en résulte et la cure de régime.

D'emblée on voit combien l'ensemble de ces moyens paraît s'adresser avant tout à l'adipose générale, et peut convenir en particulier à l'obésité compliquée d'adipose cardiaque, lorsque l'état de la musculature et de l'intégrité orificielle du cœur le permet, car c'est précisément à l'hypertrophie compensatrice de l'organe que la cure prétend viser dans les cas où l'adaptation, insuffisante à une lésion créée, doit être cherchée ; c'est là aussi que porte la discussion de son opportunité et de ses résultats.

Lorsque le thérapeute se trouve en face d'une lésion cardiaque en voie d'évolution, lorsqu'il a à surveiller et à favoriser la compensation de cette lésion, il a à considérer plusieurs éléments dont l'ensemble ne peut être dissocié. Là, l'intégrité myocardique intéresse d'abord, mais elle n'est pas tout, et l'intégrité de divers autres organes, nous l'avons vu plus d'une fois, a une valeur tout aussi importante.

La musculature cardiaque commande bien l'effort de la compensation, mais la résistance vaincue provient d'ailleurs, et l'adaptation vasculaire en est la clef.

Pour les affections valvulaires de l'aorte, en effet, c'est

dans tout le système de la grande circulation, dans tout l'arbre artériel d'abord, veineux par suite, que se fait l'adaptation.

La petite circulation, à son tour, sera le terrain d'adaptation des affections mitrales, la régularisation dépendra en majeure partie de la résistance pulmonaire. Ventricule gauche et ventricule droit viennent en seconde ligne ; l'effort n'est nécessité que par l'obstacle, il ne doit augmenter que si l'obstacle lui-même augmente, il ne deviendra insuffisant que devant cette augmentation progressive, et si augmenter son intensité est une chose souvent nécessaire, diminuer les résistances doit être le premier but à envisager. Il y a donc lieu de se demander d'abord si la méthode Œrtel vise bien à ce but, ou si même elle ne lui contrevient pas : le cœur ne s'hypertrophie pas pour lutter, mais parce qu'il lutte, a dit Peter ; les cardiopathies bien compensées ne sont jamais latentes au vrai sens du mot.

Lorsque après un rhumatisme articulaire aigu, par exemple, une affection valvulaire est constituée, il y a bien une lésion d'orifice, mais il n'y a pas encore, à proprement parler, une maladie de cœur. La lésion étant bien compensée, la symptomatologie est réduite à la constatation d'un bruit de souffle, l'œdème, les congestions viscérales font défaut et la cardiopathie reste à l'état latent. A cette période où la lésion, cependant réelle et devenue indélébile, ne produit aucune perturbation circulatoire, la thérapeutique n'a pas à intervenir, surtout avec les médicaments ; il faut se borner à faire de l'hygiène cardiaque. L'affection est alors à la phase d'*eusystolie*.

Mais cette phase d'eusystolie n'est pas contenue tout entière dans la notion d'une systole bonne, régulière et normale ; l'intégrité du myocarde n'est pas seule, comme on l'a dit, la clef du pronostic des cardiopathies valvulaires, et leur compensation ne se fait pas uniquement du côté du cœur. Elle se fait, surtout pour les cardiopathies infantiles, dans tous les organes, au moyen du phénomène important de l'*adaptation*.

Les organes s'adaptent à la lésion valvulaire, et la meilleure explication qu'on puisse donner de ce fait est de montrer ce qui se passe dans le rétrécissement mitral pur, évoluant à la période de la puberté. Dans cette maladie « le cœur étant réglé de bonne heure pour un faible travail », le corps entier finit par s'adapter à un petit cœur, parce que la fonction fait l'organe. A la faveur du rétrécissement auriculo-ventriculaire, il passe peu de sang dans le ventricule qui reste petit, par conséquent peu de sang dans l'arbre aortique dont le calibre diminue et s'adapte à la petite quantité du sang qui le traverse ; c'est un véritable état d'infantilisme mitral, et le retentissement de la lésion sur le poumon et les cavités droites est ainsi pendant longtemps ajourné, ce qui explique la période de latence plus ou moins longue observée parfois dans certaines sténoses mitrales.

Dans le rétrécissement aortique juvénile, dont les cas sont rares à la vérité, le ventricule gauche peut ne pas s'hypertrophier, et la compensation, ou plutôt l'adaptation se fait autre part dans tout le système artériel qui revient sur lui-même, pour ainsi dire, afin de s'adapter à la moindre quantité de sang qui le parcourt. Et ainsi de la plupart des affections valvulaires, surtout lorsqu'elles sont constituées par des rétrécissements orificiels.

Dans les insuffisances valvulaires, dans l'insuffisance mitrale en particulier, les organes eux-mêmes sont doués d'une certaine tolérance, d'une sorte d'adaptation qui leur permet de résister, pendant un temps plus ou moins long, aux poussées congestives qui les menacent.

« Un foie normal, exempt de toute tare organique et en possession de toute sa puissance fonctionnelle, résistera mieux et plus longtemps chez un cardiaque, que le foie d'un alcoolique déjà vraisemblablement touché par la stéatose ou la sclérose. De même le rein d'un graveleux, le foie d'un diabétique, l'estomac d'un dyspeptique, le poumon d'un bronchitique seront de moindre résistance et ouvriront plus rapidement la porte à l'asystolie viscérale. Le myocarde n'est pas tout, et, dans les cardiopathies chroniques, l'intégrité des divers organes est tout au moins aussi utile. Il y a là au point de vue prophylactique des indications que le thérapeute ne doit pas perdre de vue (1).

Or, que produit l'exercice musculaire au point de vue du cœur ? Dans la discussion qui, nous venons de le dire, a tout récemment eu lieu à la Société médicale de Berlin, à la suite d'un mémoire lu par M. Hirschfeld, M. Albu a rapporté que, dirigeant ses observations sur les professionnels du cyclisme, il avait observé, chez la plupart des coureurs sur piste, une dilatation aiguë du cœur, l'irrégularité du pouls et un renforcement du second bruit aortique beaucoup plus prononcé que le second bruit pulmonaire, dilatation cardiaque nullement physiologique puisqu'elle s'accompagnerait d'une altération de tout le système circulatoire, dont un phénomène important se manifeste du côté du rein dans la fonction duquel M. Theilhaber d'un côté (2), M. Muller d'un autre, ont observé, dans les mêmes conditions d'expérience, des troubles se traduisant par la présence d'une quantité souvent importante d'albumine, de nombreux cylindres hyalins et épithéliaux, faits en rapport avec les observations de Stablewski et Leube sur l'albumine, par fatigue musculaire, mais qui ne paraissent pas avoir une valeur antiphysiologique, puisque, comme les troubles cardiaques précités, ils disparaissaient rapidement au repos. Ces résultats, qui sont ceux du surmenage musculaire, sont toutefois à prendre en sérieuse considération lorsqu'il s'agit d'exercice musculaire chez des individus dont le cœur est faible et menacé.

D'autre part, M. von Leyden a fait remarquer que l'expression de *cœur affaibli* signifie que le cœur ne peut suffire

---

(1) *Huchard*. Traité de thérap., fasc. X, 1897, p. 30.
(2) *Munch. Med. Woch.*, 1896.

au travail nécessaire à la contraction de ses ventricules, comme cela se voit dans les cas d'anémie, d'épuisement, et après des cures d'amaigrissement ; mais, chez les malades qui sont atteints d'une lésion valvulaire du cœur ou d'artério-sclérose, etc., il ne s'agit pas d'un affaiblissement vrai du cœur. Dans ces cas le muscle cardiaque, quoique générale-ment indemne, n'est pas assez vigoureux pour vaincre les résistances anormales qui sont la conséquence des altéra-tions dont le cœur est le siège ; naturellement la thérapeu-tique qui convient à ces deux ordres de cas est bien différente. L'efficacité des exercices gymnastiques est fort douteuse, lorsqu'il s'agit d'un affaiblissement vrai du cœur ; ils demandent en tout cas à être surveillés avec soin, car ils peuvent très facilement déterminer des syncopes. Quant à la digitale, elle ne doit chercher à renforcer les contrac-tions du cœur qu'à la condition que le muscle cardiaque soit intact, sans quoi elle l'épuise d'autant plus vite.

Lorsqu'il s'agit de la seconde forme d'affaiblissement cardiaque, la gymnastique est plus dangereuse encore, car le travail du cœur est déjà trop considérable : il ne faut donc pas l'augmenter.

M. von Leyden ne veut pas dire par là qu'on doive proscrire les exercices conseillés par Œrtel aux malades atteints d'obésité, car en général ces malades ont encore un cœur assez résistant et ils peuvent faire des ascensions sans trop de danger, d'autant que ces ascensions activent beaucoup la respiration, ce qui est une condition impor-tante pour activer la circulation artérielle ; mais, dans les cas de cœurs réellement affaiblis, les exercices gymnastiques, il l'affirme, seront toujours une chose à surveiller de très près.

Les essais faits en vue d'activer, par le travail musculaire, la circulation dans les muscles périphériques et de diminuer par conséquent la pression dans le système aortique, sont très rationnels ; mais le travail musculaire a encore un autre effet, il active la circulation veineuse et débarrasse par suite de leur trop-plein lés capillaires artériels.

Une autre interprétation de l'effet des exercices musculaires a été recherchée, par M. Zuntz, dans l'amplitude plus
grande des mouvements respiratoires et la stimulation des
ganglions intra-cardiaques par l'acide carbonique, qui
favoriserait par suite le travail automatique du cœur ; mais
on sait, d'autre part, que les malades dont le sang est surchargé d'acide carbonique ne peuvent plus respirer, et,
expérimentalement, le pouls d'un malade qui respire l'acide
carbonique devient filiforme ; dans ces conditions, il est
vrai, cette action déprimante se manifeste lorsque le gaz est
respiré en excès, et l'on sait qu'à Royat, par exemple, certaines dyspnées cardiaques sont soulagées par les inhalations
d'acide carbonique, ce sont celles d'origine nerveuse (Gols-
cheider) ; mais les fonctions de l'hématose, qui ont une
importance très grande pour soulager le travail du cœur,
peuvent être améliorées par d'autres moyens que la cure de
terrain.

Il est certain que chez les individus qui travaillent peu
les muscles des extrémités sont peu développés, et, pour
cette raison, l'afflux du sang vers ces parties est médiocre.
Si le travail musculaire est plus considérable, l'afflux sanguin est plus abondant et plus soutenu, et l'exercice musculaire, plus intense, agit comme un moyen dérivatif de la
circulation du centre à la périphérie. Quant à l'action
directe du travail sur le cœur, M. Luntz en donne l'explication suivante : le cœur doit travailler davantage parce qu'il
doit envoyer aux extrémités une quantité plus grande de
sang oxygéné. Il en résulte qu'il se dilate deux ou trois fois
plus, lançant 120 à 180 centimètres cubes de sang au lieu
de 60 centimètres cubes. Cette dilatation physiologique se
dissipe spontanément ; cependant si les efforts sont persistants, et toujours de plus en plus énergiques, des lésions
cardiaques peuvent survenir.

Est-on donc en droit de demander à un cœur affaibli un
effort relativement comparable à celui qui peut amener la
dilatation même passagère d'un cœur normal telle que la

dilatation aiguë du cœur observée chez les jeunes soldats soumis à des marches forcées ?

Dans la cure de terrain, Œrtel recherche un triple résultat :

a) Augmentation de l'activité des combustions, d'où diminution de la surcharge graisseuse dans l'économie tout entière, et en particulier du cœur ;

b) Augmentation des sécrétions de la peau et de l'exhalation aqueuse du poumon, d'où disparition et élimination des œdèmes et des hydropisies locales ;

c) Augmentation de l'énergie contractile du myocarde, rétablissement de l'équilibre de tension entre le système artériel et le système veineux, et par suite régularisation du cours du sang.

Mais ce triple résultat, il ne le recherche pas seulement par la marche et les ascensions graduées sur des terrains en pente ; nous avons déjà dit qu'il y adjoint deux éléments qui ne sont pas d'une médiocre importance : la sudation par les bains très chauds et de vapeur, et les enveloppements, s'ajoutant à celle que produit déjà la marche, et la sous-alimentation, et la restriction des boissons qui sont peut-être les principaux facteurs du traitement.

A ce sujet, M. Leyden a fait observer que l'on devait être très prudent chez les cardiaques hydropiques dont on juge mal l'état de la nutrition, et dont, après une forte diurèse, on reconnaît souvent une faiblesse et une maigreur extrême, de sorte que l'on pourrait arriver à conclure que, si la méthode complexe d'Œrtel peut être utilisée avec avantage auprès des obèses ayant de l'adipose cardiaque simple sans dégénérescence, il est encore nécessaire de bien surveiller le malade pendant le traitement. Chez ces malades nous sommes portés à croire que des cures comme celles de Brides ou de Vichy par exemple, bien suivies, avec quelques adjuvants d'exercices musculaires modérés, actifs ou passifs, pourront donner des résultats tout aussi favorables, et peut-être avec moins de risques.

D'après la clinique, si l'exercice et le régime sont modérés, l'hypertrophie idiopathique ne se produit pas, elle ne survient que s'il y a suralimentation. Richardson, qui a montré que le sport vélocipédique peut être dangereux à cause des efforts employés pour la montée des côtes ou la marche contre le vent, fait aussi la part du régime alimentaire défectueux ; à l'effort plutôt soutenu que pénible comme celui du bicycliste, ce sont les collations fréquentes, mais légères, qui conviendraient, et l'abstinence de boissons alcooliques.

Dans le traitement d'Œrtel c'est le régime azoté qui, ne suffisant pas à couvrir les échanges, oblige l'organisme à fournir les albuminoïdes ; la méthode d'alimentation lactée due à Currel repose sur le principe de réduction alimentaire ; on donne une quantité de lait inférieure aux besoins de l'organisme, de manière à maintenir le corps dans un léger état d'inanition. M. Leyden croit que, lorsque le cœur est affaibli, il faut nourrir abondamment le malade, et que, si en réalité quelques individus se trouvent mieux lorsqu'on diminue leur ration alimentaire, c'est qu'il s'agit d'obèses dont les organes abdominaux sont surchargés de graisse ; mais il ne peut accepter la théorie qui tend à soumettre les malades atteints d'affections cardiaques à un régime sévère ou insuffisant ; le muscle cardiaque étant un muscle très actif, il a besoin d'un régime substantiel, et l'affaiblissement du cœur qui s'observe souvent à la suite d'une cure d'amaigrissement est la conséquence directe de l'insuffisance de la nutrition de cet organe.

Ceci répond d'ailleurs, non seulement à la lésion cardiaque constituée, mais à la menace de début de symptômes asystoliques ; mais dès avant, lorsque la compensation est réalisée, l'hypertrophie cardiaque n'est pas une, et M. Huchard a établi qu'un cœur peut être hypertrophié anatomiquement, et atrophié au point de vue fonctionnel. « En effet, il faut faire, dit-il, une distinction entre l'hypertrophie simple du myocarde, la myo-hypertrophie, et l'augmentation de volume produite par l'hyperplasie qui a une tendance conjonctive, la scléro-hypertrophie qui a une impulsion si naturelle vers la cardiectasie ; l'une retarde l'asystolie, l'autre la prépare. Cette distinction clinique est donc importante au double point de vue de la thérapeutique et du pronostic. Dans la myo-hypertrophie, le pronostic est favorable, et les toniques du cœur sont contre-indiqués ; dans la scléro-hypertrophie, le cœur est en imminence de dilatation, et ses parois mena-cées d'affaiblissement progressif. Or, c'est dans ce dernier cas que l'impulsion cardiaque paraît à tort plus forte ou au moins plus étendue, puisque au choc précordial s'ajoutent souvent des soulèvements diastoliques d'autant plus faciles à se produire que la paroi devient moins résistante. C'est surtout dans les cardiopathies complexes, lorsqu'elles sont à la fois valvulaires et artérielles, que ce fait se réalise, et il est nécessaire de bien le connaître puisque l'on peut croire à une hypertrophie qui n'existe réellement pas, et instituer une thérapeutique irrationnelle. Tant que se main-tiennent ces phénomènes d'adaptation et de compensation, la thérapeutique hygiénique a seule son indication (1) » ; mais elle doit se baser sur l'appréciation exacte de ces faits.

Aussi M. Huchard conclut-il que la cure de terrains est « inapplicable dans le cours de l'artério-sclérose puisqu'elle prétend favoriser le développement d'une hypertrophie ventriculaire qui existe, et qu'elle a pour résultat d'augmen-ter le travail du cœur déjà exagéré ; inapplicable parce qu'elle ne tient pas compte de la dyspnée d'effort et qu'il est aussi impossible de faire marcher des dyspnéiques que des paralytiques ; irrationnelle parce que, dans la cardio-sclé-rose, l'état de méiopyagie viscérale commande le repos des organes et surtout du cœur ; irrationnelle encore parce que dans certaines maladies, comme dans le ré-

____

(1) Huchard. Traité de thérap., t. X, 1897, p. 33.

trécissement mitral, elle chercherait à provoquer une hypertrophie pour une affection où le ventricule gauche est atrophié et revenu sur lui-même ; nuisible parce qu'elle peut favoriser la tendance à la cardiectasie et à l'asystolie sur des cœurs déjà trop prédisposés à des acci= dents ; cette méthode qui nous promet une hypertrophie « thérapeutique » (l'ancienne hypertrophie providentielle de Beau), nous donne la dilatation du cœur (1) ». C'est bien là le développement de l'opinion émise par M. Potain dans ses cliniques, que le but assigné à cette pratique lui semblait peu en rapport avec la logique des faits, car l'hypertrophie en général ne manque guère aux lésions organiques des orifices du cœur, et quand elle fait défaut, c'est la plupart du temps qu'elle ne servirait à rien.

En un mot, lorsque l'acte de vigueur hypertrophique fait défaut, c'est que le cœur est faible ou affaibli : cœur faible ou affaibli contre-indique l'entraînement musculaire.

La compensation des cardiopathies vasculaires par l'hyper= trophie cardiaque, c'est l'augmentation d'impulsion de l'ondée sanguine pour vaincre l'obstacle de la circulation périphérique ; au lieu d'augmenter la lutte, ne serait-il pas plus simple de l'atténuer ; au lieu d'augmenter la poussée, ne serait-il pas plus logique de diminuer la résistance ; par suite, d'amener la décharge du cœur, son repos relatif, prolonger ainsi son intégrité musculaire, remonter sa vitalité menacée par le surmenage.

Cette décharge du cœur peut s'obtenir par trois procédés : *le cours du sang est dérivé de l'aorte à la périphérie par le travail musculaire* : nous venons de voir ses nombreuses contre-indications ; *la fonction cardiaque est facilitée par une activité plus grande de la respiration* : ici encore la prudence s'impose du fait des moyens de faciliter cette respiration, si l'on veut s'adresser aux exercices musculaires

____

(1) Huchard. Traité de thérap., t. X, 1897, p. 84.

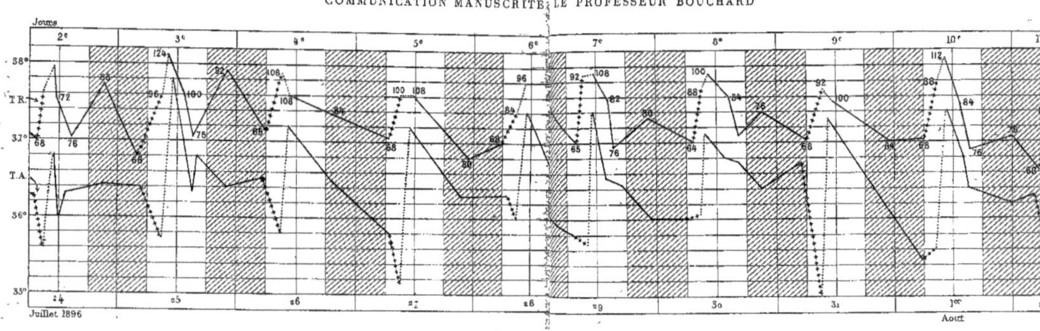

• • • • • = Température pendant l exercice musculaire.
• • • • • =   —   pendant le bain.
———— =   —   en dehors des périodes de bains et d'exercices.
T. R. =   —   rectale.
T. A. =   —   axillaire.

Les prises de température ont toujours été simultanées.
Le pouls est noté à chaque température.

Les colonnes ombrées représentent la nuit.
Minuit sépare la zone ombrée en deux parties égales.
Midi   —   claire   —
6 heures du matin est à la séparation du jour et de la nuit.
5 heures du soir   —   de la nuit et du jour.
9 heures du matin et 3 heures du soir tombent au milieu des lignes claires.
9 heures du soir et 3 heures du matin   —   ombrées.

Durée du bain : une heure. Température 37°, élevée graduellement à 39°, chiffre atteint au bout de minutes, après quoi on la laissait s'abaisser sans atteindre 37°.
Cabine close et pulvérisation d'eau chaude contre les murs, donnant à l air une température oscillant et 34° et un état hygrométrique voisin de la saturation.

On remarquera avec quelle régularité l'exercice musculaire élève la température centrale et abaisse la température périphérique ; mais plus pour la température périphérique que pour la température centrale, ce qui fait que l'écart entre les deux températures est toujours beaucoup plus grand avant qu'au sortir du bain.

CÉRAIRE. — Cœur, vaisseaux.

et aux cures d'altitude ; dans le troisième procédé, *les capillaires sont déchargés par la mise en activité de la circulation veineuse :* nous avons vu dans le chapitre précédent que cette activité peut être le fait de certaines cures thermales, celle-ci peut trouver un adjuvant utile dans les pratiques du massage.

Le massage a pour avantages de réveiller l'acte musculaire extra-cardiaque par relèvement de la circulation périphérique, provoqué par la suractivité nutritive imprimée à ses tissus, et par l'exercice musculaire *passif*; de plus, il vise à la suractivité de la circulation veineuse : d'où décharge du cœur. Ce n'est donc plus ici un massage localisé, spécialisé à l'acte cardiaque, comme celui que préconise Œrtel en le combinant à un acte respiratoire; ceci est encore de la suractivité cardiaque provoquée et vise toujours au but thérapeutique. C'est au contraire le massage hygiénique simple, mais fait avec la douceur et la méthode voulues, pendant lequel l'activité pulmonaire n'est pas surélevée, et l'acte cardiaque n'est nullement influencé dans le sens de l'effort, mais au contraire de la décharge périphérique et du repos. Tel est celui qui, avec un exercice musculaire très modéré, parfois même le repos complet, nous paraît convenir aux cardiopathies à l'encontre de la cure de terrain et combinée avec la cure thermale déjà étudiée.

Pour compléter l'examen des effets de l'exercice musculaire, nous ne pouvons mieux faire que d'introduire ici une courbe dont M. le Pr Bouchard a bien voulu nous donner une copie manuscrite, et qu'il a prise lui-même au cours d'une expérience faite à Cauterets pendant une cure thermale de onze jours, combinée à l'exercice musculaire et en dehors de toute cardiopathie. Les bains étaient précédés d'un exercice musculaire, et M. Bouchard fait remarquer « avec quelle régularité l'exercice musculaire élève la température centrale et abaisse la température périphérique, augmentant ainsi méthodiquement l'écart entre ces deux courbes » (Voir le tracé ci-contre), et nous rappellerons que M. Bouchard avait observé précisément l'inverse, le rapprochement immédiat des deux courbes, pendant une cure balnéaire suivie à Bagnoles-de-l'Orne sans aucun exercice musculaire (p. 370).

[La notion de tous ces faits est trop en désaccord avec la propagation de la cure de terrain pour que celle-ci puisse se maintenir au rang où on avait d'abord voulu la porter, et les médecins allemands ont cherché une autre valeur à mettre en rapport ; leur choix est tombé malheureusement sur la « guérison » des maladies du cœur et de l'angine de poitrine, puis sur la dilatation du cœur ; nous avons tout dit sur ce sujet et nous n'y revenons que pour introduire les intéressantes notions que M. Huchard a rapportées d'un voyage qu'il vient de faire à Nauheim, et qu'il a exposées dans une leçon clinique (1), et complétées dans une communication devant la Société d'hydrologie dans sa séance du 10 janvier 1898. « Le volume du cœur, dit-il dans sa leçon clinique, est sujet à d'assez grandes variations dans les névroses, comme vient de le démontrer Mme Tatiane Pokryschine par sa thèse récente (1897), dans les maladies de l'estomac et de l'intestin, dans les dyspepsies, dans les divers et nombreux troubles de la fonction hépatique, à l'état de plénitude ou de vacuité de l'estomac..... ce qui fait que cette cardiectasie est une ressource très précieuse. On percute, on mesure le cœur, on trace des lignes sur la région précordiale; tous les jours on constate un retrait de l'organe en millimètres ou en centimètres ; on utilise les rayons de Rœntgen, et le malade rapporte avec l'image radiographique de son cœur, prise suivant les incidences un peu différentes, la certitude de sa réduction et le faux témoignage de sa guérison. Il n'y a qu'une objection à cela : la dilatation du cœur n'existait pas, ou, si elle existait, il avait suffi du simple repos phy-

---

(1) *Journal des praticiens*, 7 décembre 1897.

sique et moral pour obtenir ce résultat, ou encore une médication adjuvante. » Et M. Huchard complétait ces renseignements pris à la source même, en rappelant à la Société d'hydrologie avec quel soin les médecins de Nauheim évitent pour les vraies cardiopathies l'usage de leurs eaux chlorurées sodiques et bromo-iodurées, trop fortement minéralisées et excitantes. N'avons-nous pas mieux à faire en France avec nos eaux si multiples et si diverses dans le sens de la vraie thérapeutique que nous avons développée, jusqu'à l'abstinence lorsqu'elle doit être attestée ? (1)]

Ce que nous venons de dire de l'influence du massage sur la circulation veineuse nous amène à parler de son emploi dans les suites de phlébite, d'autant qu'il nous paraît nécessaire de nous exprimer ici très nettement. Nous avons dès l'abord spécifié la possibilité de son emploi dans les *suites* des phlébites, c'est-à-dire que nous n'admettons pas qu'il puisse en être question à une période quelque peu hâtive de la phlébite, pas plus que contre l'état lui-même d'une veine ayant subi une atteinte inflammatoire autre que de la périphlébite, et cela encore avec les conditions de prudence que nous allons énoncer.

Si la chose méritait d'être l'objet d'une aussi grande insistance, c'est que l'expression de traitement des phlébites par le massage a pu être détournée de son sens réel au point de donner le jour à des interprétations plus qu'étonnantes de son emploi. C'est ainsi que dans une communication récente faite à la Société de médecine de Paris (2) nous avons eu précisément pour but de mettre en regard deux opuscules de praticiens du massage médical, dans l'un desquels nous avions relevé cette théorie du massage dans la phlébite : « Ici il faut être prudent et ne pas oublier qu'on s'adresse à une

----

(1) Le passage entre les signes [ ] a été ajouté au manuscrit de l'Académie de médecine.

(2) CENSIER. Le massage dans les phlébites. *Communication à la Soc. de méd. de Paris*, 8 avril 1896.

affection essentiellement aiguë... Il faut se rendre compte du volume du caillot, placer une main à plat au-dessus et comprimer le canal de la veine ; c'est alors qu'on frotte très doucement de l'autre main la partie veineuse oblitérée de façon à morceler lentement le caillot ; et, lorsqu'on croit avoir détaché quelques parcelles de celui-ci, on soulève légèrement la main qui comprime pour leur laisser passage » ! Le second opuscule (1), que nous citions comparativement, donnait les cas où le massage pouvait être ordonné simultanément avec une cure thermale s'adressant à la phlébite, et l'auteur, après avoir exprimé que « de ce fait que l'eau minérale agit sur la circulation veineuse et paraît réveiller la vitalité et la tonicité des vaisseaux de ce système, il peut y avoir contre-indication à venir, par des manœuvres directes, ajouter quelque chose à cette réaction-favorable, et danger d'en dépasser la mesure », ajoutait : « La règle doit donc être, dans les cas les plus nombreux, de laisser agir l'eau minérale, de lui demander ce qu'elle peut donner en en surveillant les effets, et de ne venir que plus tard les compléter, si cela est jugé nécessaire, par d'autres moyens qui peuvent être l'emploi de douches très brisées et de massages très circonspects et très éclairés.

Voilà, pour les cas les plus nombreux, ce que l'on pourrait appeler les cas moyens, dans lesquels la période inflammatoire a été dépassée, et qui ont besoin de réagir contre le manque de tonicité et de vitalité des vaisseaux et des tissus, et la circulation défectueuse des membres intéressés.

Mais à côté de ceux-ci, au-dessus d'eux, il y a d'abord les cas où la période inflammatoire n'a pas été dépassée, où l'état du caillot donne des doutes sur sa solidité et son adhérence. Pour ces cas nous n'avons pas à insister, le massage doit être formellement contre-indiqué, sauf cependant

---

(1) Le massage médical et chirurgical à Bagnoles-de-l'Orne, par Mme Rivière, diplômée, masseuse des hôpitaux. Paris, 1896.

lorsque l'inflammation paraît se bien limiter à la paroi de la veine (périphlébite), et les coagulations n'avoir aucune tendance à se faire ; alors il y a peu ou pas d'œdème, mais la circulation veineuse est difficile, réveille de la sensibilité, la région est douloureuse ; ici un massage, limité à un effleurage modéré et très méthodique, peut soulager le malade et contribuer à la non-coagulation intra-veineuse, faire disparaître l'œdème péri-vasculaire. » Il est inutile d'insister sur ce que ces deux méthodes ont d'absolument contradictoire, et il suffisait de signaler que la première pouvait exister, du moins en théorie, pour montrer qu'elle était loin de faire partie de ce que nous mettions au rang des adjuvants du traitement hydrominéral, pas plus d'ailleurs que d'aucun traitement des phlébites.

Le massage dans le traitement des phlébites peut s'adresser à l'œdème, « quand il tarde à disparaître ; quand il a pris les allures de chronicité, le massage méthodiquement et sagement pratiqué rend de grands services (1) ».

Lorsque cet œdème accompagne des troubles nerveux tardifs, son emploi peut encore être indiqué ; si la phlébite a succédé à une maladie aiguë infectieuse (fièvre typhoïde, grippe, etc.), les indications pourront être analogues. Ces phlébites ne s'accompagnent généralement pas de troubles trophiques semblables à ceux qui peuvent compliquer les phlébites puerpérales ; mais il n'est pas exceptionnel qu'elles soient suivies à longue échéance, et surtout chez la femme, de douleurs persistantes avec atrophie réelle, bien que non apparente parfois, des masses musculaires. Dans ces conditions, l'hydrothérapie tiède et le massage seront encore des agents thérapeutiques efficaces. M. Saquet a communiqué récemment à la Société de médecine de Nantes un cas de phlébite ancienne, traitée avec le plus grand succès par le massage. L'œdème reparaissait

---

(1) ŒTTINGER. Traité de méd., t. V, p. 441.

quotidiennement depuis longtemps ; l'atrophie musculaire s'aggravait, amenant une difficulté extrême de la marche. Le massage détermina, à la fin de la première semaine, une amélioration notable suivie rapidement de guérison. En procédant de la même façon, nous avons pu, dans deux cas analogues, amener une sédation rapide des douleurs et un retour des mouvements dans des muscles atrophiés. Dans des cas de déformations atrophiques précoces telles qu'elles apparaissent parfois chez les nouvelles accouchées (Verneuil), avec contractures névropathiques, le traitement de choix est l'hydrothérapie tiède suivie de massage. Cette opinion peut paraître paradoxale, elle est pleinement justifiée et n'implique aucun danger. MM. Ribemont-Dessaignes et Lepage se rattachent d'ailleurs à ce mode de traitement, et il ne nous paraît nullement passible des reproches que Becker et Litten lui ont fait récemment (1). Il importe cependant de distinguer les différents cas qui peuvent se présenter. Si l'on a affaire à une phlébite puerpérale parvenue au soixantième jour de son évolution, l'œdème ayant depuis longtemps disparu ou considérablement diminué, il ne faut pas se laisser effrayer par les phénomènes douloureux qui peuvent encore persister. Les contractures et l'atrophie qui retiennent encore la malade au lit seront avec avantage traitées par des douches tièdes d'abord, chaudes ensuite, suivies de courtes séances de massage. Dans les premières séances, le massage devra être superficiel et s'adresser simplement aux téguments, sans comprendre les masses musculaires ; plus tard, et grossièrement, il aura pour but de remédier à l'atrophie croissante des muscles du mollet et de la cuisse. On pourra éviter de pratiquer le massage directement sur la région des gros vaisseaux de la racine de la cuisse, et dans ces conditions on sera assuré de n'avoir aucun reproche à se faire. Il serait d'ailleurs bien

---

(1) *Société de médecine de Paris,* 15 janvier 1894.

difficile d'admettre qu'il puisse y avoir un danger quelconque à faire pratiquer le massage par des mains expérimentées, chez un sujet à qui l'on ne se croit plus en droit d'empêcher les mouvements du membre atteint de phlébite. « Les contractions musculaires, si légères soient-elles, qui nécessitent ces mouvements, ont une action bien plus énergique sur les vaisseaux veineux, et cependant l'expérience nous a appris qu'elles sont impuissantes à détacher, après le soixantième jour écoulé, un fragment de caillot, définitivement adhérent à cette époque (1). »

Nous voyons par ces citations que les auteurs compétents admettent, dans des cas déterminés, un massage éclairé et prudent ; sans nier ce que cette méthode peut avoir de légitime, nous coyons devoir insister sur l'extrême prudence qui doit en guider la détermination et les connaissances anatomiques qui doivent présider à sa pratique. De plus nous croyons que l'on doit poser comme règle absolue que l'on ne doit jamais masser le foyer d'une coagulation, si ancienne qu'elle soit.

Par contre, ce mode de traitement, de même que l'emploi des douches, de l'électricité, devra être laissé de côté lorsqu'on aura affaire aux phlébites récidivantes des variqueux et des goutteux, et partout où malgré l'absence d'œdème on pourra craindre dans une veine la présence d'un caillot latéral ; chez ces malades les dangers pourraient être trop réels ; l'immobilisation, au moment des poussées aiguës, une très légère compression, quelques pratiques hydrothérapiques lorsque l'affection rétrocède, constitueront la médication de choix. « Pour ces cas, de même que pour ceux de phlébites rebelles aux traitements communs, l'emploi des eaux thermales peut être d'un utile secours (2). »

(1) Vaquez. Loco citato, p. 912.
(2) Vaquez. Loco citato, p. 912.

Dans tous les cas le massage dans les suites de phlébite doit être un massage scientifique éclairé ; il ne doit être pratiqué que par le médecin, ou tout au moins sous son entière responsabilité ; la cure thermale, en le rendant inutile, ne nous paraît point faire montre du moindre de ses avantages.

TABLE DES MATIÈRES

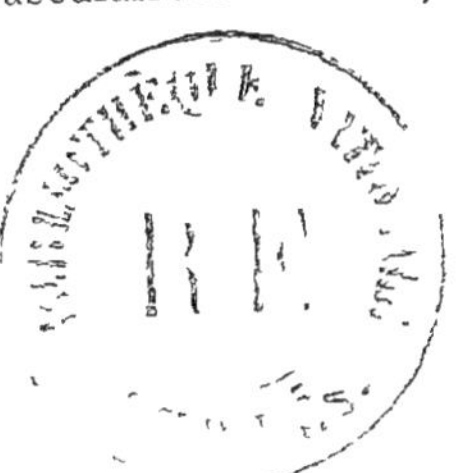